Halslymphknotenentfernung – Neck-Dissection

Boban M. Erovic • Michael Hermann

Halslymphknotenentfernung – Neck-Dissection

Grundlagen, Diagnostik, Therapie

Zeichnungen © Michaela von Aichberger, Erlangen (Abb. 1.1, Abb. 1.2, Abb. 3.52, Abb. 3.63, Abb. 4.75, Abb. 4.95, Abb. 4.183, Abb. 4.212, Abb. 4.213)

Springer

Boban M. Erovic
Evangelisches Krankenhaus Wien
Institut für Kopf-Halserkrankungen
Wien, Österreich

Univ. -Prof. Dr. Michael Hermann
Vorstand der Chirurgischen
Abteilung, Klinik Landstraße,
Referenzzentrum für Schilddrüsen-
und Nebenschilddrüsenchirurgie
Wien, Österreich

ISBN 978-3-662-62565-1 ISBN 978-3-662-62566-8 (eBook)
https://doi.org/10.1007/978-3-662-62566-8

Die Deutsche Nationalbibliothek verzeichnet diese Publikation in der Deutschen Nationalbibliografie; detaillierte bibliografische Daten sind im Internet über https://portal.dnb.de abrufbar.

Planung/Lektorat: Renate Eichhorn
Springer ist ein Imprint der eingetragenen Gesellschaft Springer-Verlag GmbH, DE und ist ein Teil von Springer Nature.
Die Anschrift der Gesellschaft ist: Heidelberger Platz 3, 14197 Berlin, Germany

Das Papier dieses Produkts ist recyclebar.

Vorwort

Der Begriff „Neck-Dissection" bezeichnet die systematische, anatomiegerechte Entfernung aller Halslymphknoten zwischen Schlüsselbein und Unterkiefer. Für die topographische Beschreibung der Halslymphknotenstationen hat sich die Einteilung nach Robbins in die Level I–VII durchgesetzt. Eine weitere Differenzierung betrifft die zentrale (Level VI und VII) und die laterale (Level I bis V) Hals-Dissektion, die Grenze stellen Gefäßnervenscheide und Zungenbein dar. Ist die Kenntnis der zentralen Hals-Dissektion vorwiegend eine Domäne der Schilddrüsenchirurgie, so obliegt die laterale Hals-Dissektion (die Neck-Dissection im engeren Sinn) gleichermaßen dem operativen HNO-Fachbereich und der Mund-, Kiefer- und Gesichtschirurgie. Allerdings unterscheiden sich Zugangswege und Operationsschritte innerhalb dieser Disziplinen und sind abhängig von der Art und der Lokalisation des Primärtumors.

So präsentieren die beiden Autoren des vorliegenden Buchs – bei ein und demselben anatomischen Kompartment – die unterschiedliche Operationsstrategie der Neck-Dissection aus dem Blickwinkel der HNO-Chirurgie einerseits und der Schilddrüsenchirurgie andererseits.

Gemeinsames Ziel ist eine Anleitung für eine einseitige, systematische und komplette Halslymphknotenentfernung unter Berücksichtigung aller anatomischen Strukturen und deren funktioneller Integrität. Reoperationen nach insuffizient voroperierter Halslymphknotenentfernung sind besonders anspruchsvoll, ziehen eine erhöhte Morbidität nach sich und bieten oft keine adäquate Radikalität.

Das Buch richtet sich an alle am Hals tätigen Chirurginnen und Chirurgen und soll als Anleitung für eine standardisierte Durchführung der Neck-Dissection dienen.

Michael Hermann
Boban M. Erovic
Wien, Österreich

Danksagung

An erster Stelle möchte ich mich bei allen Patienten, die sich mit großem Vertrauen in meine Hände begeben haben, bedanken. Ohne sie wäre das Zustandekommen dieses Buches nicht möglich gewesen. An weiterer Stelle gilt mein Dank meiner Familie, ohne deren Geduld und Verständnis das Schreiben dieses Werkes mit zahlreichen Meetings zu den unmöglichsten Zeiten abends und am Wochenende nicht zustande gekommen wäre.

Ich möchte mich auch bei meinem Autorkollegen und lieben Freund, Herrn Prof. Michael Hermann bedanken, dass er sich auf das Abenteuer ‚ein Buch über Halsoperationen zu schreiben' mit einem HNO-Arzt eingelassen hat. Danke dir vielmals, ich habe viel von dir gelernt!

Weiters möchte ich mich bei meinem Kollegen und Freund, Prim. Johannes Stopfer, von der Abteilung für Chirurgie, Evangelisches Krankenhaus, für seine Unterstützung beim Kapitel *Axilläre Dissektion* bedanken!

Herzlichst

Boban M. Erovic

Inhaltsverzeichnis

Anatomie

B. M. Erovic, M. Hermann, *Halslymphknotenentfernung – Neck-Dissection*,
https://doi.org/10.1007/978-3-662-62566-8_1

Am Hals sind die präzisen Kenntnisse der topographischen Anatomie von besonderer Bedeutung, liegen doch vaskuläre und funktionell wichtige nervale Strukturen in enger Nachbarschaft. Eine Neck-Dissection ist indiziert, um eine radikale Tumorentfernung am Hals zu erzielen, und dies betrifft überwiegend die Lymphknotenmetastasen von Kopf-Hals-Tumoren. Deshalb ist das onkologische Verständnis für die unterschiedlichen zugrundeliegenden Erkrankungen der HNO-Tumor, aber auch des Schilddrüsenkarzinoms und ihrer Metastasierungswege von entscheidender Bedeutung für die Heilung der Erkrankung. Durch die unterschiedlichen Zugangswege – HNO-Tumoren von kranial nach kaudal, das Schilddrüsenkarzinom von kaudal nach kranial – kommt neben der topographischen auch der „Kompartiment"- und „Regionen"-orientierten chirurgischen Anatomie eine wesentliche Bedeutung zu.

Wenn man den menschlichen Hals genau betrachtet, erkennt man bei nicht adipösen Menschen die ersten anatomischen Strukturen. So wird der Hals in folgende Regionen, Dreiecke und Gruben eingeteilt (▫ Abb. 1.1): Trigonum submentale (1), submandibulare (2), musculare (3), caroticum (4), Regio mentalis (5), parotideomasseterica (6), sternocleidomastoidea (7), cervicalis posterior (8), cervicalis lateralis (9), clavicularis (10) und Fossa jugularis (11), supraclavicularis major (12) und supraclavicularis minor (13). Vollständigkeitshalber sind in der Abbildung noch die Regio oralis (14), infraorbitalis (15), nasalis (16), temporalis (17), zygomatica (18), periorbitalis (19) und frontalis (20) dargestellt. Wir zählen bis zu 150 Lymphknoten pro Halsseite, diese variieren aber nach Größe und auch nach der Lage.

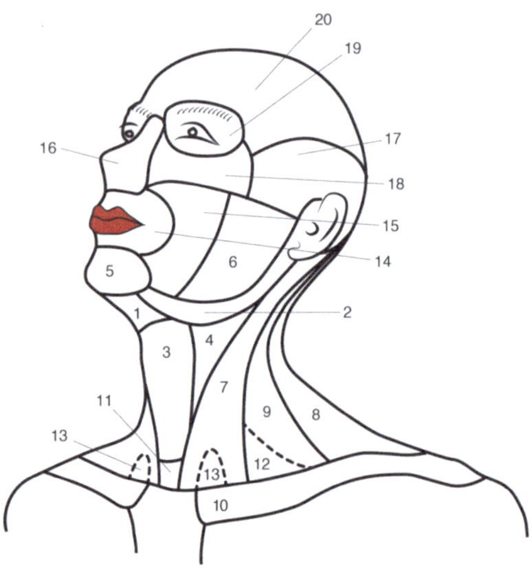

▫ **Abb. 1.1** Darstellung der anatomischen Regionen am Hals. Für die Beschreibung der Position pathologischer Lymphknoten eignet sich allerdings die Einteilung nach Robbins besser (▫ Abb. 1.2.), die in der klinischen Routine bereits etabliert ist

Die einzelnen Lymphknoten und Lymphbahnen sind in der Nomenclatura Anatomica zusammengefasst. Allerdings eignet sich für die diagnostische Deskription und das chirurgische Prozedere die Einteilung in die Regionen I–VII nach Robbins besser.

Diese werden durch folgende anatomische Strukturen begrenzt (▫ Abb. 1.2): Level I unterteilt sich in Level Ia und Level Ib. Level Ia beinhaltet die submentalen Lymphknoten, die laterokaudal durch den Venter anterior des M. digastricus, das Hyoid und die Medianen des Kinns begrenzt werden. Level Ib erstreckt sich kranial vom Venter anterior und posterior des M. digastricus und reicht kranial bis an die Mandibula. Level Ib beinhaltet neben allen Lymphknoten auch die Glandula submandibularis. Level II beginnt an der Schädelbasis und reicht bis zur Unterkante des Hyoids und der Hinterkante des M. sternocleidomastoideus. Level II wird ebenfalls durch den Verlauf des N. accessorius in Level IIa und Level IIb unterteilt. Level III liegt kaudal des Os hyoideums, lateral des M. sternohyoideus, medial der Hinterkante des M. sternocleidomastoideus und kranial der Cricoidunterkante. Die nächste Region ist Level IV, welche von der Krikoidunterkante bis zur Klavikula und mediolateral vom M. sternohyoideus und M. sternocleidomastoideus reicht. Level V wird wieder durch den kaudalen Verlauf des N. accessorius in den kranialen Anteil Level Va und den kaudalen Teil Vb unterteilt. Die Begrenzungen des Level V sind medial die Hinterkante des M. sternocleidomastoideus und lateral die Vorderkante des M. trapezius, kranial die Kreuzung von M. sternocleidomastoideus und M. trapezius und kaudal die Klavikula. Das Level VI wird lateral durch die Carotis communis, kranial

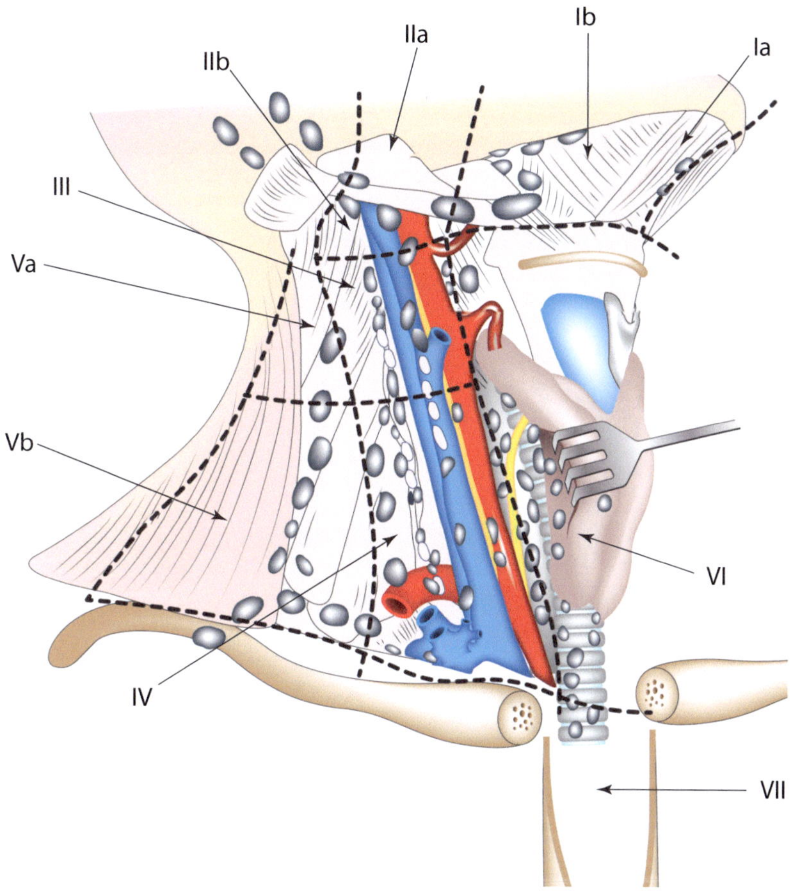

Abb. 1.2 Die regionale Beschreibung der Lymphknotenstationen am Hals wird nach Robbins definiert. Die primäre Lymphknotenmetastasierung von Schilddrüsenkarzinomen befindet sich im Level VI, die nach caudal direkt in das Level VII übergehen kann. Im lateralen Hals sind häufig die Lymphknotenstationen IV und III betroffen. In diesem Fall sollte eine systematische Neck-Dissection von Level IV, III, II und V durchgeführt werden. Der primäre Metastasierungsort von HNO-Tumoren liegt im Level I, II III und IV. Somit ist die operative Strategie bei der Neck-Dissection von Art und Lokalisation des Primärtumors abhängig

durch das Hypoid und kaudal durch die Fossa jugularis begrenzt. Level VII reicht von der Fossa jugularis kranial bis kaudal zur V. brachiocephalica und zum Truncus brachiocephalicus.

Unter der Haut liegt, neben einem fettarmen Gewebe, das Platysma. Das Platysma, ein sehr flacher, fächerförmiger Muskel, wird durch den R. colli n. facialis innerviert. Es entspringt von der Faszie des M. pectoralis major und M. deltoideus und setzt an der Mandibula und der Wange an. Die Funktion des Platysma besteht darin, durch Herabziehen der Mandibula und des Mundwinkels die Mimik und damit den Gesichtsausdruck, wie Erschrecken, Schmerz oder Aufmerksamkeit, zu unterstützen. Durchtrennt man das Platysma im Rahmen der Neck-Dissection, trifft man sofort auf Nerven und Venen. Oberhalb des Brustbeines bis zum Submentum ist kein Platysma angelegt. So fällt beim Kocher'schen Kragenschnitt im Zuge

1

von Schilddrüsenoperationen auf, dass das Platysma in der Medianen fehlt und nur im lateralen Wundwinkel quer durchtrennt wird. Es sollte beim Wundverschluss durch eine Subcutan-/Platysmanaht adaptiert werden. Bei der Neck-Dissection sollten die Muskelfaszien der infrahyoidalen Muskulatur und des M. sternocleidomastoideus intakt bleiben.

Die Fascia colli selbst wird in die Lamina superficialis, media und profunda unterteilt (▣ Abb. 1.3). Die einzelnen Faszienblätter sind wichtige Leitstrukturen bei der Neck-Dissection. So ist beispielsweise der Truncus sympathicus im unteren Halsverlauf durch die Fascia colli profunda bedeckt; wird diese Grenze chirurgisch nicht respektiert, so kann eine Verletzung des Truncus zu einem Horner-Syndrom

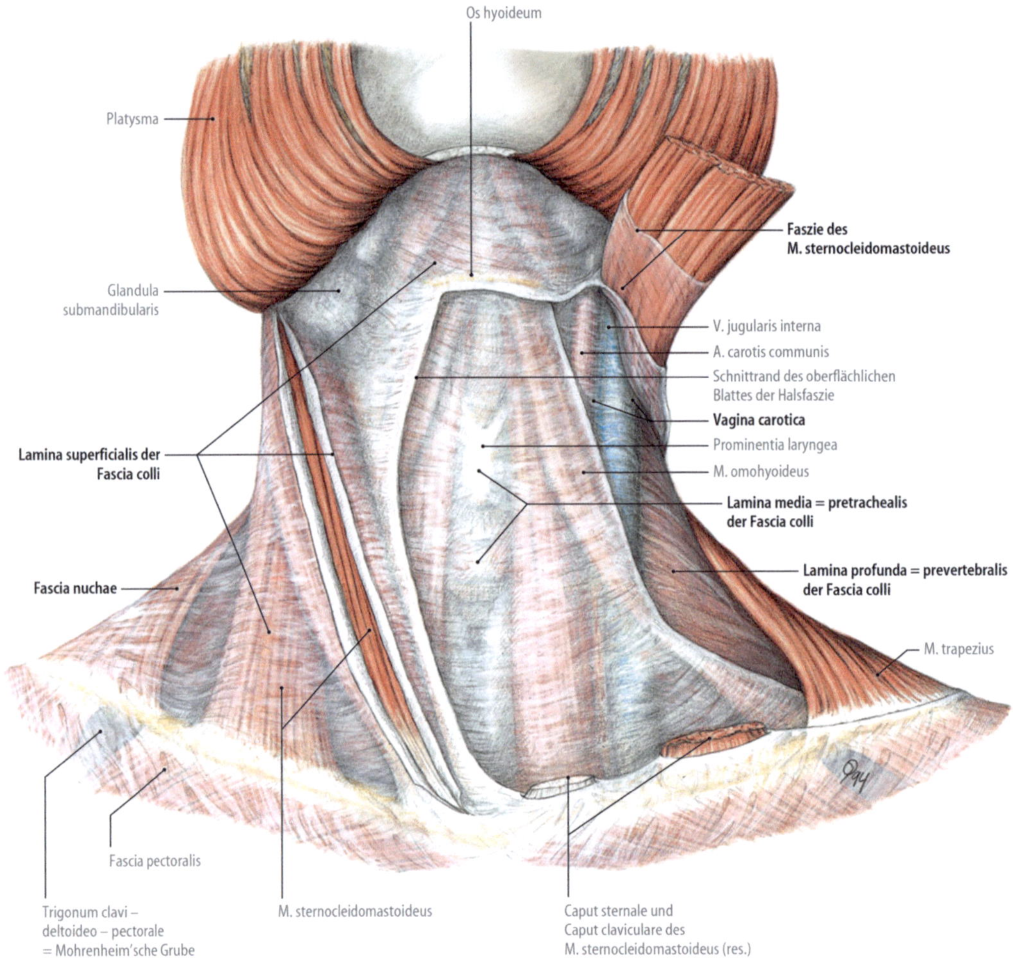

▣ **Abb. 1.3** Bei der lateralen Halsdissektion werden die Halsfaszien in ihrer durchgehenden Kontinuität nicht erhalten. Dennoch sollte operativ schichtgerecht vorgegangen werden. Die Lamina superficialis der Fascia colli wird bei der Neck-Dissection überwiegend quer durchtrennt und mit dem Platysma hochgeschlagen, das beim Wundverschluss wieder adaptiert wird. Die Muskelfaszien sind nach Möglichkeit zu schonen. Die prävertebrale Halsfaszie ist zu respektieren, darunter befinden sich wichtige nervale Strukturen

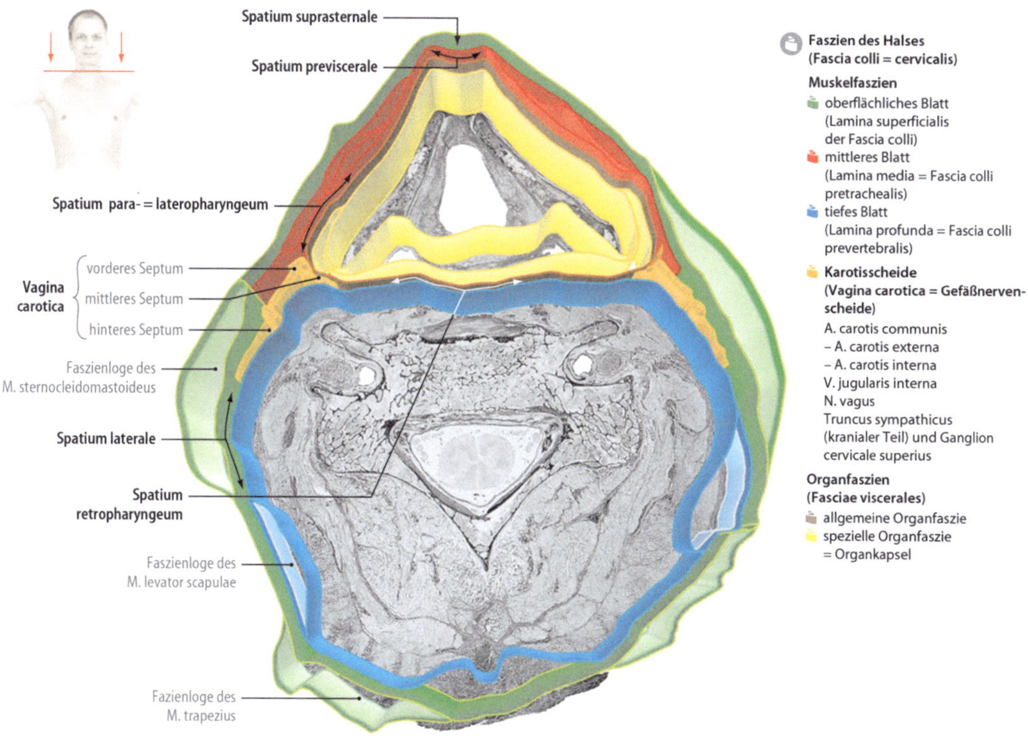

Abb. 1.4 Anatomischer Halsquerschnitt auf Höhe des Schildknorpels. Die prävertebrale Halsfaszie, in blau markiert, stellt eine wichtige chirurgisch-anatomische Grenze dar, die die dorsale Begrenzung der Neck-Dissection darstellt und unbedingt zu schonen ist. Dorsal der Faszie liegt - durchscheinend gut sichtbar - der Plexus brachialis, der N. phrenicus und weitere zu beachtende anatomische Strukturen

führen. Zum Überblick sind in der folgenden Abbildung alle Faszien und Faszienzwischenräume des Halses angeführt (Abb. 1.4).

Am oberen Drittel des M. sternocleidomastoideus finden wir den N. auricularis magnus, ebenfalls ein sensibler Nerv, der, wie der N. transversus colli, aus dem Plexus cervicalis entspringt (Abb. 1.5). Der Plexus cervicalis, aus C1–C4, ist ein Nervengeflecht, welches sowohl motorische als auch sensible (Ohr, Hals und Schlüsselbein) Fasern führt. Im Rahmen der Neck-Dissection findet man den Plexus cervicalis an der tiefen Halsfaszie lateral der Gefäßscheide und an der Hinterkante des M. sternocleidomastoideus auf den M. scaleni anterior et medius liegend (siehe auch weiter unten).

Der N. auricularis magnus zieht nach kranial, ca. 1,5 cm dorsal der V. jugularis externa, und spaltet sich in einen R. anterior vor und einen R. posterior hinter dem Ohr. Die beiden Äste versorgen sensibel die unteren zwei Drittel der Ohrmuschel und die präaurikulare Wangenhaut. Hier ist wichtig, die Patienten vor jeder Neck-Dissection über eine postoperative Sensibilitätsstörung aufzuklären. Eine Durchtrennung des N. auricularis magnus kann bei onkologischer Erfordernis notwendig werden. Damen, die Ohrclips tragen, können diese sehr leicht verlieren, wogegen Männer bei der Nassrasur darauf achten müssen, sich nicht in die Haut zu schneiden.

Der M. sternocleidomastoideus, innerviert durch den Ramus externus des N. accessorius (Hirnnerv XI), entspringt zweiköpfig am Sternum und an der Klavikula und setzt breitbasig am Mastoid an. Die Blutversorgung erfolgt durch die A. transversa colli aus der A. subclavia und die Rr. sternocleidomastoidei, Abgänge von der A. thyroidea superior. Der Vorderrand des Muskels begrenzt den medialen Anteil des Halses, und bei Kontraktion wird der Kopf zur gleichen Seite in Richtung

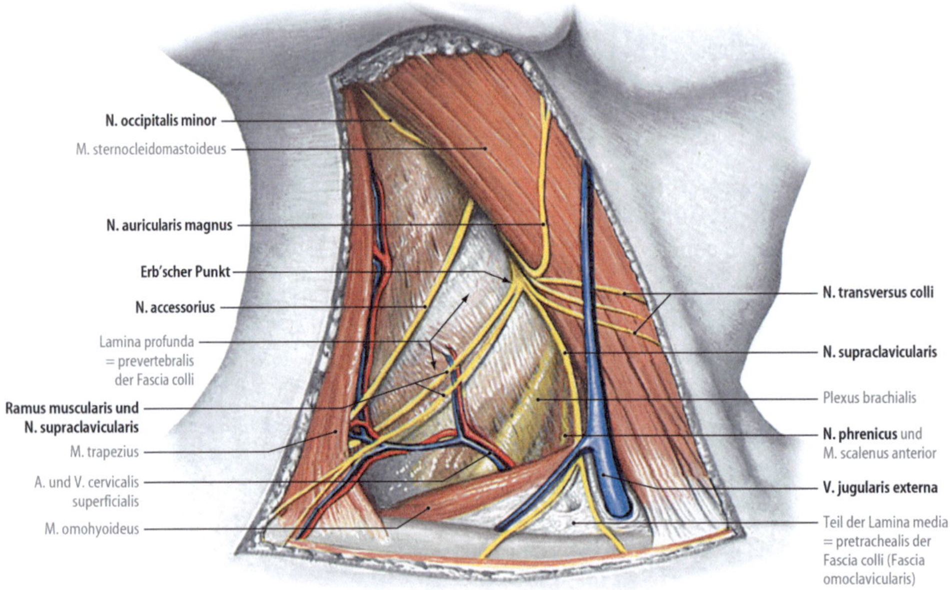

Abb. 1.5 Das Trigonum colli laterale der rechten Halsseite: Oberflächlich ist hier an der Vorderkante des M. trapezius der N. accessorius zu beachten, der vor allem bei Lymphknotenbiopsie im Level V gefährdet ist. Bei der systematischen Neck-Dissection muss er in der Frühphase der Präparation lokalisiert, freigelegt und geschont werden. Er lässt sich ausgezeichnet mit der Neurostimulationssonde reizen und es folgt eine impulssynchrone Kontraktion der Schultermuskulatur. Die Nn. supraclaviculares und der N. auricularis magnus sind prominente sensible Nerven, die oberflächlich liegen und nach Möglichkeit geschont werden sollten, außer die onkologische Exposition und Radikalität erfordert deren Durchtrennung

Schulter geneigt und zur Gegenseite gedreht. Das Kinn wird angehoben.

Nach Darstellung der Sehne im oberen Drittel des M. sternocleidomastoideus trifft man ca. 1 cm tiefer auf den N. accessorius. Der N. accessorius durchbohrt den M. sternocleidomastoideus im oberen Drittel und tritt an der lateralen Kante, im unteren Drittel des Muskels wieder aus. Etwa 1,5 cm kranial dieser Austrittsstelle des N. accessorius findet man wieder den N. auricularis magnus. Der N. accessorius verläuft danach weiter nach kaudolateral im Level Vb, um schließlich in den M. trapezius hineinzuziehen.

Der Ramus externus des N. accessorius entspringt aus den Radices spinales, unterhalb des N. vagus, und verlässt gemeinsam mit dem N. vagus durch das Foramen jugulare die Schädelgrube. Bei der Neck-Dissection Level II und V kann der N. accessorius verletzt werden. Dadurch entsteht eine Parese des M. trapezius und der Arm kann nicht über die Horizontale gehoben werden.

Der M. trapezius, innerviert durch den N. accessorius, entspringt von den Hals- und Brustwirbelkörperfortsätzen und von der Protuberantia occipitalis und setzt an Scapula und Acromion und Spina scapulae an. Der M. trapezius ist ein fächerförmiger Muskel, der durch die A. dorsalis scapulae versorgt wird und für das Heben und Senken der Scapula, aber auch für die Lateral- und Dorsalflexion des Halses verantwortlich ist.

Durch die Präparation des N. accessorius von kaudal nach kranial stößt man auf den M. digastricus (Abb. 1.6). Dieser Muskel ist nahezu in der Mitte durch einen kurzen Sehnenanteil in zwei Teile getrennt und wird deshalb auch als M. biventer, mit einem posterioren und anterioren Anteil, bezeichnet. Dieser Muskel hat somit zwei Ursprünge: der anteriore Bauch entspringt von der

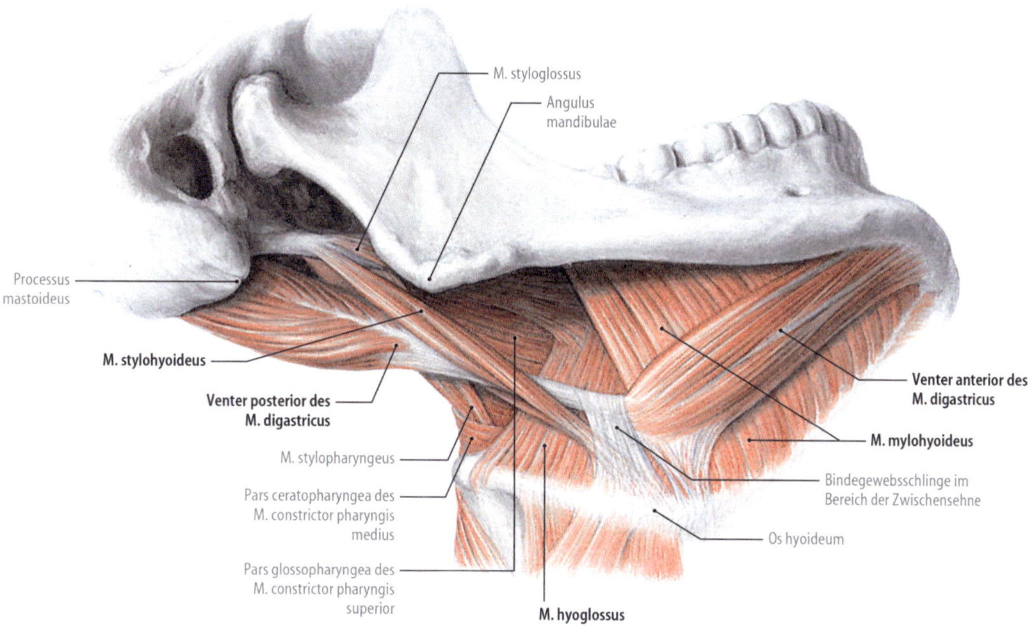

Abb. 1.6 Darstellung der suprahyoidalen Muskulatur im Level I und II

Mandibula-Unterkante und der posteriore vom Mastoid/Schläfenbein. Der Ansatz ist die Sehne, die wiederum am Os hyoideum lokalisiert ist.

Die Funktion des M. digastricus besteht in der Öffnung der Mandibula und dem Heben des Os hyoideum, er ist somit ein Gegenspieler der Kaumuskulatur.

Dieser Muskel ist als Orientierungspunkt im Rahmen der Neck-Dissection äußerst wichtig, da er den N. lingualis und auch teilweise den N. hypoglossus sowie die Begleitgefäße dieser Nerven bedeckt. Erfolgt die Präparation am M. digastricus, kann keine Struktur verletzt werden.

Der Processus stylohyoideus ist ein Teil des Schläfenbeins, genauer des Mastoids, und ist ein stabförmiger Knochenfortsatz. Der M. stylohyoideus zieht vom Processus stylohyoideus zum Cornu major des Os hyoideum. Durch den N. facialis innerviert, wird das Hyoid nach hinten und oben gezogen. Der Muskel strafft dabei den Mundboden und zieht den Unterkiefer bei der Mundöffnung nach kaudal.

Zur infrahyoidalen Muskulatur, auch Mm detractores laryngis genannt, zählen der M. sternohyoideus, M. sternothyroideus, M. thyrohyoideus und der M. omohyoideus (Abb. 1.7). Alle Muskeln werden durch die Ansa cervicalis profunda innerviert. Der M. sternohyoideus entspringt ebenfalls am Manubrium sterni und setzt am Os hyoideum an, um dieses nach kaudal zu ziehen. M. sternothyroideus entspringt am Manubrium sterni und setzt am Schildknorpel an. Die Funktion des Muskels besteht darin, den Larynx nach kaudal zu ziehen.

Der M. thyrohyoideus entspringt am Schildknorpel und setzt am Os hyoideum an, um die Distanz zwischen Os hyoideum und Schildknorpel zu verkleinern und somit auch den Larynx zu schließen. Der M. omohyoideus ist ein zweibauchiger Muskel, der aus den C1–C3-Fasern des Plexus cervicalis innerviert wird. Er entspringt vom Oberrand der Scapula und setzt am Os hyoideum an. Die Funktion des Muskels besteht darin, das Zungenbein nach unten zu ziehen. Das Os hyoideum, die hufeisenförmige Stütze des Zungenkörpers, weist paarig an der Seite die sogenannten Cornu majores und paramedian die Cornu minores auf. Das Os hyoideum stellt Ansatzpunkte für die Zungenmuskulatur dar.

1

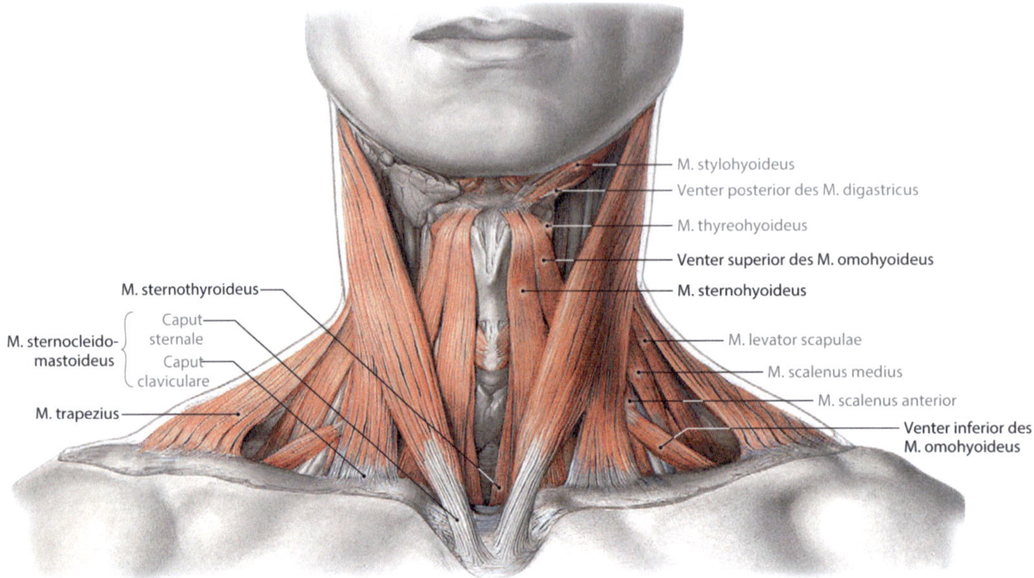

Abb. 1.7 Darstellung der infrahyoidalen Muskulatur, des M. sternocleidomastoideus mit Pars sternalis und clavicularis und des M. trapezius. Der M. omohyoideus kann zur besseren Übersicht bei der Neck-Dissection durchtrennt werden, die Skalenus-Muskulatur und der M. levator scapulae liegen dorsal der prävertebralen Halsfaszie, die hier nicht abgebildet ist

Zu den sensiblen Ästen zählen der N. occipitalis minor (C2/3), welcher die retroaurikuläre Haut sensibel versorgt, der N. auricularis magnus (C2), der die präaurikuläre Region und die kaudalen zwei Drittel der Ohrmuschel innerviert, und der N. transversus colli (C3), welcher den anterioren Hals bis zum Schlüsselbein versorgt (Abb. 1.8).

Der N. suprascapularis, ein dorsaler Ast des Plexus brachialis, enthält sensible und motorische Fasern und entspringt knapp oberhalb der Klavikula. Die Nn. supraclaviculares (C3/C4) sind besonders stark ausgeprägt und treten am Hinterrand des Musculus sternocleidomastoideus zum Vorschein. Die Fasern verlaufen fächerförmig und oberflächlich nach kaudal, bis unterhalb des Schlüsselbeins. Bei der Neck-Dissection sind diese Äste häufig der Radikalität zu opfern, ein nicht unbeträchtlicher Sensibilitätsausfall, speziell infraklavikulär, ist damit aber gegeben. Somit ist eine Schonung dieser Nerven, wenn chirurgisch möglich, anzustreben. Dasselbe gilt für die bereits erwähnten drei weiteren Äste des Plexus cervicalis.

Segmentale Zuordnung: Hautnerven der Hautareale

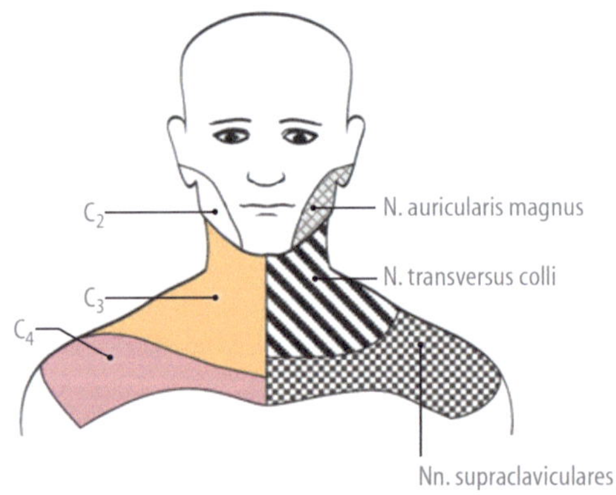

Abb. 1.8 Darstellung der sensiblen Hautversorgung, die bei der Neck-Dissection kompromittiert sein kann

M. scalenus anterior entspringt von den Processus transversi der HWK 1.–3. und setzt an der 1. Rippe an. Die Innervation erfolgt durch die Spinalnerven aus den Segmenten C5–7. Der M. scalenus anterior hebt die Rippe und wirkt so als Atemmuskel und für die Seitwärtsneigung der HWS. Die Blutversorgung kommt vom der A. dorsalis scapulae, welche direkt aus der A. subclavia oder als Ast von der A. transversa colli stammt.

Der Plexus brachialis ist ein Nervengeflecht des peripheren Nervensystems und entspringt aus C5-8 und TH1, zieht durch die Scalenuslücke nach peripher und innerviert motorisch Arm, Schulter und Brust (◘ Abb. 1.9). Wie bereits erwähnt, stammt der N. dorsalis scapulae aus dem Plexus brachialis und innerviert motorisch den M. levator scapulae.

Im Zuge einer Neck-Dissection ist der Plexus brachialis gut erkennbar und problemlos zu tasten. Hält man sich präparatorisch vor der tiefen Halsfaszie, so kann dieses Nervengeflecht gut geschont werden. Der Plexus brachialis verläuft hinter der Klavikula in die Achselhöhle. Noch im Halsbereich und für die Neck-Dissection wichtig finden sich die Äste des N. thoracicus longus und des N. suprascapularis. Motorische Äste aus C1–3 vereinigen sich zur Ansa cervicalis profunda und versorgen die M. omohyoideus, M. sternohyoideus, M. sternothyroideus und M. thyrohyoideus. Sie lassen sich auch mittels Neurostimulation gut identifizieren und lokalisieren. Auch diese Nerven müssen vereinzelt bei radikalchirurgischen Eingriffen geopfert werden.

Ebenfalls unterhalb der Haut liegen die V. jugularis externa und V. jugularis anteriores (◘ Abb. 1.10 und 1.11). Die V. jugularis externa liegt lateral vom N. auricularis magnus und sollte im Rahmen der Neck-Dissection eher kranial und mandibulanahe durchtrennt und ligiert werden, da rekonstruktive Chirurgen diese Vene als Anschlussgefäß für mikrovaskuläre Lappen-Rekonstruktionen verwenden können.

Die V. jugularis anterior mündet in den Arcus venosus jugularis und die V. jugularis externa in die V. jugularis interna, V. brachiocephalica oder V. subclavia.

Die A. transversa colli ist ein Ast des Truncus thyrocervicalis aus der A. subclavia und zieht unterhalb des kaudalen Anteils des M. omohyoideus und oberhalb des M. scalenus anterior und des N. phrenicus im lateralen Halsdreieck zum M. trapezius (◘ Abb. 1.12). Die A. transversa colli wird immer von der V. transversa colli begleitet und dient vereinzelt als Anschlussgefäß bei mikrovaskulären Anastomosen.

Die V. jugularis interna, auch innere Drosselvene genannt, tritt als Fortsetzung

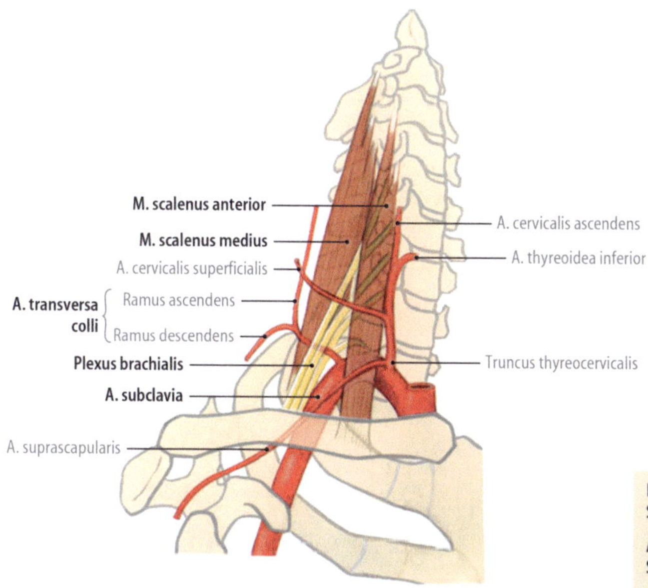

Begrenzung der Skalenuslücke:	M. scalenus anterior, M. scalenus medius und erste Rippe.
Austretende Strukturen:	Plexus brachialis und A. subclavia. Man beachte die durch den Plexus brachialis laufende A. transversa colli.

◘ **Abb. 1.9** Darstellung des Plexus brachialis in der Skalenus-Lücke. Auf Abgangsvarianten des Truncus thyrocervicalis und der A. transversa colli ist zu achten

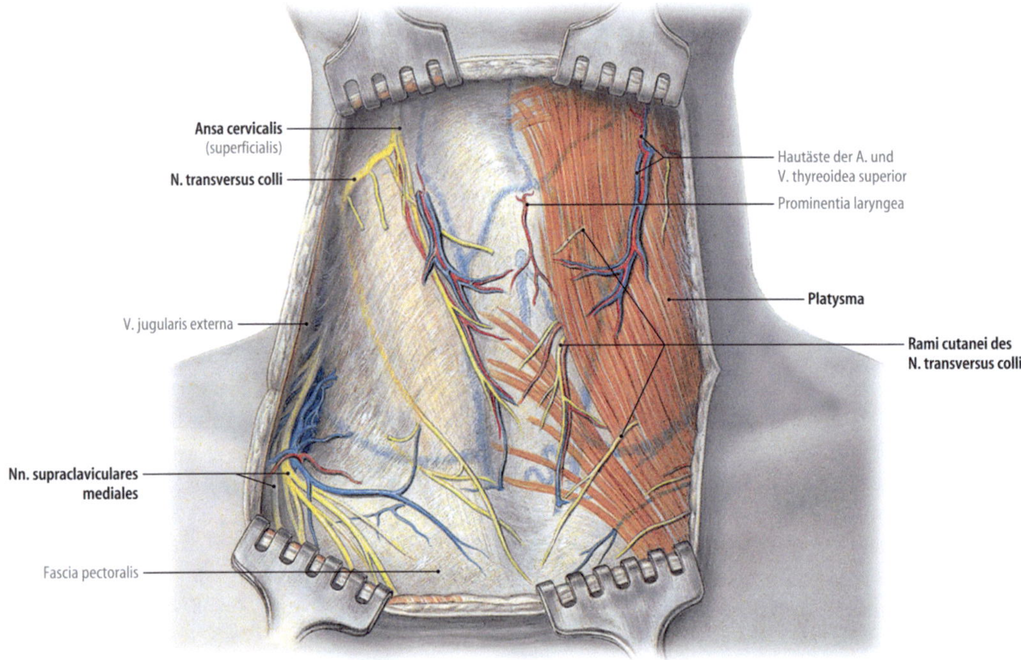

Abb. 1.10 Zur Darstellung der epifaszialen Leitungsbahnen wurde das Platysma auf der rechten Körperseite abgetragen. Links zeigt sich der fächerförmige Verlauf dieses oberflächlichen Muskels, welcher in der Medianen ausgespart ist. Deshalb ist das Platysma beim „Kocher'schen Kragenschnitt" nur in den lateralen Wundwinkeln darstellbar. Wird der Hautschnitt etwas kranial durchgeführt, erkennt man in der Medianen des Halses, als auch am lateralen Wundwinkel den Beginn bzw. das Ende des Platysmas. Beim Wundverschluss sollte daher immer darauf geachtet werden, dass das Platysma mit seinem korrespondierenden Anteil adaptiert wird. Dies gewährleistet einen optimalen Wundverschluss

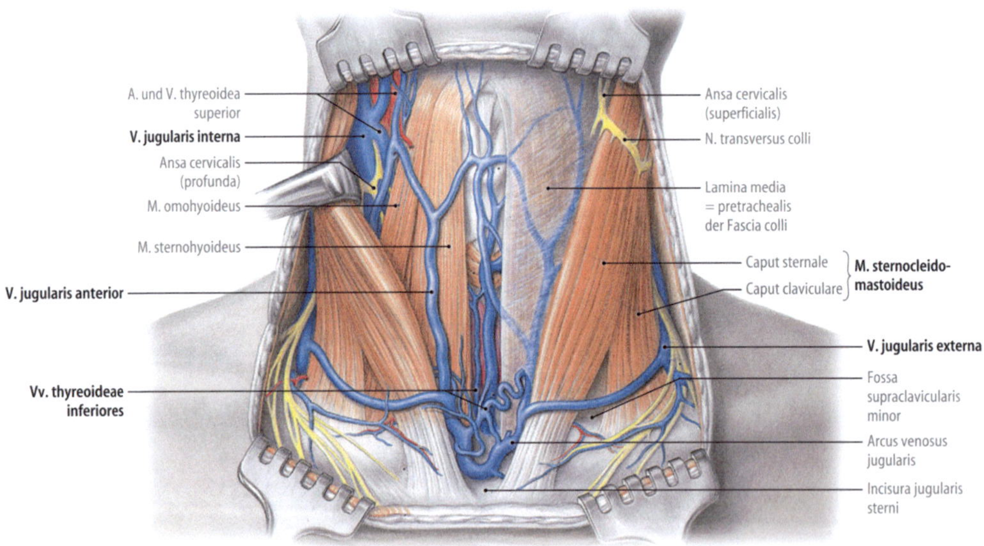

Abb. 1.11 Die oberflächlichen Halsvenen können stark ausgeprägt sein und müssen bei der Operation eines Schilddrüsenkarzinoms mit anschließender Neck-Dissection häufig geopfert werden. Die V. jugularis externa ist meistens zu schonen, eine Resektion aus onkologischen Gründen ist zeitweise erforderlich. Eine Entfernung der V. jugularis interna muss onkologisch begründet sein und darf beim Ersteingriff nur einseitig erfolgen

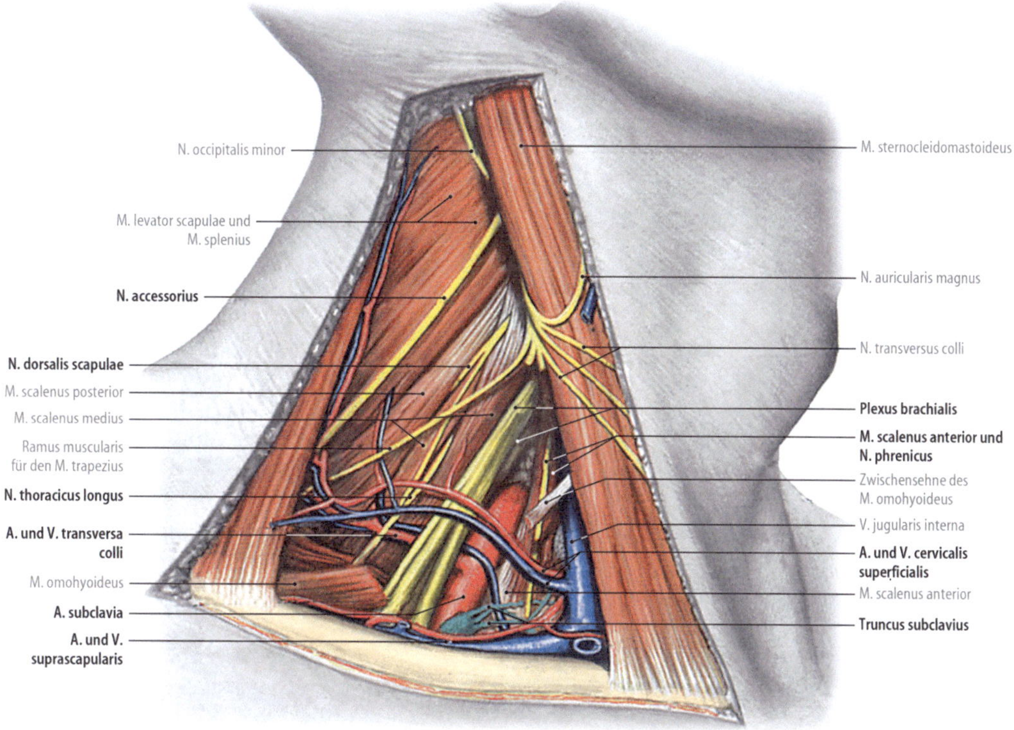

Abb. 1.12 Der M. omohyoideus und die oberflächliche und profunde Halsfaszie sind nicht eingezeichnet. Dargestellt sind alle für die Neck-Dissection wichtigen anatomischen Strukturen im Trigonum colli laterale (Level IV, III, II und V). Der N. accessorius läuft ventral der tiefen Halsfaszie, Plexus brachialis, N. thoracicus longus und N. phrenicus sind von dieser bedeckt

des Sinus sigmoideus aus dem Foramen jugulare aus und zieht gemeinsam mit der A. carotis und dem N. vagus nach kaudal zum Venenwinkel. Dort vereinigt sie sich mit der V. subclavia zur V. brachiocephalica. Für die Neck-Dissection ist es wichtig zu wissen, dass die V. jugularis interna vom M. sternocleidomastoideus bedeckt wird und diese Vene wiederum ventral der A. carotis communis liegt. Zwischen beiden Gefäßen verläuft der N. vagus.

Der häufigste Verlauf des N. vagus liegt in der Tiefe zwischen A. carotis communis und V. jugularis interna, weniger häufig dorsal der A. carotis communis und vereinzelt hinter der V. jugularis. Selten verläuft der N. vagus oberflächlich ventral der beiden Gefäße.

Die A. carotis communis teilt sich im Trigonum caroticum und bildet mit der A. carotis externa und A. carotis interna die sogenannte Carotis-Gabel (Abb. 1.13).

Die A. carotis externa zieht am M. stylopharyngeus in Richtung Fossa retromandibularis und gibt fünf Äste ab (Abb. 1.14). Die erste Arterie, welche von kaudal her abzweigt, ist die A. thyroidea superior, die hauptsächlich die Gld. thyroidea versorgt. Auf der Höhe des Cornu majus des Os hyoideums zieht die Arterie wenige Millimeter nach kranial und ventral, um dann nach kaudal über den oberen Schilddrüsenpol den Schilddrüsenkörper zu versorgen.

Ebendort anastomosiert sie mit der A. thyroidea inferior, einem Ast aus dem Truncus thyrocervicalis der A. subclavia. Die A.

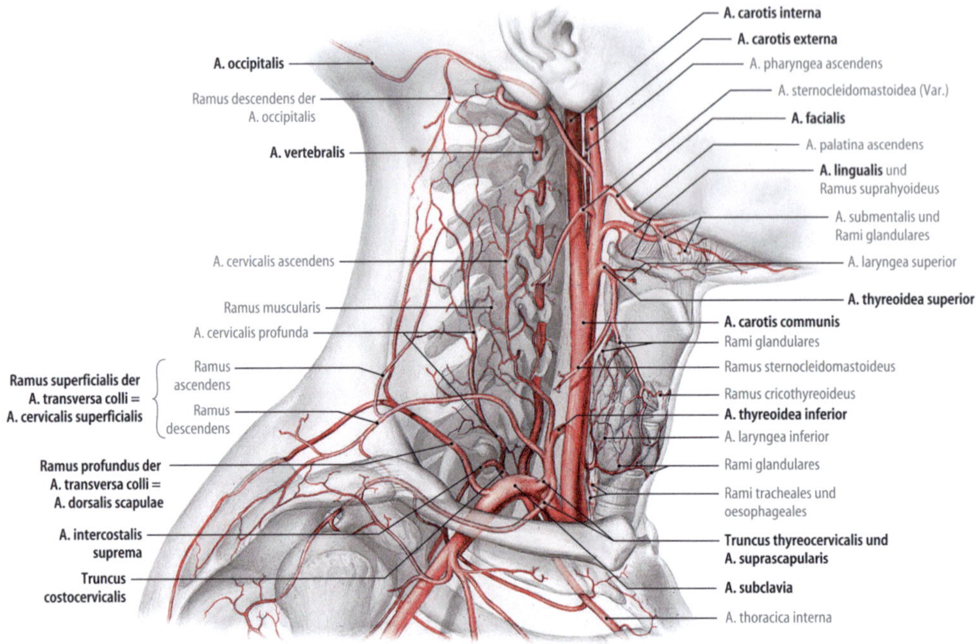

Abb. 1.13 Systematische Anatomie der Arterien am Hals. Auch bei ausgedehnten Halsdissektionen sind die A. carotis communis bzw. interna, die A. subclavia und die A. vertebralis zu schonen. Eine seltene anatomische Variante stellt den Abgang der rechten A. subclavia als letzten Abgang vom Aortenbogen dar, sodass diese Arterie dorsal der Trachea oder des Ösophagus von links nach rechts kreuzt. In diesem Fall liegt auch ein N. laryngeus non-recurrens vor (siehe ► Abschn. 3.7 auf Seite 108)

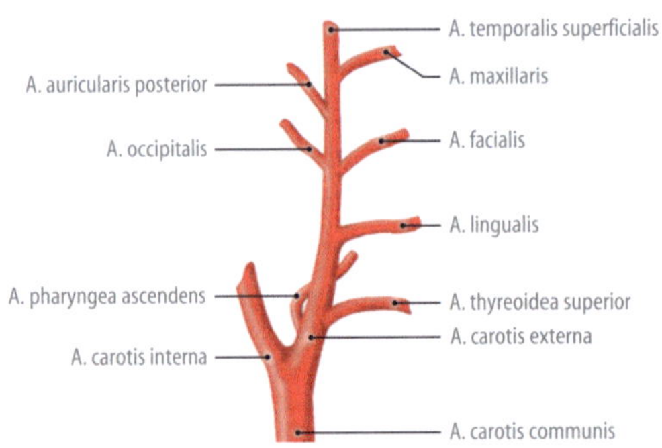

Abb. 1.14 Die A. carotis externa und ihre Seitenäste

thyroidea superior gibt Äste zum Hyoid, Cricoid und M. sternocleidomastoideus ab.

Der nächste Ast der A. carotis externa ist die A. lingualis, die im Trigonum caroticum entspringt und wie die A. thyroidea superior medial am Cornu majus des Os hyoideum nach kranio-ventral zieht. Die A. lingualis umschlingt dabei den N. hypoglossus und zieht unterhalb des M. digastricus und stylohyoideus in Richtung M. hyoglossus, um an der Unterseite des Corpus lingulae als A. profunda lingulae zu verlaufen.

Weiter kranial von der A. lingualis ist die A. facialis, die schräg unterhalb des M. digastricus und M. stylohyoideus und der Gld. submandibularis zur Unterkante der Mandibula zieht. Unterhalb der Gld. submandibularis zweigen von der A. facialis drei Rami submandibulares und die A. submentalis ab. Die Kenntnis dieser kleinen Gefäßzweige ist für die Neck-Dissection im Level I wichtig. Diese Äste sollten bei der Neck-Dissection der Regio I subtil versorgt werden, ohne den eigentlichen Hauptstamm der A. facialis zu unterbinden. Durch dieses vorsichtige Vorgehen kann – wenn erforderlich – die Gld. submandibularis herausgelöst und die Neck-Dissection blutleer komplettiert werden.

Die A. carotis interna gibt, im Vergleich zur A. carotis externa, bis zum Eintritt in die Schädelbasis keine Äste ab. Begleitet von der V. jugularis interna und dem N. vagus zieht diese zuerst unterhalb der Mandibula in Richtung Kiefergelenk und nach Passage des Canalis caroticus in das ZNS.

▪ Linke Körperseite (▫ Abb. 1.15)

Man beachte, dass der Truncus sympathicus im oberen Bereich ventral der Lamina profunda der Fascia cervicalis (praevertebralis) verläuft und erst im mittleren Halsbereich die Faszie nach dorsal durchbricht und durch diese geschützt ist. Somit ist bei der Neck-Dissection im Level III und II dorsomedial der Gefäßnervenscheide besonders auf den Truncus und das Ganglion cervicale superius zu achten. Seine Verletzung führt zu einem Horner-Syndrom (Miosis, Ptosis und Enophthalmus).

▪ Rechte Körperseite (▫ Abb. 1.15)

Die Lamina profunda ist entfernt, unmittelbar darunter, am M. scalenus anterior, verläuft der N. phrenicus. Bei der Neck-Dissection muss man sich stets ventral der Faszie bewegen, andernfalls droht eine Läsion des N. phrenicus. Vor allem bei Reoperationen im seitlichen Halsdreieck ist dieser Nerv gefährdet. Es empfiehlt sich, ihn mit der Neurostimulationssonde frühzeitig zu lokalisieren, die impulssynchrone Zwerchfellkontraktion ist eindeutig spürbar. Weiter lateral liegt der gut tastbare Plexus brachialis, ein imponierender Nervenstrang, dessen Schonung meist kein Problem darstellt.

Ein ausgedehnt kommunizierendes Venengeflecht umschließt die Schilddrüse: Schon an der oberflächlichen Halsfaszie begegnet man häufig stark ausgeprägten Venen (V. jugulares anteriores).

Im Zuge der Neck-Dissection wegen Schilddrüsenkarzinoms sind diese zu resezieren, um das OP-Feld übersichtlich darstellen zu können. Vorsicht ist geboten bei (beidseitiger) Jugularvenenthrombose, da diese anterioren Venen als kollateraler Abfluss dienen können. In der Schilddrüsenloge findet man zunächst den Plexus thyroideus impar (▫ Abb. 1.16), in den die Vv. thyroideae inferiores einfließen und der in die V. brachiocephalica drainiert. Bei inadäquater Versorgung kann es zu Blutungen aus dem Mediastinum kommen, die von cervical aus schwer zu beherrschen sind. Besonders bei Lymphadenektomie im zentralen Kompartiment ist auf diese Gefäße zu achten. Bei der Mobilisierung des Schilddrüsenlappens ist auch die V. thyroidea media (hier nicht abgebildet) darzustellen und zu unterbinden, die direkt in die V. jugularis drainiert. Am oberen Pol finden sich mehrere Äste der V. thyroidea superior: bei Zug am oberen Pol können diese vulnerablen Venen an den konfluierenden Stellen leicht einreißen. Am Ende der Operation ist deshalb vom Anästhesisten regelhaft eine Überdruckbeatmung durchzuführen, um offene oder insuffizient verschlossene Venenstümpfe lokalisieren und versorgen zu können. So reduziert man venöse Nachblutungen und Reoperationen.

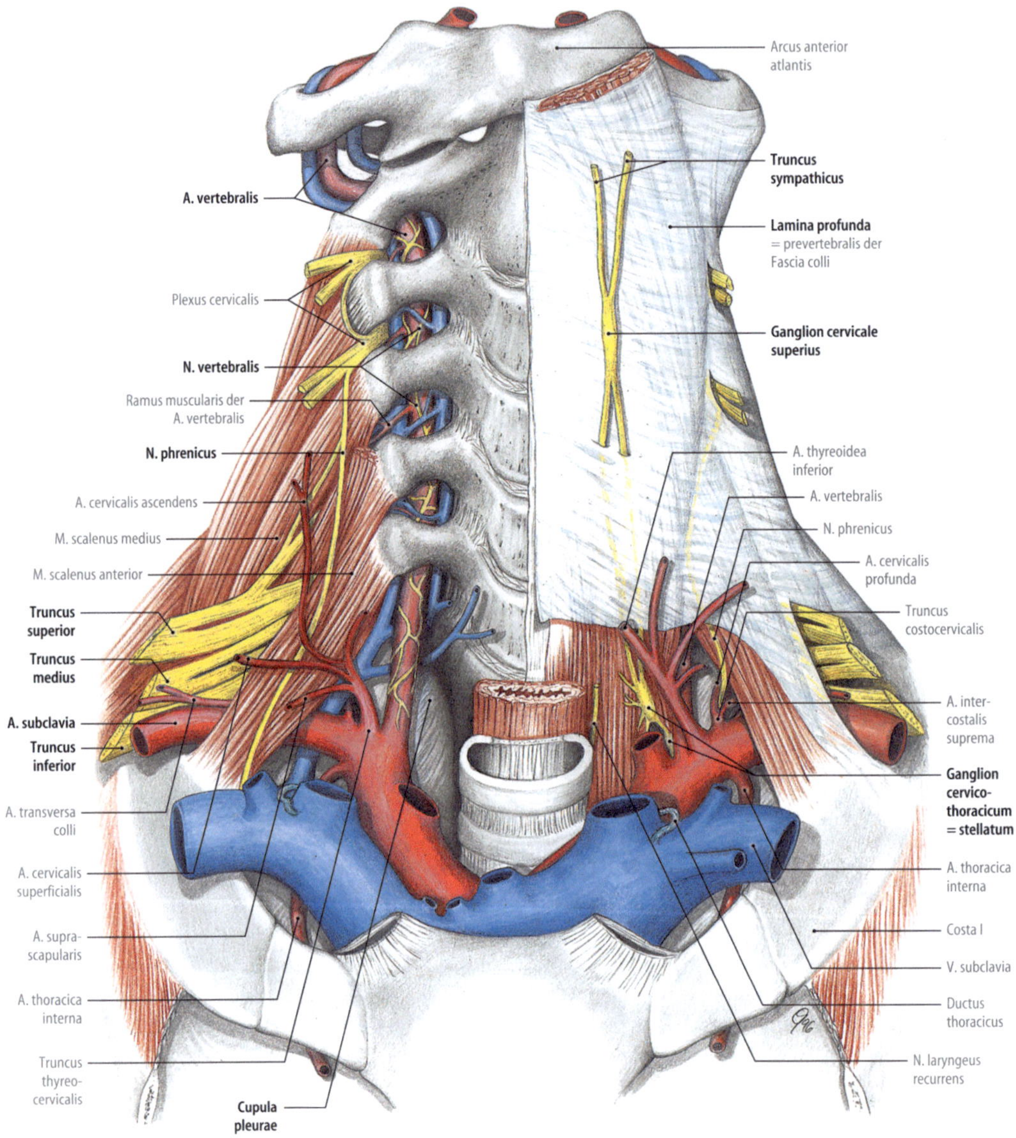

Abb. 1.15 Auf der linken Körperseite ist die Fascia praevertebralis im oberen Bereich erhalten, man beachte den Durchtritt des Truncus sympathicus durch das tiefe Blatt der Halsfaszie, sodass er im kaudalen Teil der Neck-Dissection subfaszial geschützt liegt, im kranialen Teil jedoch ventral der Faszie verläuft. Dennoch ist das subfaszial liegende Ganglion cervicothoracicum, auch als Ganglion stellatum bekannt, zu beachten, da seine Schädigung eine Horner'sche Trias nach sich zieht: Ptosis, Miosis und Enophthalmus. Auf der rechten Körperseite wurde die prävertebrale Muskulatur entfernt, um die A. vertebralis, den Plexus cervicalis sowie den N. phrenicus darzustellen

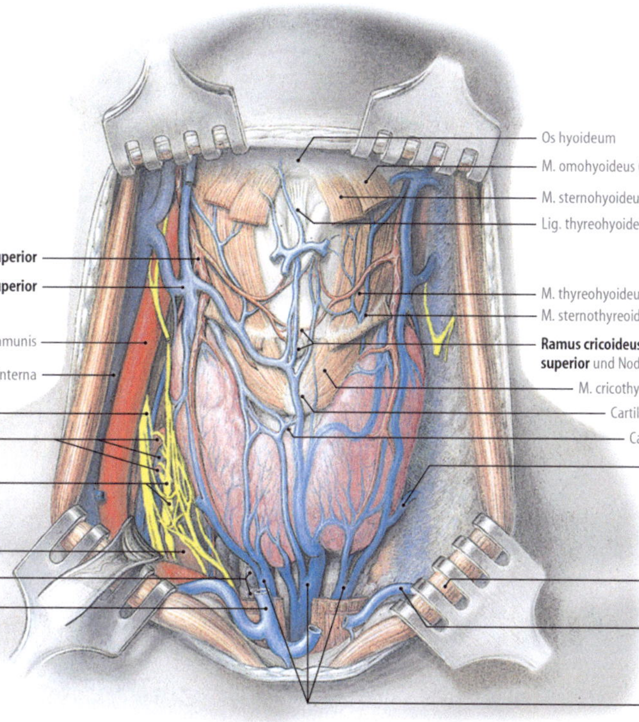

Abb. 1.16 Die venöse Versorgung der Schilddrüse von ventral: Speziell bei der Tracheotomie ist auf die mitunter kräftigen venösen Gefäße zu achten: Oftmals ist die Ligatur und Durchtrennung der Venen des Plexus thyreoideus impar erforderlich. Auch die Isthmusspaltung der Schilddrüse ist empfehlenswert, um einen guten Überblick der vorderen Trachealkonvexität zu erhalten. Eine Koniotomie gilt als Notfalleingriff, der zwischen Schildknorpel und Ringknorpel durch die Membrana cricothyreoidea zu erfolgen hat. Auch dabei ist auf kleine venöse und arterielle Gefäße zu achten

Diagnostik

Inhaltsverzeichnis

B. M. Erovic, M. Hermann, *Halslymphknotenentfernung – Neck-Dissection*,
https://doi.org/10.1007/978-3-662-62566-8_2

Tumoren und pathologische Lymphknoten am Hals können unterschiedlicher Lokalisation und Herkunft sein. Ziel ist es, mit nicht oder wenig invasiven Untersuchungsverfahren eine gezielte Diagnostik zu erreichen, um das Krankheitsbild der richtigen Fachdisziplin für die weitere Abklärung und eine gezielte operative Therapie zuordnen zu können. Zur Beurteilung der Lymphknoten stellt der hochauflösende Hals- und Schilddrüsenultraschall die Diagnostik der Wahl dar, komplexere Tumore sind durch Schnittbildverfahren abzuklären. Feinnadelaspirationspunktion oder Stanzbiopsien, aber auch Laboruntersuchungen können zu Einengung der Diagnose führen und so gezielt dem Schilddrüsenchirurgen oder dem HNO- bzw. Mund-Kiefer-Operateur zugewiesen werden, um dem Erkrankten ein verzögerungsfreies invasives Behandlungskonzept anzubieten.

2.1 Differenzialdiagnose bei Lymphknoten und Tumoren am Hals

Boban M. Erovic und Michael Hermann

Tumoröse Halslymphknoten entstehen durch Metastasierung unterschiedlicher Primärtumore oder auf der Basis generalisierter Erkrankungen. Für Abklärung und gezielte Therapie ist die unmittelbare Zuordnung zu den Fachbereichen Hals-Nasen-Ohren, der Schilddrüsenchirurgie, dem Mund-, Kiefer-, Gesichtsbereich oder zur Onkologie entscheidend. Ziel ist es, primär durch bildgebende, laborchemische und wenig invasive Untersuchungsverfahren die Differenzialdiagnose von pathologischen Halslymphknoten einzuengen, um eine Verzögerung der Therapie oder eine fachfremde, inadäquat radikale Operation zu vermeiden. Der hochauflösende Ultraschall ist für die Halslymphknotenstationen das Mittel der Wahl und den Schnittbildverfahren überlegen. Wichtig ist die genaue Angabe der Lokalisation pathologischer Lymphknoten gemäß der Einteilung nach Robbins in die Level I–VII. Ergänzend ist auch die Sonographie angrenzender zervikaler Organe durchzuführen.

Die Bezeichnung „Neck-Dissection" umfasst die systematische Entfernung von Halslymphknoten, definiert durch die Level I–VII nach Robbins (siehe Abbildung zum Platysma in ▶ Kap. 1). Zugangsweg, Operationsschritte und der radikal chirurgische Fokus differieren allerdings in Abhängigkeit von der Lokalisation des Primärtumors, sei es im oropharyngolaryngealen HNO- bzw. Mund-Kiefer-Gesichts-Bereich oder aber ausgehend von Schilddrüsenkarzinomen. Somit ist zunächst eine genaue Diagnose von pathologischen Halslymphknoten und deren Ursprung entscheidend für die weitere Therapie. Während eine Neck-Dissection bei Kopf-Hals-Tumoren aus dem oropharyngolaryngealen Bereich von kranial nach kaudal erfolgt (beginnend mit Level I und II und in weiterer Folge III, IV und V), orientiert man sich bei Schilddrüsenkarzinomen primär von kaudal nach kranial und beginnt mit einer zentralen Hals-Dissektion in Level VI und Level VII, und setzt bei Indikation zur lateralen Hals-Dissection (papilläre Karzinome mit sonographisch oder klinisch positiven Lymphknoten, medulläre Karzinome) in Level IV, III, II und V fort.

Somit sind suspekte Lymphknoten am Hals nicht nur nach ihrer Dignität, sondern auch nach ihrer Herkunft abzuklären. Die Diagnostik beruht einerseits auf der Beurteilung der Lymphknoten selbst, aber auch auf der Untersuchung aller potenziellen Primärtumorlokalisationen bzw. Organe. Der erste Schritt bei vergrößerten Halslymphknoten ist somit ein Halslymphknotenultraschall, wobei auch sämtliche Speicheldrüsen mit untersucht werden müssen. Eine zentrale Untersuchungsregion ist die Schilddrüse selbst. Liegen hier pathologische Veränderungen im Sinne von suspekten Knoten vor, deren Gewebsstruktur sich auch in Lymphknoten wiederfindet, so ist eine Lymphknotenmetastasierung eines Schilddrüsenkarzinoms mit höchster Wahrscheinlichkeit gegeben. Eine Punktion von Lymphknoten mit Bewertung der Zytologie, aber auch die Thyreoglobulin-Bestimmung im

Wash-out des Feinnadelpunktats, kann mit großer Sicherheit ein differenziertes Schilddrüsenkarzinom erkennen lassen. Eine Feinnadelpunktion des Schilddrüsenknotens ist nicht erforderlich, sobald Lymphknotenmetastasen nachweislich von Schilddrüsenkarzinomen herrühren. Das medulläre Schilddrüsenkarzinom ist durch eine Calcitoninbestimmung im Serum einfach und sicher diagnostizierbar. In seltenen Fällen kann bei verifizierten Lymphknotenmetasen von Schilddrüsenkarzinomen auch ein unauffälliges Ultraschallbild der Schilddrüse vorliegen, dies ist speziell bei Mikrokarzinomen oder diffuser Zellaussaat in der Schilddrüse möglich, die ebenfalls auch bei sehr kleinen, mitunter kaum erkennbaren Primärtumoren ausgedehnte Lymphknotenabsiedlungen nach sich ziehen können.

Bei Ausschluss eines Schilddrüsenkarzinoms ist eine Primumsuche im oropharyngolaryngealen Bereich erforderlich; eine Panendoskopie von Nasopharynx, Hypopharynx, Mundhöhle, Zungengrund und Larynx mit Biopsien der einzelnen Regionen ist anzuschließen. Liegt auch hier kein pathologischer Befund vor, so ist eine weitere Abklärung mit Hilfe von Schnittbilddiagnostik (CT, MRT, PET/CT) von Thorax und Abdomen zu empfehlen, da im Einzelfall auch aus diesem Bereich positive Halslymphknoten herrühren können. Ebenso an primär von Halslymphknoten ausgehende Tumoren wie das maligne Lymphom sollte gedacht werden, hier ist das BETA 2 Mikroglobulin zu erheben und ein Schnittbildverfahren anzuschließen. Eine Computertomographie sollte primär nur dann mit Kontrastmittel durchgeführt werden, wenn ein differenziertes Schilddrüsenkarzinom ausgeschlossen werden kann. Die Jodbelastung würde aufgrund der Jodsättigung der Schilddrüsen(tumor)zellen eine postoperative Radiojodtherapie beträchtlich verzögern.

Eine diagnostische Lymphknotenexstirpation sollte erst dann durchgeführt werden, wenn

1. bei keiner der erwähnten Untersuchungen ein Primum zu detektieren ist,
2. alle Methoden einer nicht oder wenig invasiven Abklärung bis hin zur Feinnadel- oder Stanzbiopsie ausgeschöpft sind und
3. sonographisch der Verdacht auf eine systemische Erkrankung der Lymphknoten vorliegt.

Gleichzeitig sollte eine HNO- und schilddrüsenchirurgische Expertise bestehen, um bei einem intraoperativen positiven Schnellschnittbefund sofort einen adäquaten Eingriff am Primärtumor anschließen zu können. Eine Schnellschnittuntersuchung sollte bei jeder Lymphknotenbiopsie durchgeführt werden, einerseits um sofort einen Hinweis auf ein Primum zu erhalten, andererseits auch um zu verifizieren, dass ausreichend Gewebsmaterial für eine definitive histopathologische Diagnose entfernt werden konnte.

Im Folgenden wird nun der diagnostische Ablauf bei pathologischen Lymphknoten einerseits aus der Sicht des HNO-Chirurgen, andererseits auch durch den Schilddrüsenchirurgen im Detail dargestellt.

2.2 Aus der Sicht des Schilddrüsenchirurgen

Michael Hermann

Für den Schilddrüsenchirurgen ist die Kenntnis der systematischen Lymphadenektomie im zentralen Hals unverzichtbar. Das betrifft Level VI und VII, begrenzt kranial vom Os hyoideum, lateral von beiden Carotiden und kaudal von der Vena brachiocephalica sinistra. Beim Schilddrüsenkarzinom ist die zentrale Hals-Dissektion stets zusammen mit der Thyreoidektomie durchzuführen, da hier ein späterer Reeingriff eine hohe Morbidität (Rekurrensparese, Hypoparathyreoidismus) nach sich ziehen kann und die Radikalität vergleichsweise nicht adäquat gewährleistet ist. Besteht eine Indikation zur lateralen Hals-Dissection (Neck-Dissection Level IV, III, II und V), kann diese auch in einem Zweiteingriff durchgeführt werden, da der laterale Hals ein anatomisch eigenständiges Kompartiment darstellt. Eine partielle Lymphadenektomie sollte unterbleiben. Es gilt: alles oder nichts, denn auch hier ist ein Reeingriff risikoreich. In der Schilddrüsenchirurgie wird die Neck-Dissection von kaudal nach kranial durchgeführt.

2

2.2.1 Sonographie der Halslymphknoten und der Schilddrüse

Die hochauflösende Sonographie ist die Methode der Wahl zur Abklärung von Schilddrüsenerkrankungen und Halslymphknoten. Sie eignet sich am besten zur Differenzierung von gutartigen, abklärungspflichtigen oder auch suspekten Knoten. Malignitätskriterien für das Schilddrüsenkarzinom sind in den Guidelines der ATA (American Thyroid Association) und in den TIRADS-Klassifikationen definiert. Dieses Kapitel zeigt typische Bilder von Schilddrüsenkarzinomen und pathologischen Halslymphknoten. Level I–V nach Robbins sind mit der Ultraschalluntersuchung gut zu erreichen, ebenso wie Level VI prälaryngeal und zervikal prätracheal. Retrothyreoidale, retrorekurrente und substernale Lymphknoten können damit nicht adäquat eingesehen werden und bedürften Schnittbildverfahren.

Die moderne Sonographie ist eine exzellente Methode zur Abklärung von Halslymphknoten. Speziell Level I–V und die prälaryngeale und prätracheale Region von Level VI nach Robbins sind sonographisch sehr gut abzubilden und den Schnittbildverfahren in Auflösung und Differenzierung überlegen (◘ Abb. 2.1). Hingegen stellen die retrothyreoidale Loge in Level VI und alle Level-VII-Lymphknoten, die das obere Mediastinum betreffen, aufgrund des mangelnden Einblickwinkels einen Schwachpunkt in der Ultraschalldiagnostik dar. Speziell diese Regionen sind aber für die Tumorchirurgie der Schilddrüse von essenzieller Bedeutung. Hier ist die Bildgebung durch Schnittbildverfahren mittels CT oder MRT überlegen (◘ Abb. 2.2, 2.3). Diesbezüglich kann nicht oft genug erwähnt werden, dass jodhaltige Kontrastmittel für die Computertomographie bei papillären und follikulären Karzinomen unbedingt zu vermeiden sind, da sie verbliebene Schilddrüsen- oder Tumorzellen mit Jod sättigen

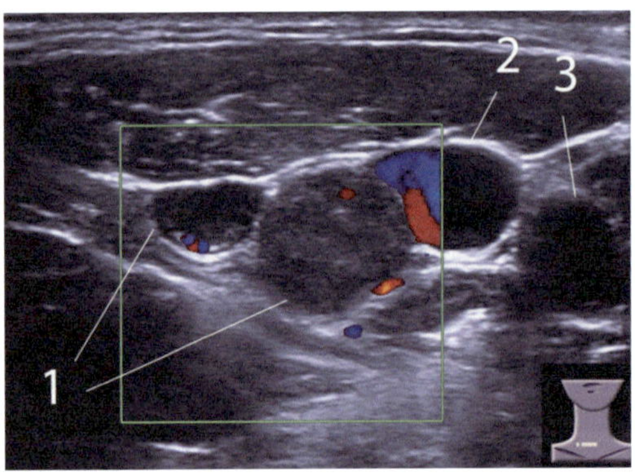

◘ **Abb. 2.1** Sonographie Halsquerschnitt rechts lateral: Parajuguläre Lymphknotenmetastasen (1) eines papillären Schilddrüsenkarzinoms im Level IV lateral der V. jugularis (2) und der A. carotis (3)

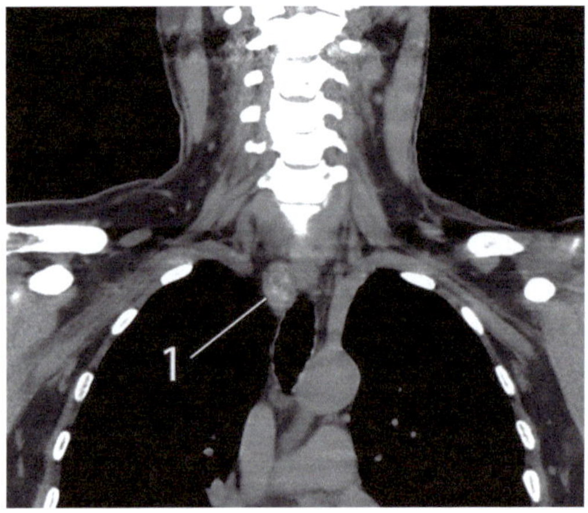

◘ **Abb. 2.2** CT ohne KM: Paratracheale retrorekurrente Lymphknotenmetastase (1) im oberen Mediastinum, die sonographisch nicht einsehbar ist (Level VII)

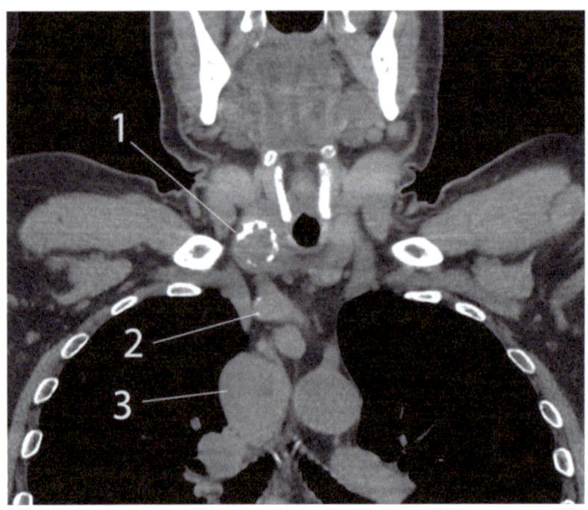

◘ **Abb. 2.3** CT ohne KM: Teilweise verkalktes Schilddrüsenkarzinom (1) mit Lymphknotenmetastasen paratracheal (2), an der V. cava (3) und am rechten Hauptbronchus

und das postoperativ therapeutisch applizierte radioaktive Jod im Zuge der Radiojodtherapie für weitere drei Monate nicht aufgenommen werden kann.

Sonographisch auffällige Lymphknoten am Hals sind häufig benigner Natur im Sinne von entzündlichen bzw. reaktiven Veränderungen, andererseits muss man sie von malignen Befunden abgrenzen. Das betrifft in erster Linie Metastasen von Schilddrüsenkarzinomen und HNO-Tumoren, vereinzelt auch von Bronchuskarzinomen oder (speziell linksseitig) gastrointestinalen Tumoren (Virchow'sche Drüse). Das maligne Lymphom repräsentiert ebenfalls eine häufig am Hals manifestierte Erkrankung. Weitere eher seltene Veränderungen, die sonographisch gut nachzuweisen sind, betreffen den Parotistumor, Glomus caroticum, laterale Halszysten (Cave DD von metastatischen Lymphknoten eines zystisch papillären Schilddrüsenkarzinoms) und Nebenschilddrüsenadenome.

Pathologische Lymphknoten zeichnen sich durch ihre rundliche Form aus, der Hilus fehlt häufig. Da sie unterschiedlichster Herkunft sind, ist das Erscheinungsbild auch entsprechend variabel. Relativ charakteristisch sind maligne Lymphome, die echoarm und multipel auftreten. Die Struktur ist meist homogen, die Anordnung trauben- und girlandenartig.

Speziell papilläre und medulläre Schilddrüsenkarzinome neigen zur Metastasierung am Hals. Die Primärtumore papillärer Karzinome zeichnen sich durch unscharfe Begrenzung, Echoarmut und häufig Mikrokalk aus (◘ Abb. 2.4, 2.5), vereinzelt sind sie aber gut abgekapselt und nur gering echoarm, sodass sonographisch keine eindeutigen Malignitätskriterien zu erkennen sind.

Lymphknotenmetastasen papillärer Karzinome können unterschiedliche Morphologien und sonographische Gewebsmuster ausbilden: solide, homogen echoarm, regressiv zystisch, aspektmäßig gutartig imponierend und mit einer „aberranten" benignen Struma zu verwechseln, ausgehend von einem kleinen ringverkalkten Knoten oder auch zystisch mit suspekt erkennbaren Mikrokalkstrukturen (◘ Abb. 2.6, 2.7, 2.8, 2.9, 2.10, 2.11, 2.12).

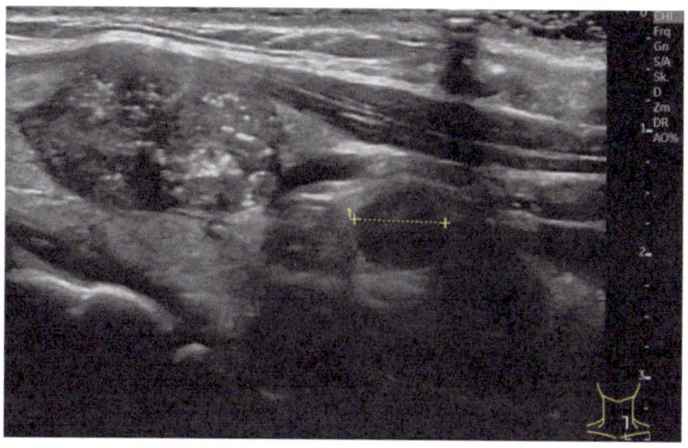

◘ **Abb. 2.4** Links im Bild ein papilläres Karzinom mit typischem Mikrokalk, rechts eine Lymphknotenmetastase

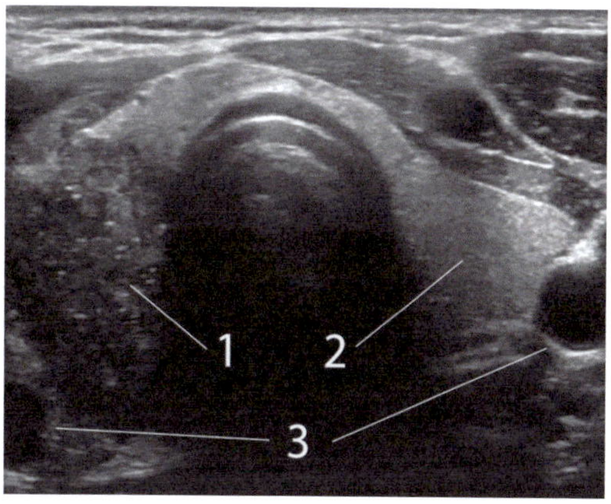

◘ **Abb. 2.5** Sonographie Querschnitt: Klassisches Muster eines papillären Schilddrüsenkarzinoms rechts (1), echoarm mit typischem Mikrokalk, unscharf begrenzt und organüberschreitend links regulärer Schilddrüsenlappen (2). A. carotis (3)

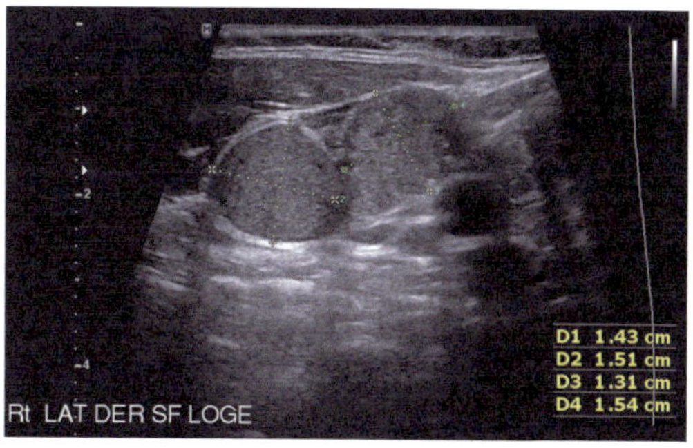

◘ **Abb. 2.6** Sonographie Querschnitt im Level IV rechts: Zwei Lymphknotenmetastasen eines papillären Schilddrüsenkarzinoms

Außerdem zeichnen sich diese Metastasen häufig dadurch aus, dass sie dem Ultraschallmuster des Primärtumors entsprechen

2

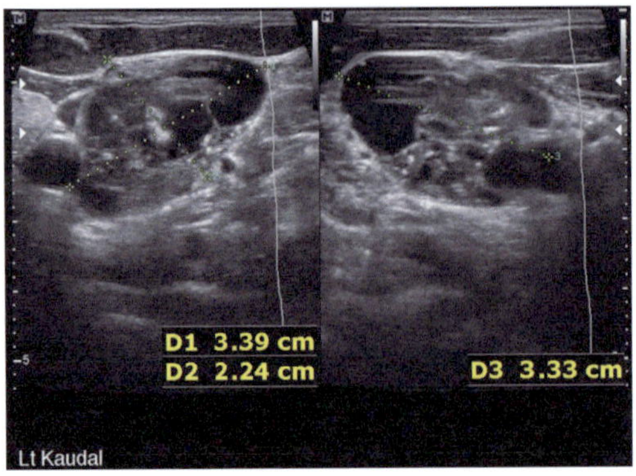

Abb. 2.7 Metastase eines papillären Schilddrüsenkarzinoms: Regressiv zystisches Knotenkonvolut, das sonographisch wie ein Schilddrüsenknoten und nicht primär suspekt imponiert; aufgrund seiner Lage lateral der Gefäßnervenscheide (Level IV) ist die Absiedlung von Schilddrüsenzellen in einem Lymphknoten anzunehmen und somit die Läsion hoch verdächtig

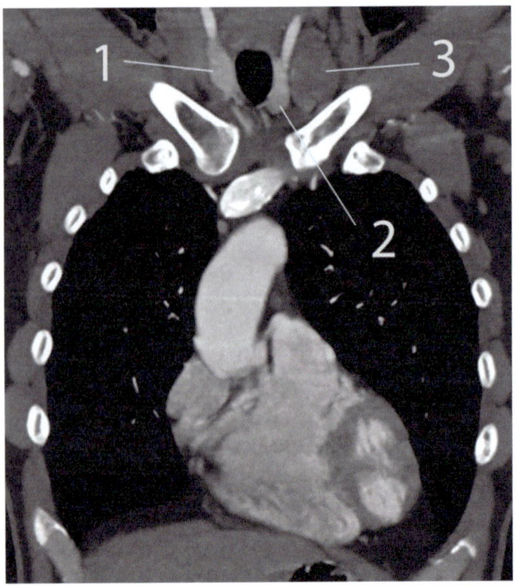

Abb. 2.8 Ein Zufallsbefund im Zuge einer Thorax-CT-Kontrastmittel-Untersuchung, die aufgrund einer Aortenektasie durchgeführt wurde. Der rechte (1) und der linke (2) Schilddrüsenlappen kontrastmarkiert ohne offensichtlicher Knotenbildung, im Level IV links zeigt sich lateral der Gefäßnervenscheide eine 5 cm große Raumforderung, (3) die einer Lymphknotenmetastase eines papillären Schilddrüsenkarzinoms entspricht

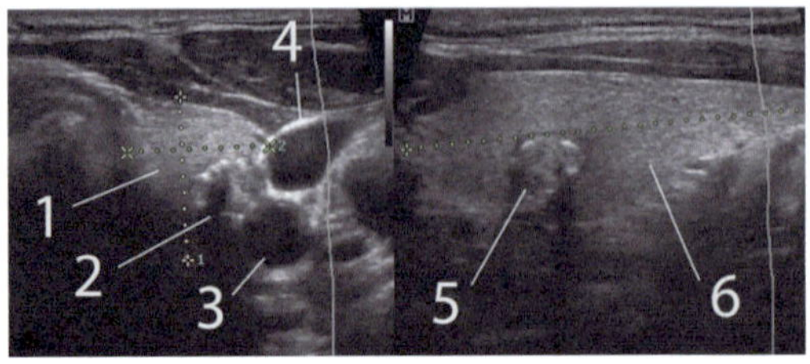

Abb. 2.9 Der Primärtumor knapp 1 cm messend, auffällig durch die Randverkalkung, einem papillären Mikrokarzinom entsprechend. Linkes Bild – Querschnitt: Schilddrüse (1), Mikrokarzinom (2), A. carotis (3), V. jugularis (4); Rechtes Bild – Längsschnitt: Mikrokarzinom (5), Schilddrüse (6)

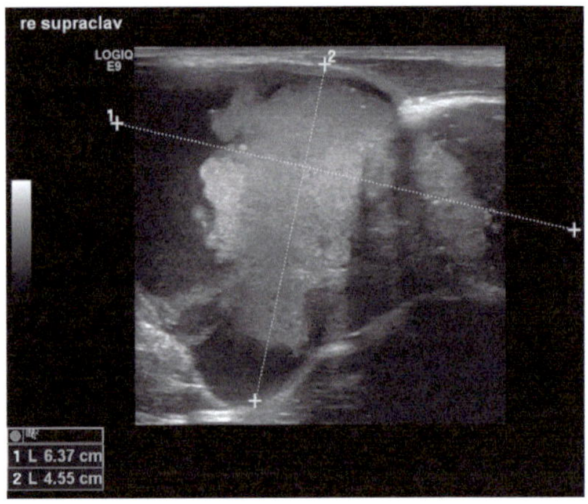

Abb. 2.10 Große partiell zystische, partiell solide Lymphknotenmetastase eines papillären Karzinoms. Polypoides Vorwachsen des Tumors und vereinzelt Mikrokalkherde – ein typisches Bild

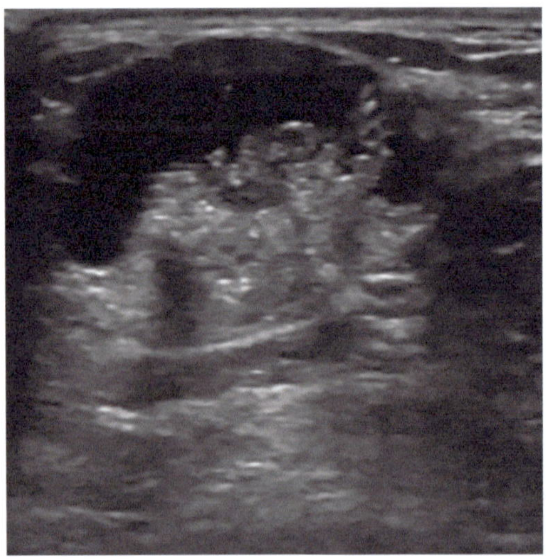

Abb. 2.11 Ein typisches Bild einer zystischen papillären Lymphknotenmetastase mit ausgedehntem Mikrokalk

(Abb. 2.13). Das ist auch bei makroskopischer Begutachtung der Schnittfläche des OP-Präparats gut nachvollziehbar (Abb. 2.14, 2.15). So sind Mikroverkalkungen in der Schilddrüse bzw. in echoarmen Knoten cha-

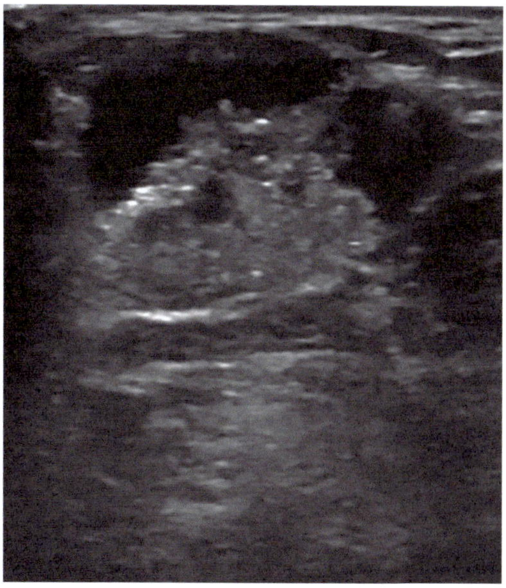

Abb. 2.12 Typisches Bild einer zystischen papillären Lymphknotenmetastase mit ausgedehntem Mikrokalk

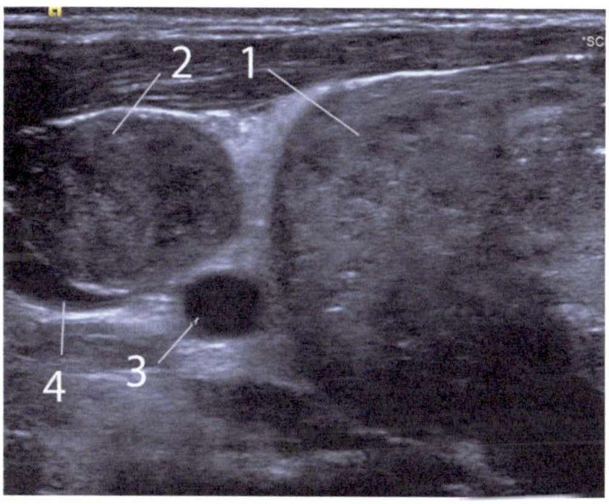

Abb. 2.13 Papilläres Schilddrüsenkarzinom rechts (1) mit angrenzender Lymphknotenmetastase (2) an der Carotis-Gefäßnervenscheide: A. carotis (3), komprimierte V. jugularis (4)

rakteristisch für ein papilläres Karzinom, und dieses typische Muster findet sich häufig auch in Lymphknotenmetastasen wieder (Abb. 2.16, 2.17, 2.18). Andererseits gibt es auch zystische papilläre Schilddrüsenkarzinome, die analog zum Bild des Primärtumors auch in den Lymphknoten zystische Strukturen aufweisen und bei solitärem Auftreten mit lateralen Halszysten verwechselt werden können (Abb. 2.7). Eine einfache

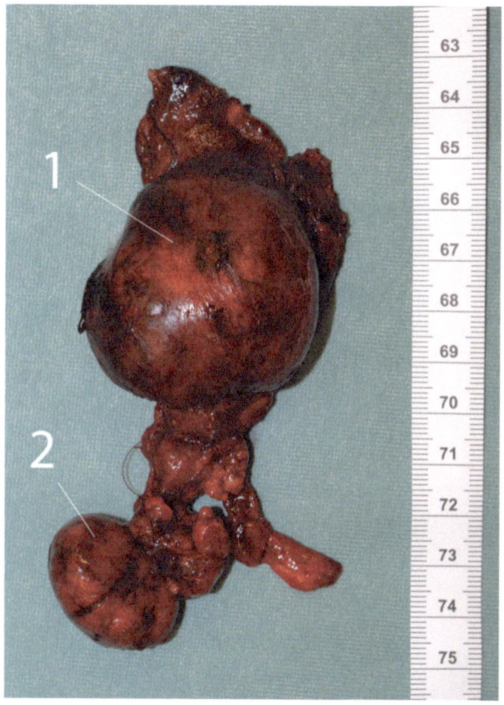

Abb. 2.14 OP-Präparat eines papillären Schilddrüsenkarzinoms (1) mit zentralen Lymphknoten (2)

ultraschallgezielte Punktion des Lymphknotens und eine Thyreoglobulinbestimmung aus dem Wash-out klären sofort die Diagnose. In T2-gewichteten MR Untersuchungen imponieren diese Absiedlungen durch die typisch weiße Darstellung der zystischen Anteile eindrucksvoll (Abb. 2.19). Eine besonders schwierige sonographische Diagnose stellen die seltenen diffus sklerosierenden papillären Schilddrüsenkarzinome dar, wobei die Tumorzellen nicht in Form von Knoten, sondern diffus in der Schilddrüse verteilt auftreten und dadurch im Ultraschall kaum detektierbar sind. Diffus verteilter Mikrokalk ist typisch, häufig jedoch nur sehr diskret ausgeprägt und kaum erkennbar. Ein typisches Beispiel mit einem sonographisch offensichtlich unauffälligen Schilddrüsenparenchym, bei näherer Betrachtung sieht man kleinste weiße Stippchen – fein dispers verteilter Mikrokalk – als Zeichen einer diffus sklerosierenden Tumorerkrankung Abb. 2.20, 2.21 und 2.22. Allerdings sind die pathologisch veränderten, mit „Schilddrüsengewebe“ infiltrierten Lymphknoten derselben Patientin eine Blickdiagnose

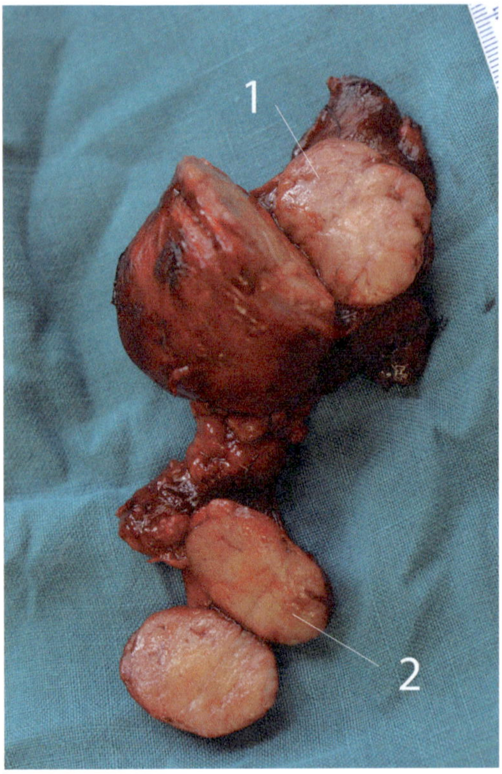

Abb. 2.15 Die Schnittfläche des Primärtumors (1) gleicht dem Aspekt der kaudal gelegenen Lymphknotenmetastase (2)

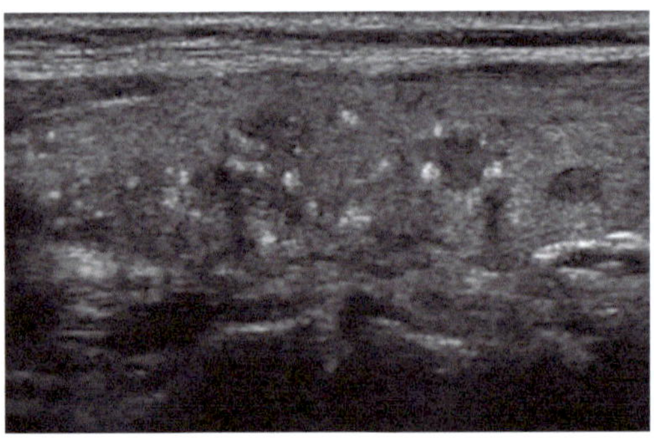

Abb. 2.16 Sonographie: Längsschnitt des Schilddrüsenlappens: Typisches Bild eines diffus sklerosierenden papillären Schilddrüsenkarzinoms

(Abb. 2.23, 2.24). Somit ist die Begutachtung von Lymphknoten bei jeder Schilddrüsenuntersuchung verpflichtend, da sie im Einzelfall zu einer Krebsdiagnose der Schilddrüse führt, die durch die isolierte „Small-part"-Schilddrüsensonographie allein nicht erkennbar wäre. Einen indirekten Hin-

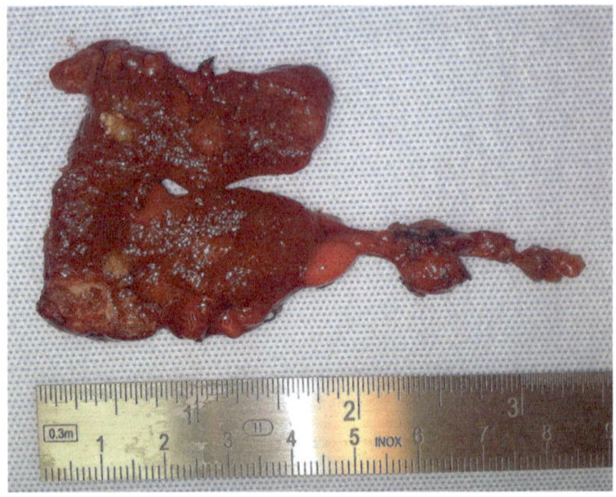

Abb. 2.17 Präparat: Längsschnitt des Schilddrüsenlappens: Das Parenchym derselben Patientin durchsetzt mit Mikrokalk

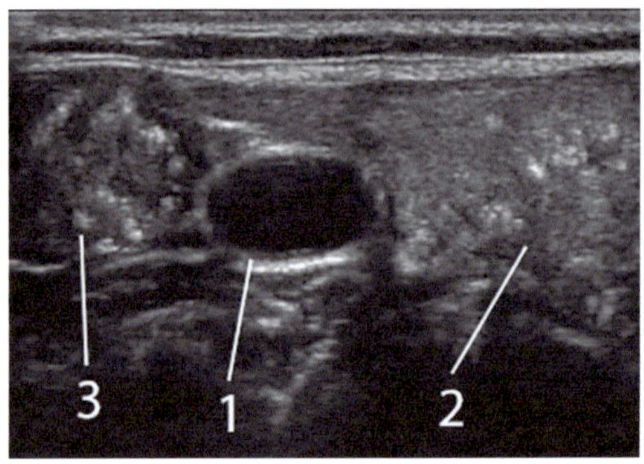

Abb. 2.18 Sonographie – Querschnitt: die A. carotis (1), medial tumorinfiltriertes, kalzifiziertes Schilddrüsengewebe (2), lateral ein kalzifizierter Lymphknoten – Metastase eines papillären Schilddrüsenkarzinoms (3)

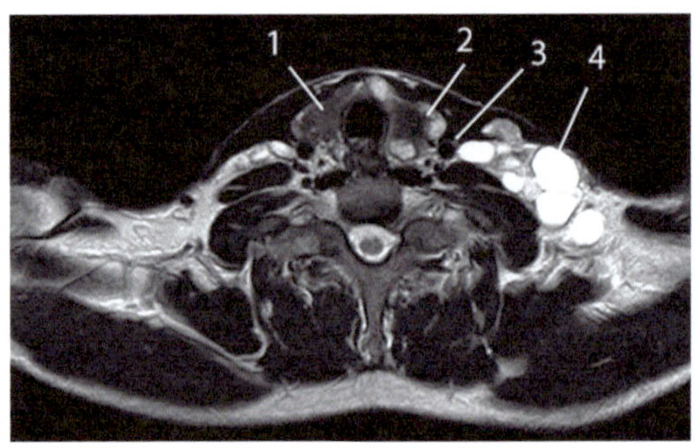

Abb. 2.19 MR in T2-Gewichtung: Zystisch-papilläres Karzinom der Schilddrüse – die zystischen Anteile sind in weiß gut zu erkennen: im rechten Lappen (1) vereinzelte Tumorareale, links (2) einige zystische Tumore, lateral der A. carotis (3) ausgeprägte Lymphknotenmetastasen (4) im linken seitlichen Halsdreieck (Level IV, III, V)

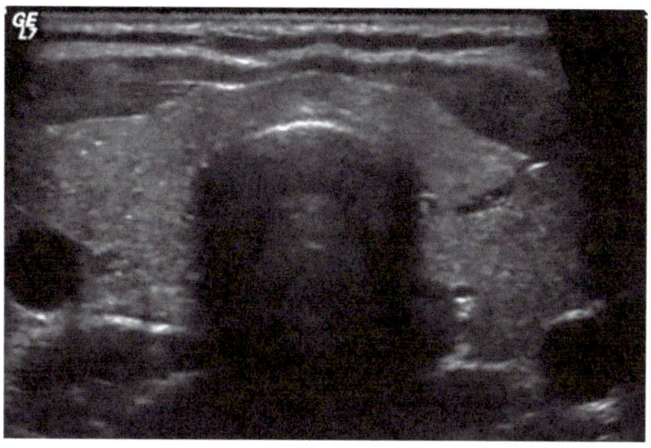

Abb. 2.20 Der Halsquerschnitt durch die Schilddrüse zeigt ein offensichtlich reguläres Parenchym

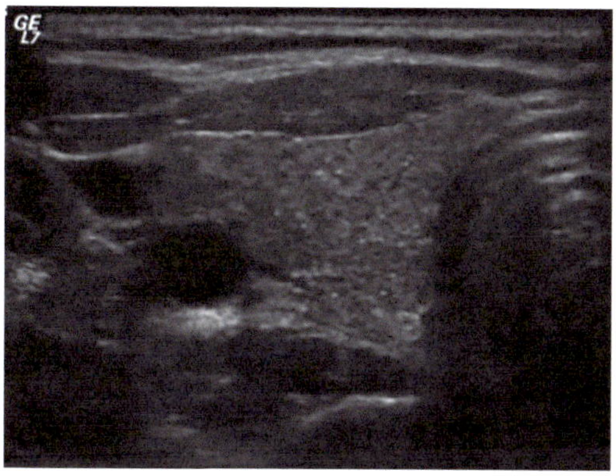

Abb. 2.21 Bei genauester Betrachtung besteht der Verdacht auf Mikrokalkstrukturen (Querschnitt rechts)

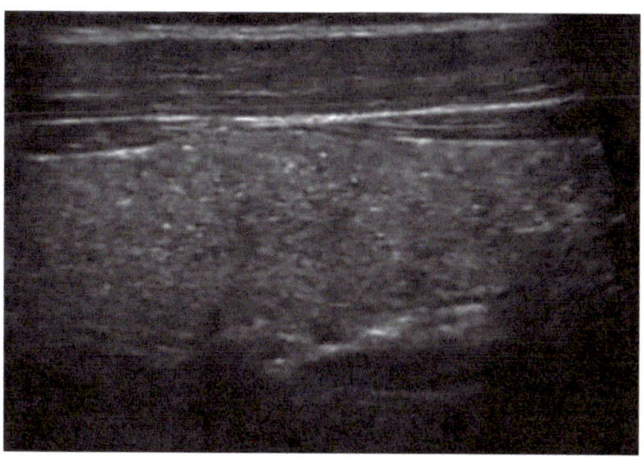

Abb. 2.22 Verdacht auf Mikrokalkstrukturen (Längsschnitt rechts)

weis zeigt das zusätzlich durchgeführte CT, da sich die diffuse Tumorinfiltration hier kontrastiert (Abb. 2.25). Trotz ausgedehnter Metastasierung im zentralen und beidseits la-

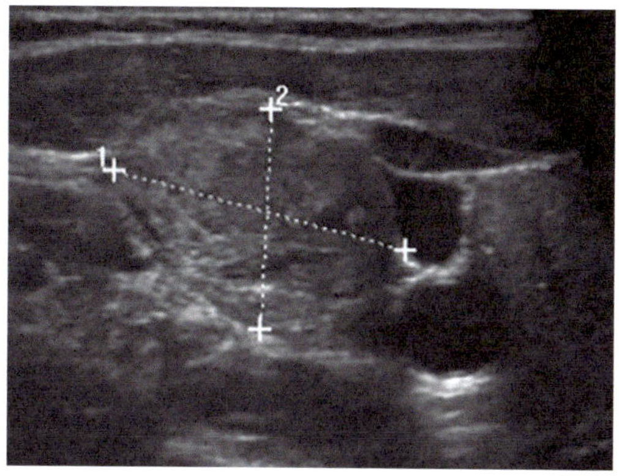

Abb. 2.23 Lateral der Gefäßnervenscheide findet sich ein unübersehbar pathologischer Lymphknoten. Im Bild rechts der laterale Anteil der Schilddrüse, anschließend A. carotis und V. jugularis und im Level IV die Metastase

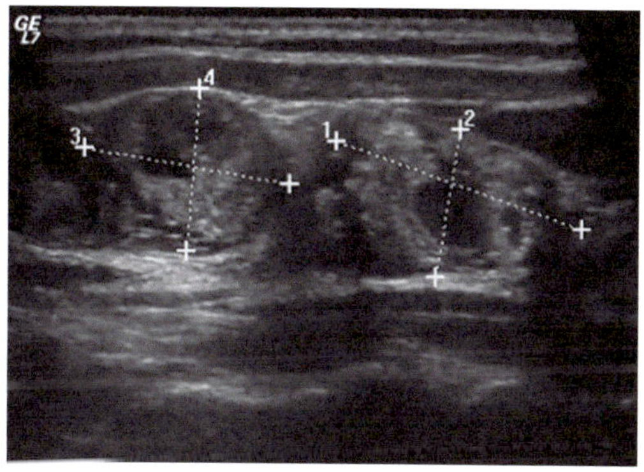

Abb. 2.24 Im Längsschnitt parallel zur V. jugularis sind die kettenförmigen Lymphknotenmetastasen auf einen Blick zu erkennen. Besonders auffallend ist, dass die Struktur in den Lymphknoten regressiven Schilddrüsenknoten ähnlich ist. Die Lokalisation dieser Strukturen außerhalb des zentralen Kompartiments der Schilddrüse ist ein eindeutiges Malignitätskriterium und es ist besonders darauf zu achten, diesen Befund nicht als „aberrante Struma" zu klassifizieren

teralem Hals war durch eine 3-Kompartiment-Neck-Dissection mit anschließender Radiojodtherapie eine Heilung der 32-jährigen Patientin möglich.

Mikrokalk ist allerdings zu differenzieren von Binnenechos in zystischen Knoten oder autonomen Adenomen, die nicht als Malignitätskriterien gelten.

Karzinome im Isthmus können der Ultraschalldiagnostik entgehen, wenn man sich zu sehr

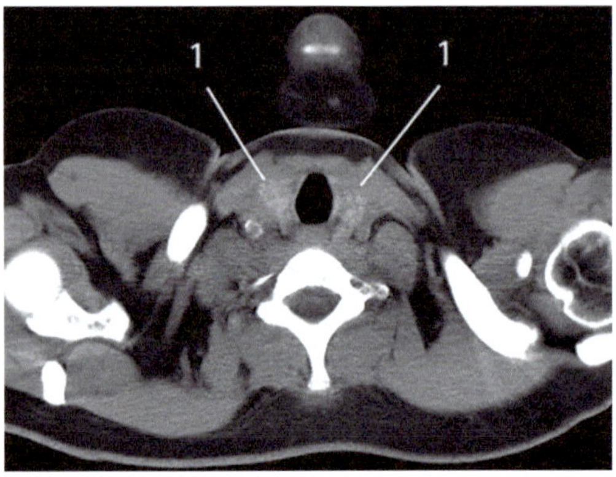

Abb. 2.25 Bei der genauen Betrachtung der CT-Bilder, die ohne Kontrastmittel durchgeführt wurden, zeigen sich schemenhaft diffus infiltrierende Tumorareale in der Schilddrüse, bedingt durch Mikrokalk (1)

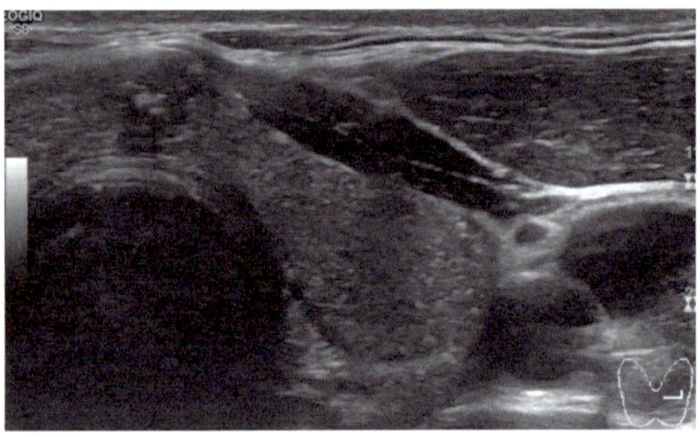

Abb. 2.26 Prätracheal im Isthmus liegendes papilläres Schilddrüsenkarzinom – im Ultraschall leicht zu übersehen

auf die Pathologie im Bereich der beiden Schilddrüsenlappen konzentriert (Abb. 2.26). Deshalb ist das zentrale Kompartiment vom Mundboden – mediane Halszyste und Lobus pyramidalis – bis zum Jugulum – Schallkopf kippen, um obere mediastinale Lymphknoten einzusehen – sorgfältig im Querschnitt durchzuscannen.

Weiters abzugrenzen ist der sehr seltene Befund eines intrathyreoidal gelegenen Thymus, der sich echoarm inhomogen darstellt und echoreiche Einsprenkelungen bzw. weißliche Punkte enthalten kann (Abb. 2.27). Das echoarme, grobkörnige Parenchym („Pfeffer-Salz-Muster") ist typisch für den Thymus, das Substrat dafür sind die Hassall'schen Körperchen (Abb. 2.28, 2.29).

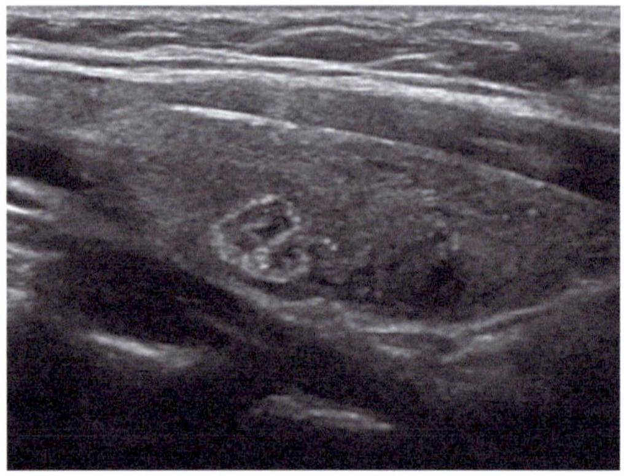

Abb. 2.27 Intrathyreoidal gelegener Thymus, ein echoarmes Areal mit echoreichen Einsprenkelungen bzw. weißlichen Punkten. Die echoarme, grobkörnige Struktur („Pfeffer-Salz-Muster") ist typisch für den Thymus und abzugrenzen von Mikrokalk bei papillären Schilddrüsenkarzinomen

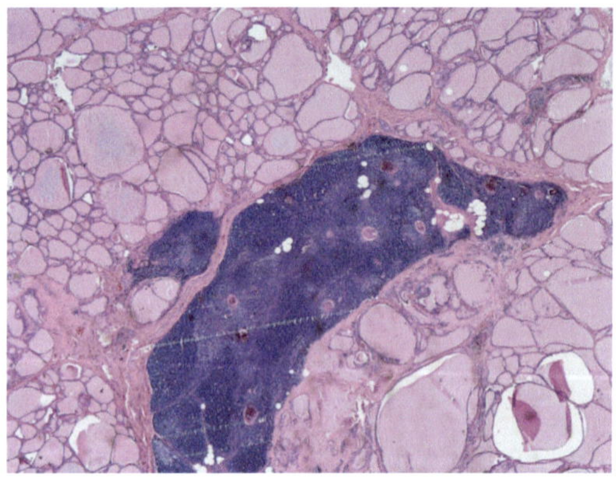

Abb. 2.28 Das histologische Bild des intrathyreoidalen Thymus in der Übersicht: die lymphatische Infiltration mit den Hassall'schen Körperchen, die die körnige Struktur im Ultraschall bewirken. In der Umgebung normo- und makrofollikuläres Schilddrüsenparenchym

Medulläre Karzinome zeigen unterschiedliche sonographische Erscheinungsbilder, oft echoarm mit einzelnen Verkalkungen, vereinzelt auch untypisch echoreich (Abb. 2.30, 2.31). Lymphknotenmetastasen von medullären Schilddrüsenkarzinomen haben nicht immer ein typisches sonographisches Bild, sie sind rundlich und echoarm, können oft klein und schwer detektierbar sein, ein sonographisch negativer

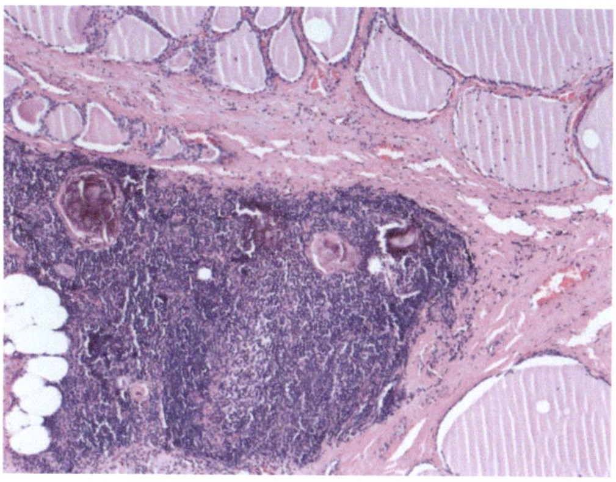

Abb. 2.29 Intrathyreoidaler Thymus in der Vergrößerung

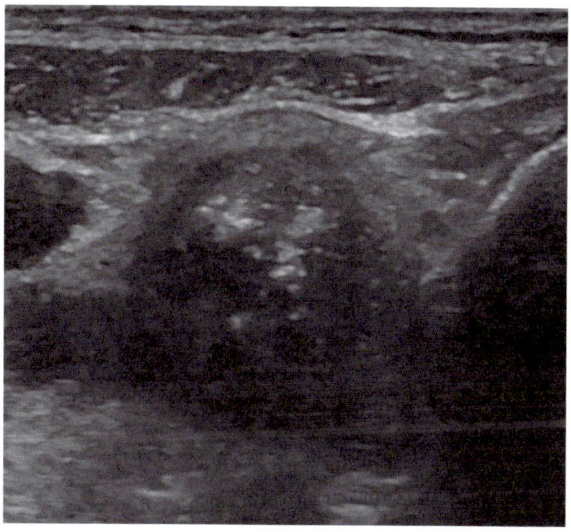

Abb. 2.30 Medulläres Schilddrüsenkarzinom – echoarm und Mikroverkalkungen: sonographisch von einem papillären Karzinom nicht einfach zu unterscheiden

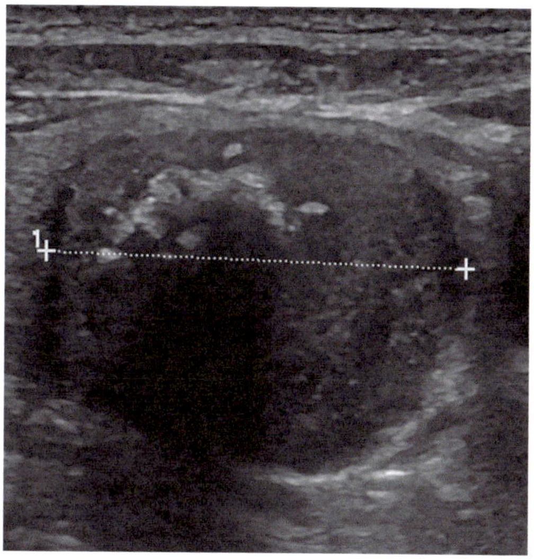

Abb. 2.31 Eine Feinnadelpunktion ist kontraindiziert, die Diagnose wird durch die Calcitoninbestimmung gestellt

Befund entbindet deshalb nicht von einer zentralen bzw. lateralen Hals-Dissektion (Neck-Dissection) (Abb. 2.32). Ein informatives Schnittbildverfahren stellt das DOPA-PET-CT dar, das für die Ausbreitung der Erkrankung und die operative Strategie sehr hilfreich sein kann (Abb. 2.33).

Die regionale Einteilung der Halslymphknoten erfolgt einerseits nach Robbins in die Level I–VII (Abb. 2.34). Für die Operation

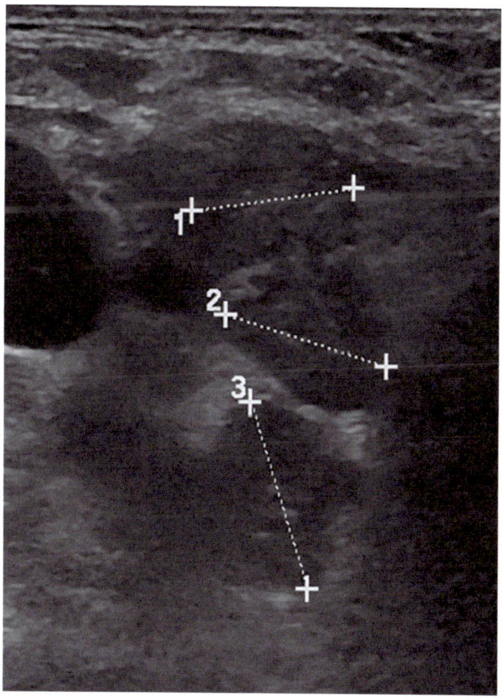

Abb. 2.32 Lymphknotenmetastasen eines medullären Karzinoms zeigen häufig kein typisches sonographisches Bild: rundlich und echoarm

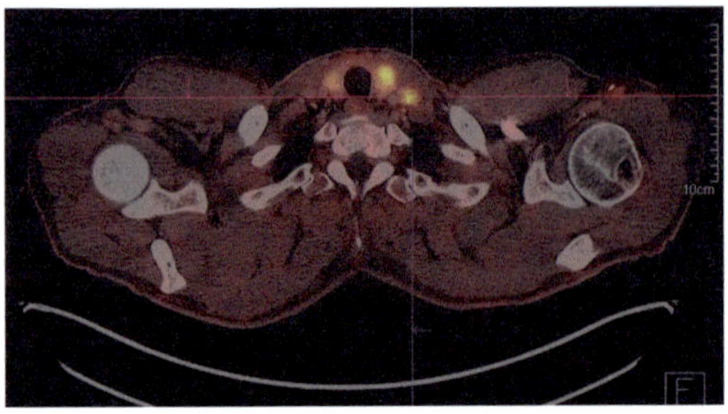

Abb. 2.33 Dopa-PET-CT – axiale Darstellung: die ideale Bildgebung für das medulläre Schilddrüsenkarzinom; der Primärtumor links paratracheal, davon lateral die Lymphknotenmetastasen im seitlichen Hals

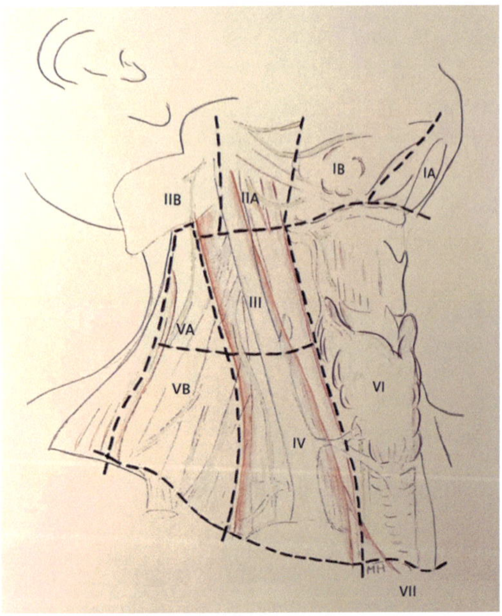

Abb. 2.34 Klassifikation der Lymphknotenkompartimente nach Robbins (Committee for Neck Dissection Classification, American Head and Neck Society 2008). Die Kompartimente werden in Levels und Sublevels unterteilt: Level VI entspricht dem zentralen Kompartiment und somit anatomisch Kompartiment 1 nach Dralle. Level II, III und IV liegen von kranial nach kaudal entlang der Vena jugularis interna, nach ventral begrenzt vom Level VI und nach dorsal begrenzt vom hinteren Rand des M. sternocleidomastoideus. Level IV korrespondiert mit der kaudalen parajugulären Lymphknotengruppe und reicht von der Klavikula bis zur Höhe des Cricoids, Level III vom Cricoid bis zum Hyoid und Level II liegt oberhalb des Hyoids. Level V entspricht dem seitlichen Halsdreieck, lateral der Kante des M. sternocleidomastoideus. Level I entspricht den submentalen und submandibulären Lymphknoten oberhalb des Os hyoideum, sie sind für das Schilddrüsenkarzinom selten relevant. Level I, II und V sind in Sublevels unterteilt. Level VII bezeichnet die mediastinale Lymphknotengruppe

Kompartimentorientierte Klassifikation

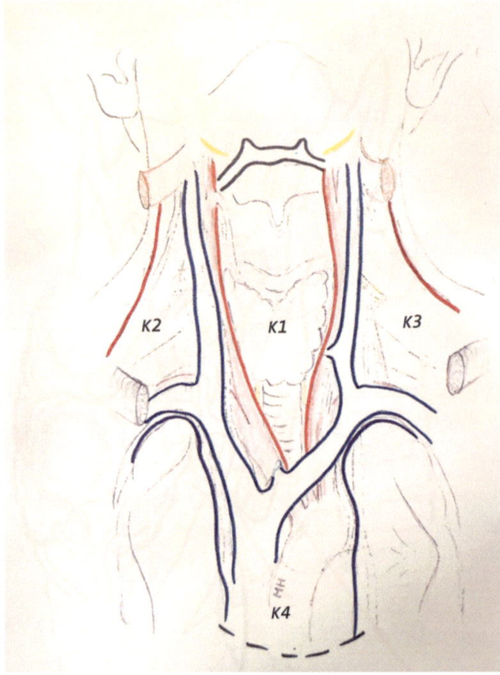

Abb. 2.35 K1: zentrales Kompartiment (K1a rechts, K1b links), anatomische Begrenzung: lateral die Arteria carotis, kranial das Zungenbein, kaudal der Truncus brachiocephalicus/die Vena brachiocephalica sinistra. K2: laterales Kompartiment rechts, anatomische Begrenzung: medial Arteria carotis, lateral M. trapezius, kranial Nervus hypoglossus, kaudal Klavikula/Vena subclavia, dorsal prävertebrale Halsfaszie. K3: laterales Kompartiment links (anatomische Begrenzung entspricht K2). K4: mediastinales Kompartiment (K4a rechts, K4b links), anatomische Begrenzung: lateral mediastinale Pleura, kranial Vena brachiocephalica sinistra, kaudal das Pericard und dorsal die Trachealbifurkation. Dieses Kompartiment ist ausschließlich durch mediane Sternotomie zu erreichen

von Schilddrüsenkarzinomen hat Dralle eine chirurgisch orientierte Differenzierung in das zentrale, das cervicolaterale und mediastinale Kompartiment beschrieben (Abb. 2.35).

2.2.2 Diagnostik bei großer benigner Struma mit zervikothorakaler Ausdehnung

Große zervikale, substernale und tief intrathorakale Strumen müssen primär mit Schnittbildverfahren abgeklärt werden. CT ohne Kontrastmittel oder MRT von Hals/Thorax sind das diagnostische Verfahren der Wahl, mitunter ist eine nuklearmedizinische Bildgebung mit erweitertem mediastinalen Fenster bzw. eine Fusionsdiagnostik hilfreich, um Speicherverhalten oder ektopische Lokalisationen vom Mundboden bis tief in den Thorax zu erkennen. Die Ausdehnung der Struma bestimmt maßgeblich den chirurgischen Zugangsweg mit potenzieller Erweiterung in den Thorax. Deshalb ist es bei Schilddrüsenerkrankungen besonders wichtig, bereits präoperativ eine intrathorakale Ausdehnung zu erkennen. Ein nach kaudal nicht abgrenzbarer Befund im Ultraschall oder eine nach substernal reichende szintigraphische Speicherung sind dafür erste Hinweise. In diesem Abschnitt werden einige Beispiele dargestellt.

Stellt die subtile Diagnostik der umschriebenen Schilddrüsen- und Lymphknotenpathologie eine Domäne der hochauflösenden Small-Part-Sonographie dar, so ist der diagnostische Überblick bei großen zervikalen und mediastinalen Tumoren den Schnittbildverfahren vorbehalten. Dies gilt sowohl für gutartige als auch für maligne Raumforderungen, zumal präoperativ in vielen Fällen die Dignität noch nicht gesichert ist.

CT und MR bieten folgende Informationen: die Ausdehnung der Raumforderung, die Erkennung der Organverlagerungen von Trachea, Ösophagus und Gefäßnervenscheide und die Beurteilung der Organgrenzen mit der Fragestellung, ob ein gekapseltes oder infiltratives Wachstum vorliegt. Sind Malignitätskriterien nicht eindeutig nachweisbar, so ist die Dignität oft nicht zu beurteilen. Auch sehr seltene Lokalisationen wie die Zungengrundstruma lassen sich gut darstellen, wenngleich neben den Schluckbeschwerden mitunter die Szintigraphie den ersten Hinweis gibt (▣ Abb. 2.36, 2.37).

Die Ausdehnung der Erkrankung ist für die Therapieplanung besonders wichtig, beeinflusst sie doch wesentlich die Schnittführung, die Wahl des operativen Zugangswegs und eventuell auch eine interdisziplinäre chirurgische Zusammenarbeit mit HNO-Spezialisten, Thoraxchirurgen und im Einzelfall auch Onkologen.

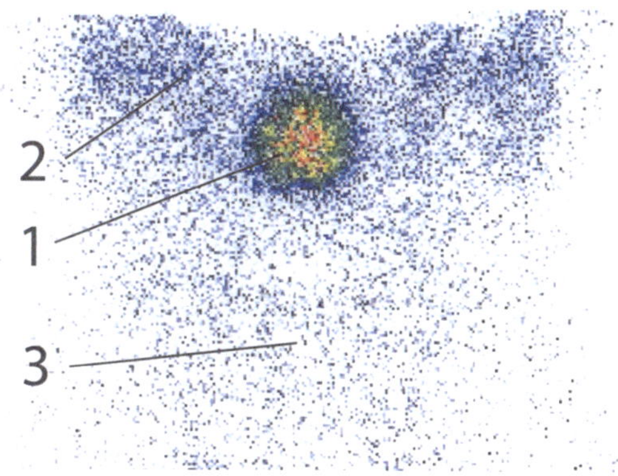

▣ **Abb. 2.36** Aufgrund von Schluckbeschwerden wird ein Schilddrüsenultraschall durchgeführt: An typischer Stelle ist keine Schilddrüse angelegt, dennoch liegt eine normale Stoffwechsellage vor. Im Schilddrüsenscan zeigt sich eine intensive Speicherung am Zungengrund (1) als Zeichen einer Zungengrundstruma, sie liegt auf Höhe der Speicheldrüsen (2). In der Schilddrüsenloge findet sich keine Traceraufnahme (3)

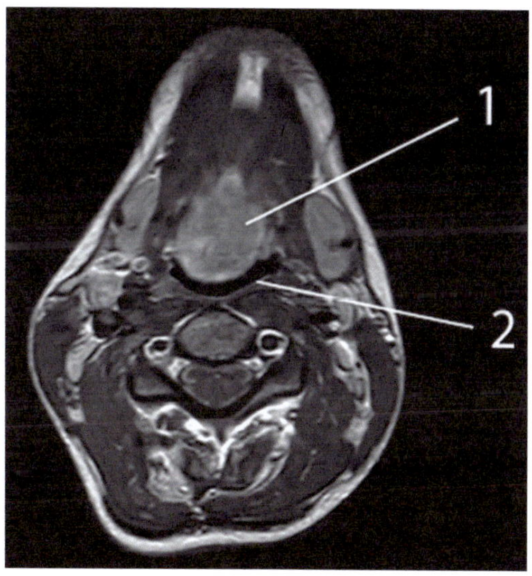

▣ **Abb. 2.37** Das MR zeigt die Raumforderung (1) und die dadurch bedingte Einengung des Schlunds (2) als Ursache für die Schluckbeschwerden

Zur besseren Eingrenzung der Genese der Raumforderung können zusätzliche Untersuchungen wegweisend sein, sei es eine nuklearmedizinische Bildgebung mittels Szintigraphie (I-123) oder PET-CT, eine zytologische oder histologische Abklärung (Feinnadelpunktion, Stanzbiopsie) oder auch die Bestimmung von Tumormarkern. So sei beispielshaft erwähnt, dass ein hochgradig pathologischer Calcitoninspiegel und ein positiver Calciumstimulationstest das Vorliegen eines medullären Schilddrüsenkarzinoms beweist.

2.2.2.1 Diagnostik der großen gutartigen Struma

Eine zervikale große Struma ist schon im Zuge einer klinischen Untersuchung gut zu diagnostizieren, wenngleich oft die Dignität bis zum intraoperativen Schnellschnittbefund bzw. dem Eintreffen der definitiven Histologie unklar bleibt. Ein Hals-Thorax-CT ohne Kontrastmittel zeigt Verdrängung und Kompression von Trachea, Larynx und Ösophagus und kann einen substernalen Anteil ausschließen (◘ Abb. 2.38, 2.39, 2.40, 2.41, 2.42, 2.43, 2.44, 2.45, 2.46, 2.47) oder erkennen lassen (◘ Abb. 2.48, 2.49, 2.50). Eine intrathorakale Ausdehnung lässt sich vielfach im Thoraxröntgen erkennen (◘ Abb. 2.51, 2.52, 2.53), ein retrotrachealer Anteil im seitlichen Halsröntgen mit Kontrastmittelschluck (◘ Abb. 2.54).

Primär intrathorakale Strumen entgehen oft einer Palpation, und auch der Ultraschall kann diese Ausdehnung nicht erfassen, sondern nur dadurch vermuten lassen, dass bei der Schluckhebung im Zuge der Untersuchung das kaudale Ende des Schilddrüsenlappens nicht abgrenzbar ist oder sich die Struma im Bereich der oberen Thoraxapertur nach substernal hin verbreitert. Die Szintigraphie gibt oft nur indirekte Hinweise (◘ Abb. 2.55). Erst das Hals-Thorax-CT (◘ Abb. 2.56) kann die Dimension der intrathorakalen Ausdehnung (◘ Abb. 2.57) erfassen und bestimmt somit ganz wesentlich den operativen Zugangsweg. Besteht ein Missverhältnis zwischen der ausladenden intrathorakalen Struma und der oberen Thoraxapertur (◘ Abb. 2.58, 2.59), so ist ein zervikothorakaler Zugang unvermeidbar.

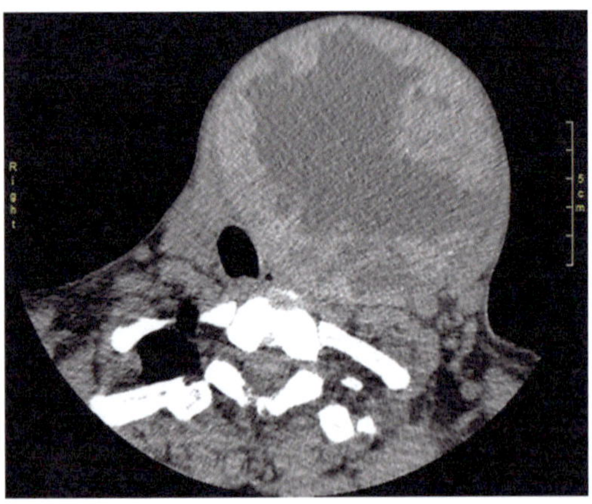

◘ Abb. 2.38 45-jährige Patientin: Axiales CT-Bild einer riesigen zervikalen Raumforderung im linken Schilddrüsenlappen: ein über faustgroßes solitäres regressiv zystisches Schilddrüsenadenom, gut abgegrenzt. Durch den einseitigen Befund ist die Trachea nach rechts verdrängt, jedoch nur geringgradig eingeengt, sie kann nach kontralateral ausweichen

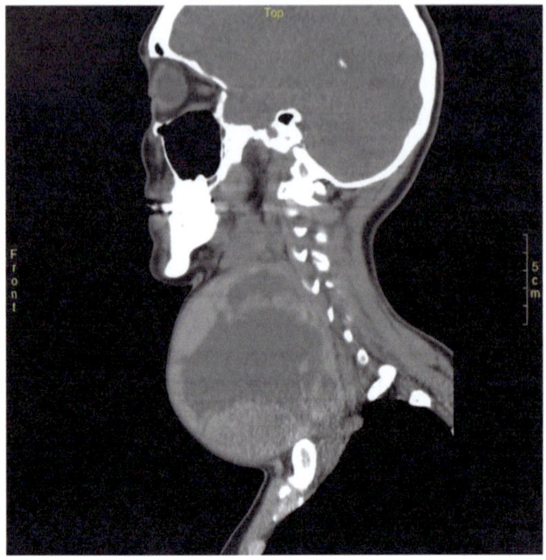

◘ Abb. 2.39 Der sagittale Schnitt zeigt, dass die Struma bis zum Unterkiefer reicht, aber nicht in den Substernalraum eintaucht

Vereinzelt kommt es vor, dass bei besonders großen Strumen ein Schilddrüsenlappen ausgeprägt zervikal vergrößert ist, während der kontralaterale Lappen nach substernal ausweicht (◘ Abb. 2.60). Schließlich ist das Schnittbildverfahren zur Erkennung der zugegebenermaßen seltenen isoliert intrathorakalen Strumaanteile unverzichtbar (Abb. ◘ 2.61). Im Szintigramm mit Technetium zeigen sie häufig reduzierte oder fehlende Speicherung, weshalb sie primär nicht im Schilddrüsenscan erfasst werden. Hier empfiehlt sich eine Szintigraphie mit Jod-123 (◘ Abb. 2.60i, 2.62, 2.63, 2.64) unter Einbeziehung des Thorax. Isoliert intrathorakale Schilddrüsenanteile müssen auch von anderen Mediastinaltumoren, wie dem Thymom oder

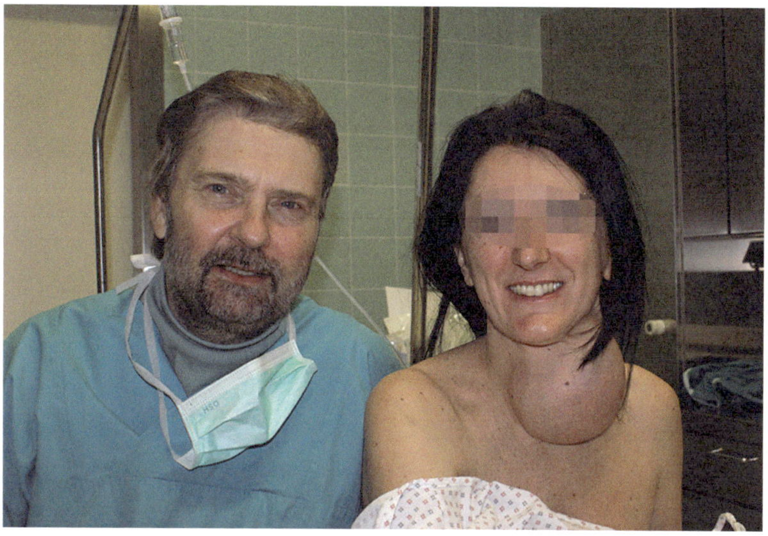

Abb. 2.40 Die Patientin präoperativ mit ihrem Operateur (Prof. Hermann)

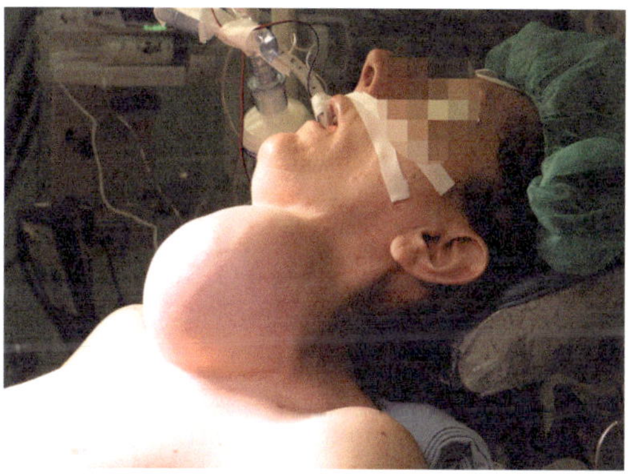

Abb. 2.41 Die reklinierte Lagerung am OP-Tisch zeigt die Prominenz der Raumforderung

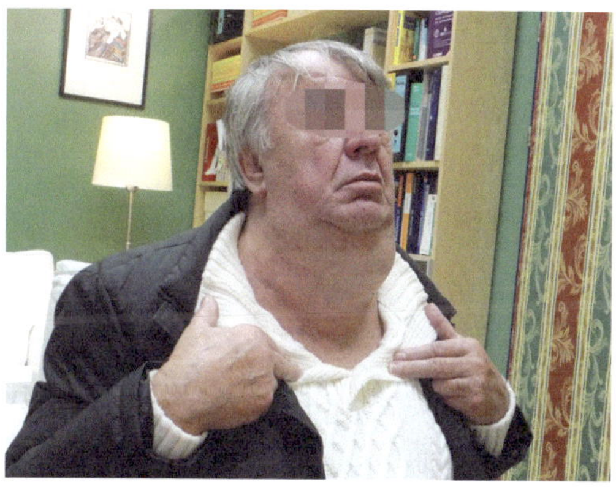

Abb. 2.43 72-jähriger Mann mit ausgeprägt prominenter Halskontur durch eine riesige Struma links

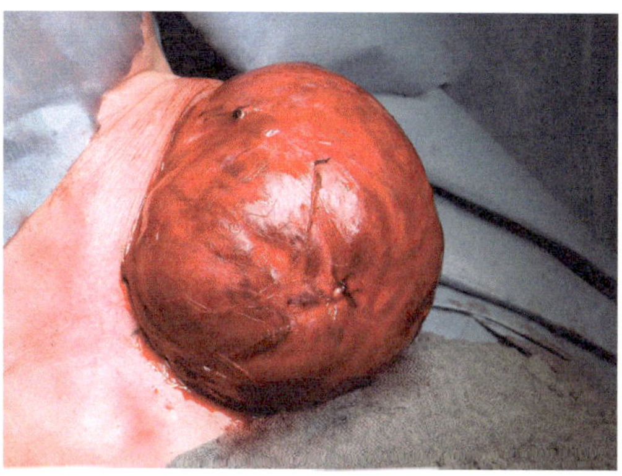

Abb. 2.42 Trotz des großzügig gehaltenen operativen Zugangs und der Entlastung des zystischen Anteils durch Abpunktieren von über 200 ml Flüssigkeit lässt sich die riesige Struma nur mit Mühe durch die Inzision hervorluxieren

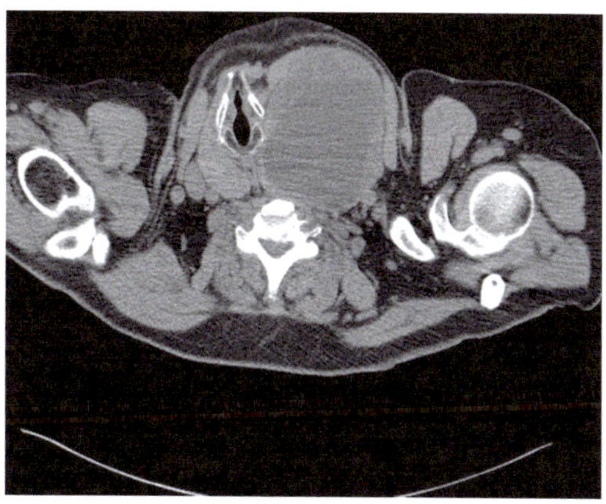

Abb. 2.44 Gigantischer solitärer Schilddrüsenknoten. Im axialen CT-Bild: Verdrängung und Kompression des Kehlkopfes nach rechts

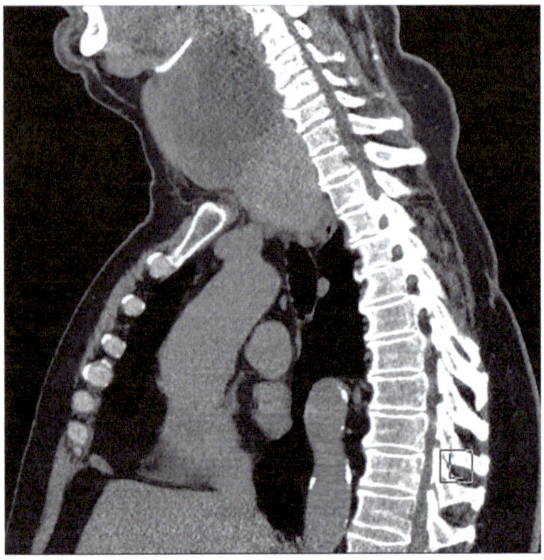

Abb. 2.45 Gigantischer solitärer Schilddrüsenknoten. Sagittalschnitt: Die Struma erstreckt sich kranial bis zum Kieferwinkel, verschiebt den Larynx aus der Medianen und reicht in den oberen Thorax

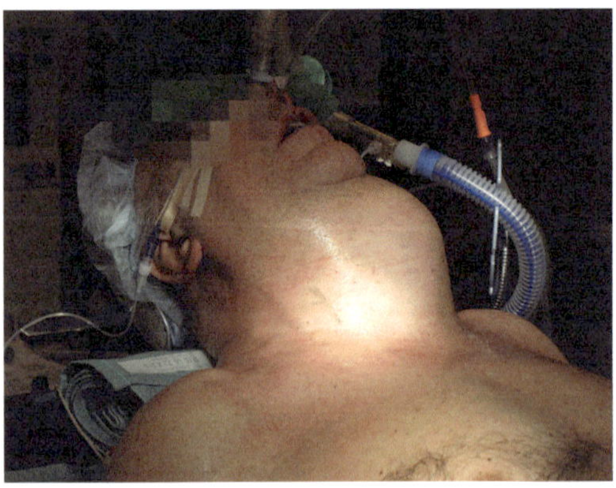

Abb. 2.46 Lagerung am Operationstisch in halbsitzender Position

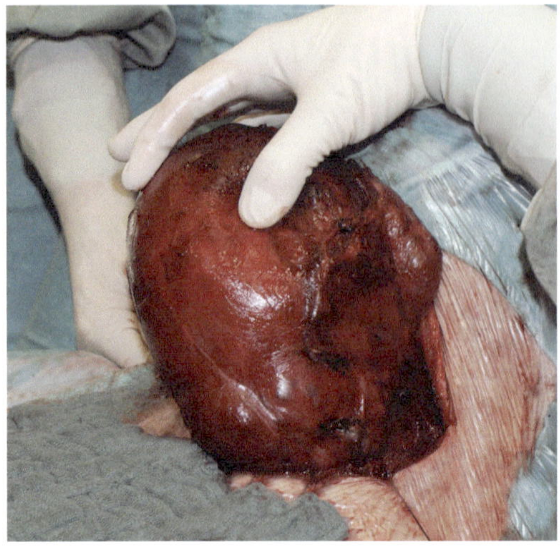

Abb. 2.47 Der linke Schilddrüsenlappen mit einem Präparatgewicht von 765 g, zum Vergleich: Ein regulärer Lobus wiegt 10–20 g

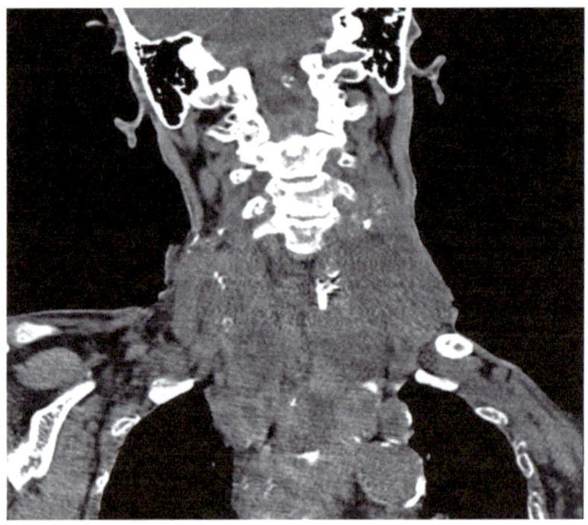

Abb. 2.48 CT einer 80-jährigen Patientin mit mächtiger Struma. Die koronale Schnittebene zeigt die zervikale und mediastinale Ausdehnung

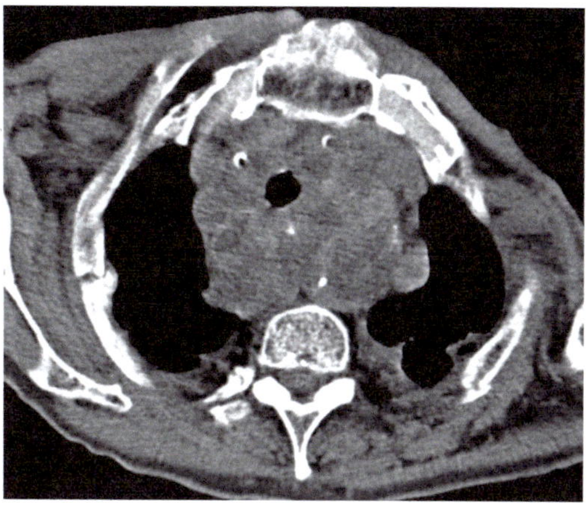

Abb. 2.49 CT einer 80-jährigen Patientin mit mächtiger Struma. Axial substernaler Schnitt: beträchtlicher retrotrachealer Anteil im Substernalraum

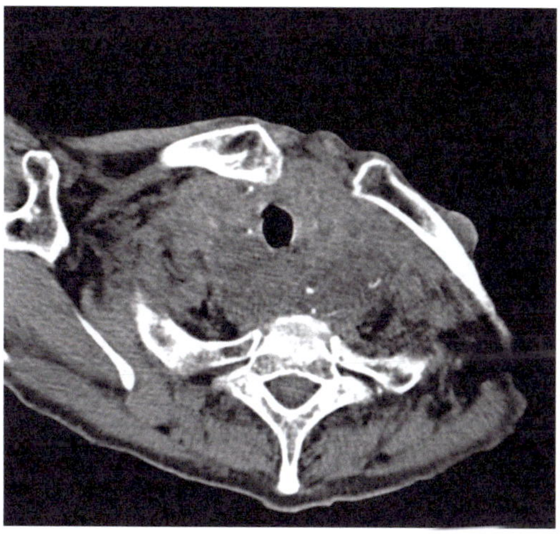

Abb. 2.50 CT einer 80-jährigen Patientin mit mächtiger Struma. Axial zervikaler Schnitt. Die Bildgebung erweckt speziell im Halsbereich den Eindruck einer schlechten Abgrenzbarkeit

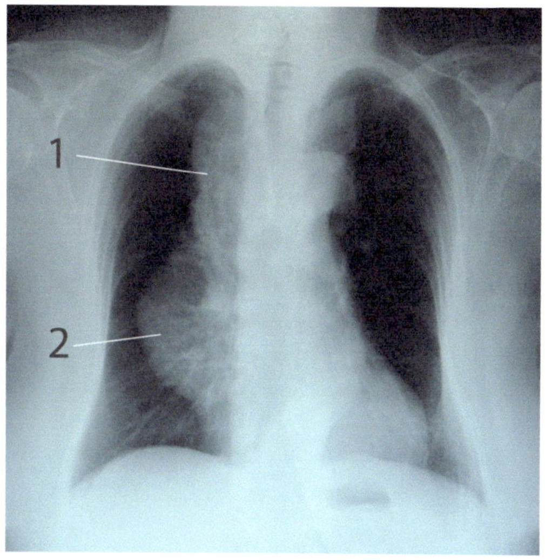

Abb. 2.51 Thoraxröntgen: Die zervikale Struma hat sich weit nach substernal ausgebreitet (1). Der isoliert intrathorakale Anteil (2) ist gut zu erkennen. Für die OP-Planung ist das CT unverzichtbar (Abb. 2.61)

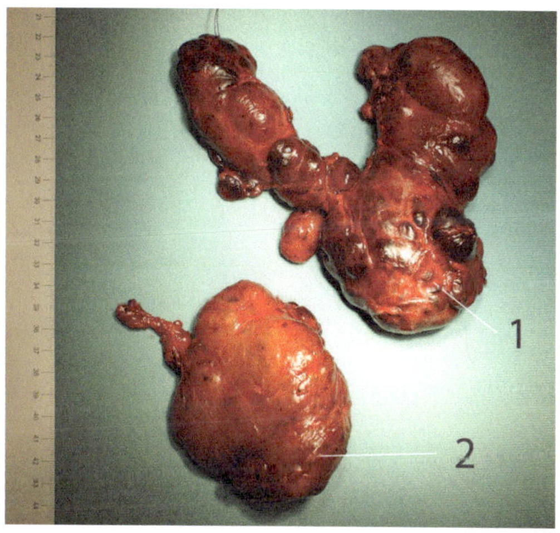

Abb. 2.52 Zervikaler (1) und intrathorakaler (2) Anteil standen in keiner Verbindung. Die Operation erfolgte durch partielle mediane Sternotomie

2

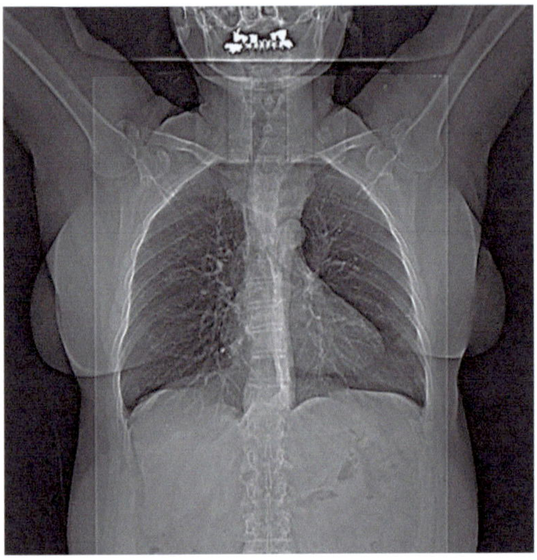

Abb. 2.53 Langstreckige Rechtsverlagerung und Einengung der Trachea durch eine primär mediastinal gelegene Struma, die am Hals nicht erkennbar war. Die Patientin litt unter beträchtlicher Atemnot, eine kardiale oder pulmonale Ursache wurde bei der internistischen Durchuntersuchung nicht gefunden

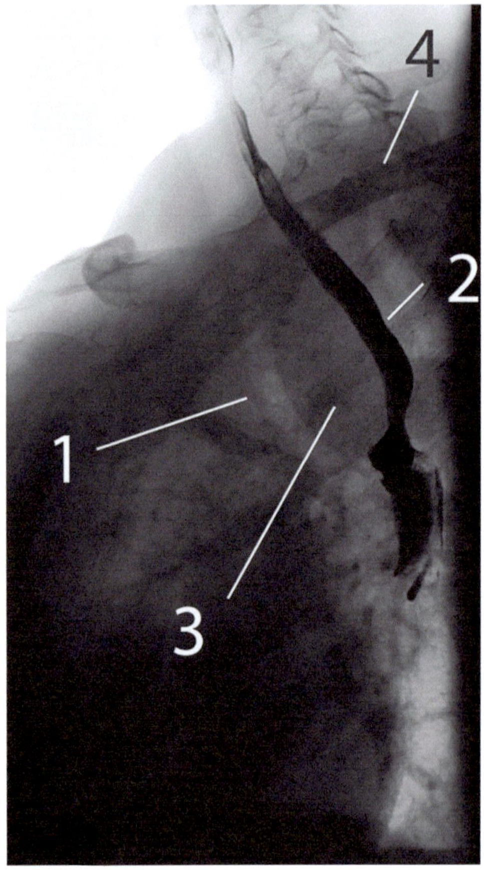

Abb. 2.54 Das seitliche Halsröntgen zeigt die Distanzierung zwischen dem Luftband der Trachea (1) und dem Kontrastmittel-markierten Ösophagus (2): ein langstreckiger retrotrachealer Strumaanteil (3). Die Raumforderung ist ausschließlich intrathorakal unterhalb der Klavikula (4) gelegen

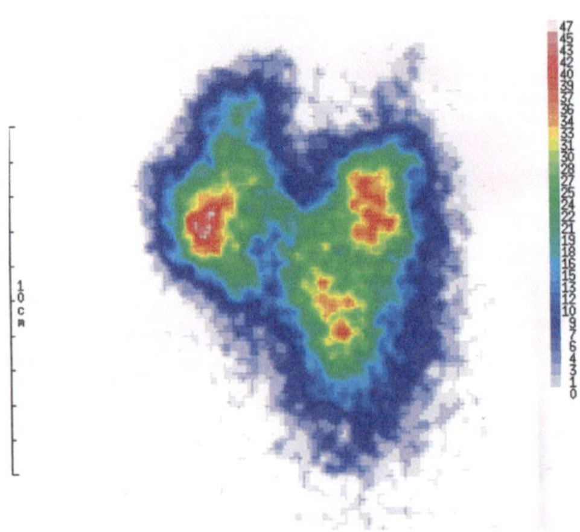

Abb. 2.55 Die Szintigraphie lässt den tief intrathorakalen Schilddrüsenanteil nur andeutungsweise erkennen

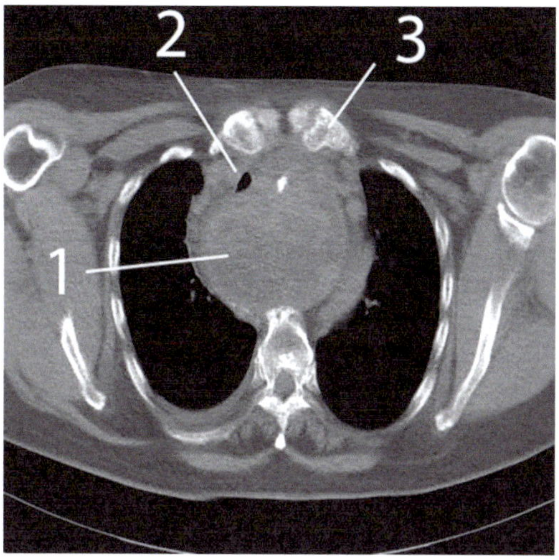

Abb. 2.56 Das CT zeigt, dass die Struma nahezu das gesamte Mediastinum (1) einnimmt, die Trachea (2) ist beträchtlich verdrängt. Die axiale Schnittebene liegt auf Höhe des Sternoklavikulargelenks (3)

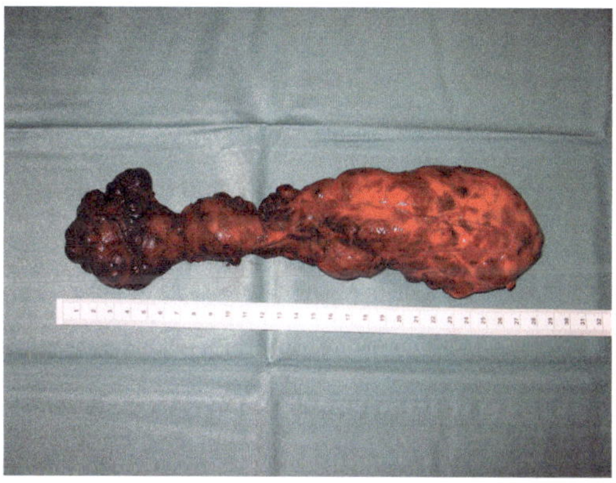

Abb. 2.57 Das Präparat misst 28 cm im Längsdurchmesser, rechts der intrathorakale Anteil

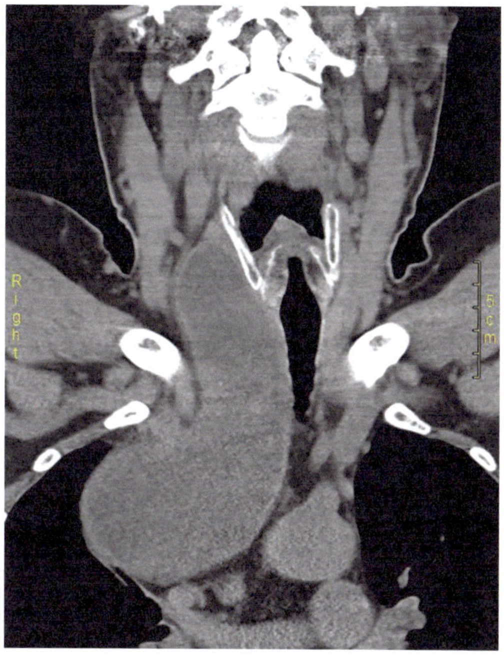

Abb. 2.58 Wie die koronale Darstellung zeigt, dehnt sich die Struma im Mediastinum beträchtlich aus, die obere Thoraxapertur engt die Schilddrüse sanduhrförmig ein: eine transzervikale Bergung erscheint unwahrscheinlich, insbesondere bei Betrachtung der axialen CT-Schichten (Abb. 2.59). Ein kombiniert transzervikaler und minimalinvasiv videothorakoskopischer Zugang (VATS) wurde gewählt

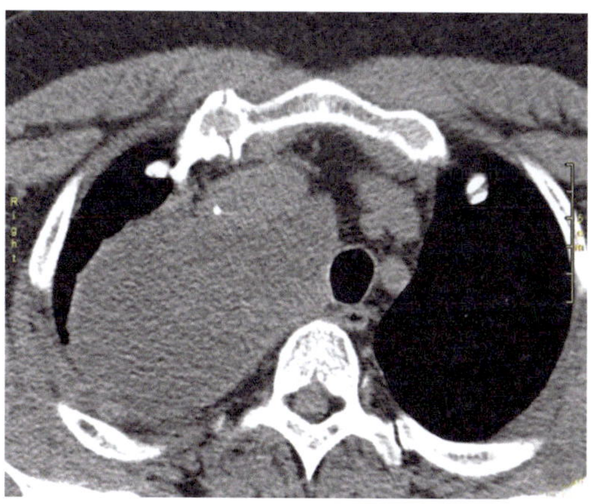

Abb. 2.59 Axiale CT-Schichten

2

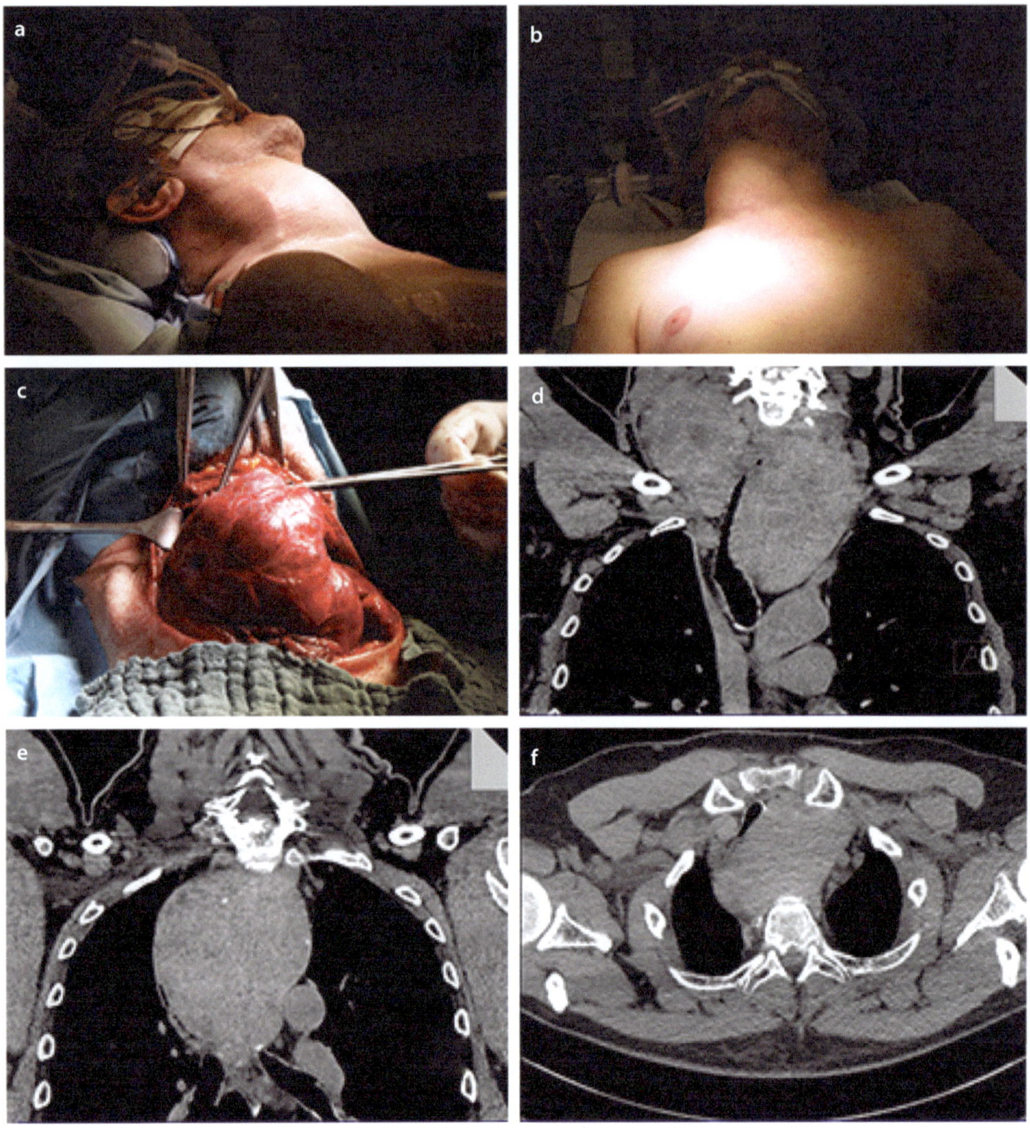

Abb. 2.60 Bei der klinischen Untersuchung am Hals imponiert eine riesige zervikale Struma **a**–**c**. Erst im CT ist die links intrathorakale Ausdehnung ersichtlich **d**, **e**. Nicht selten liegt bei besonders ausgeprägten Befunden ein Schilddrüsenlappen dominant zervikal, während der zweite Lappen durch Verdrängung überwiegend nach substernal vorwächst. Der axiale Schnitt **f** zeigt die massive Trachealkompression von dorsal und die tief intrathorakale Lage (**g**, **h** = OP-Präparat links). Die Jod-123-Speicherung im Spect-CT **i** belegt, dass die links mediastinale Raumforderung tatsächlich Schilddrüsengewebe entspricht

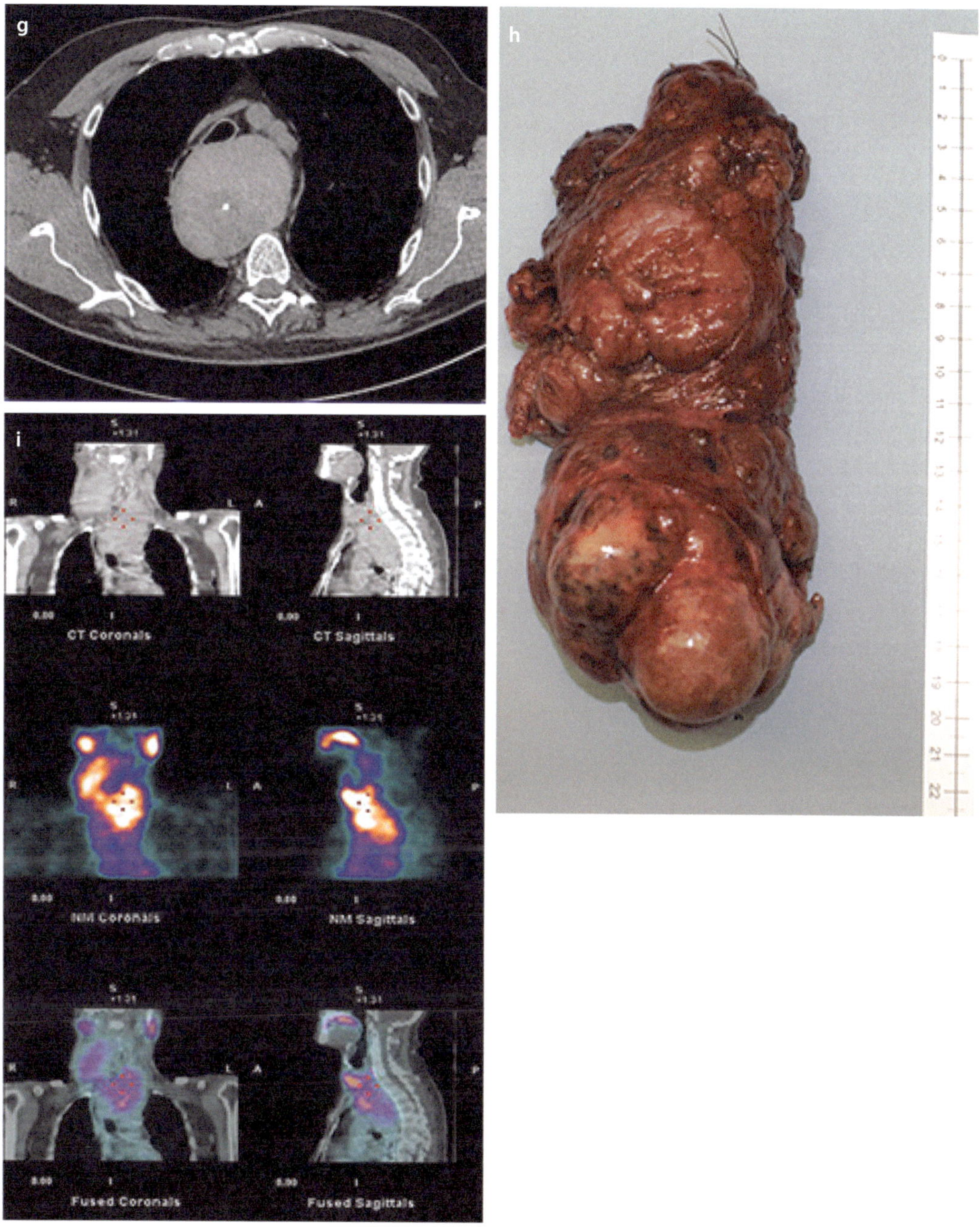

Abb. 2.60 (Fortsetzung)

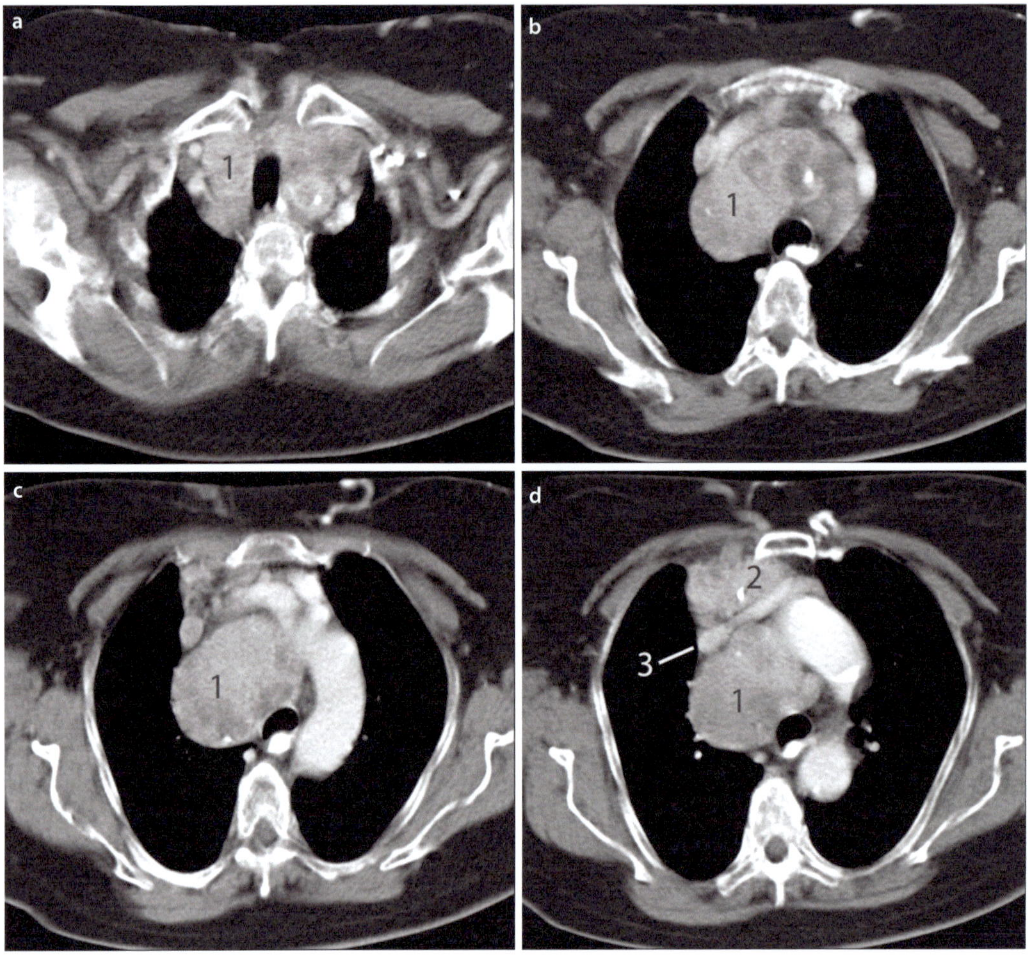

Abb. 2.61 Die CT-Sequenzen **a–h** zeigen die topographische Anatomie der zervikal bis substernal entwickelten Struma (1) mit zusätzlich isoliert intrathorakalem Anteil (2), der in einer eigenen Loge zwischen Sternum und Vena brachiocephalica sinistra (3) zu liegen kommt. Eine unverzichtbare Information für den operativen Zugang

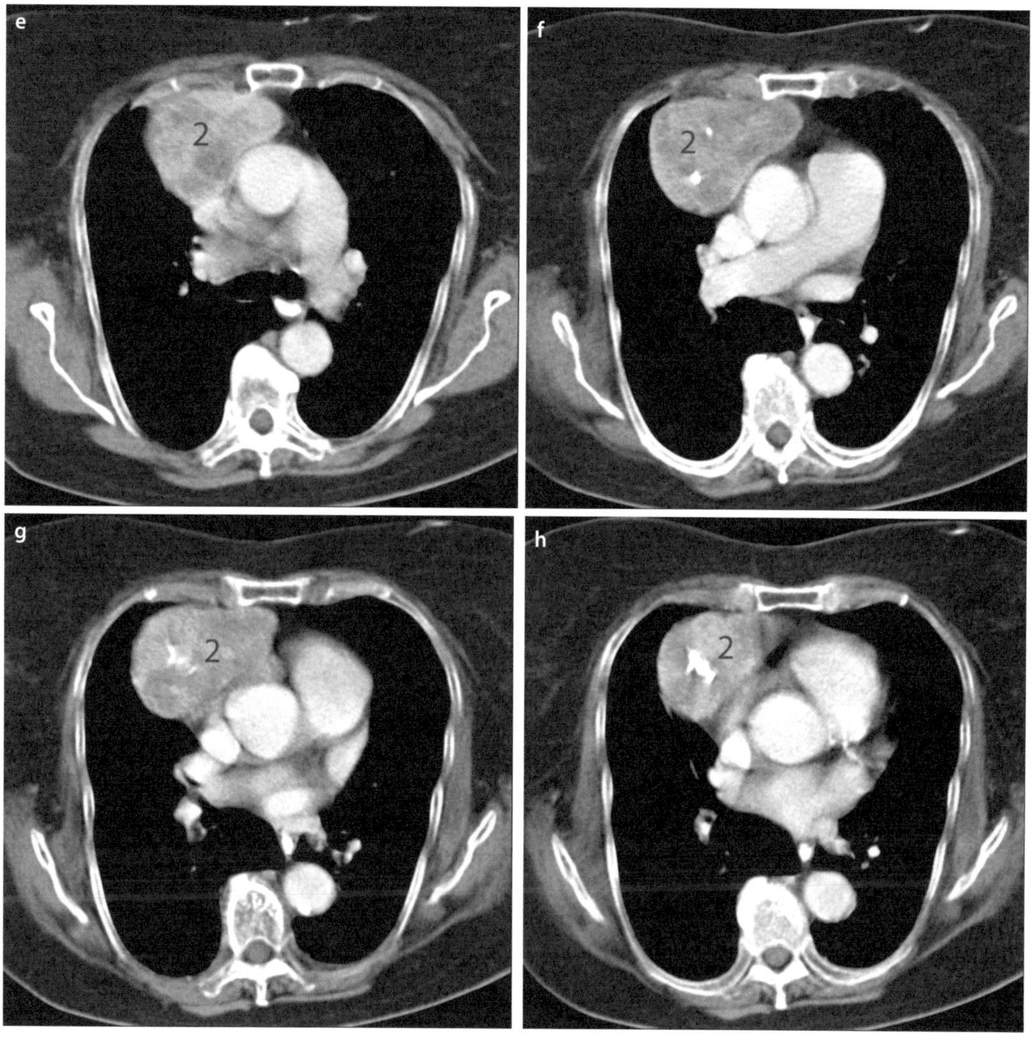

Abb. 2.61 (Fortsetzung)

2

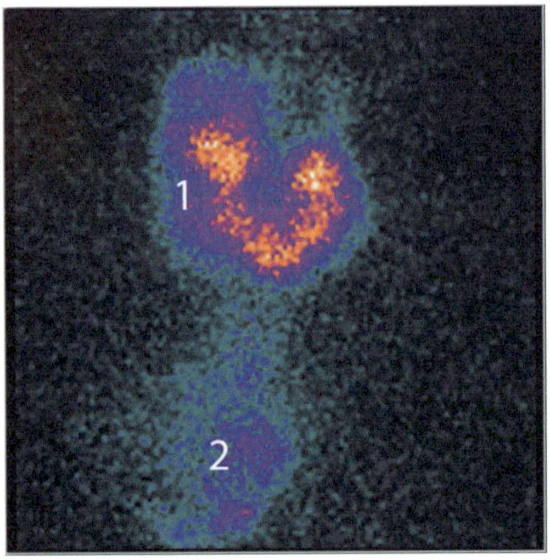

■ **Abb. 2.62** Szintigraphisch imponiert eine beträchtliche zervikale Struma (1), der intrathorakale Anteil ist nur mit thorakalem Fenster und Jod-123-Szintigraphie erfassbar (2)

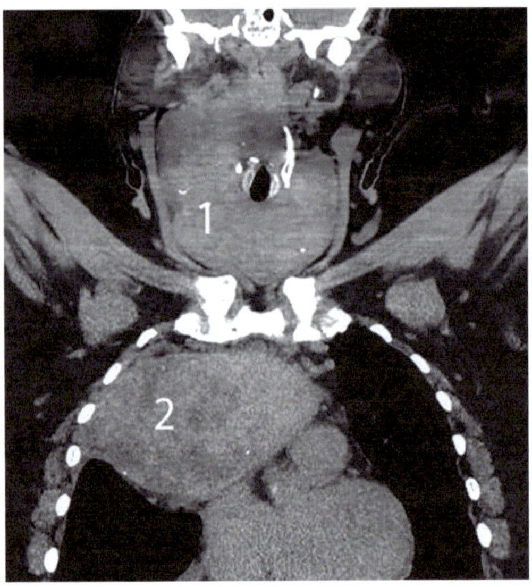

■ **Abb. 2.63** Das CT in koronaler Schicht zeigt die genaue Topographie: die zervikale (1) und die thorakale (2) Struma stehen in keiner Verbindung

dem Lymphom abgegrenzt werden. Bei Malignitätsverdacht sind zusätzliche und differenzierte diagnostische Schritte mittels PET-CT durchzuführen.

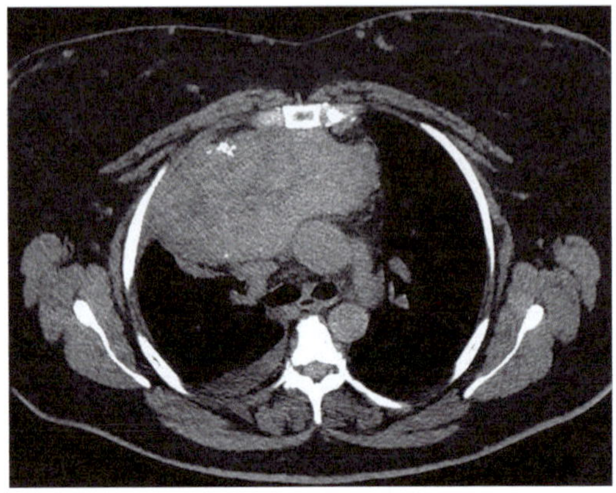

■ **Abb. 2.64** Das axiale CT-Schnittbild zeigt die ausladende intrathorakale Masse. Trotz gutartiger Struma war eine untrennbare Verklebung mit der Pleura vorgelegen. Als Zugangsweg musste eine partielle obere Sternotomie mit Eingehen in den dritten Intercostalraum im Sinne einer Hemiclamshell-Thorakotomie durchgeführt werden

2.2.3 Diagnostik bei maligner Struma mit zervikothorakaler Ausdehnung: CT, MR und nuklearmedizinische Verfahren

Die Primärdiagnostik von Schilddrüsenkarzinomen entspricht jener bei gutartigen Schilddrüsenerkrankungen, ist doch die Dignität bei der Erstbegutachtung vielfach noch nicht bekannt. Die hochauflösende Sonographie der Schilddrüse und sämtlicher Halslymphknoten stellt den ersten Schritt dar, bei relevanter Knotengröße ist eine Szintigraphie angezeigt. Große Tumoren erfordern ein Schnittbildverfahren, um Ausdehnung und potenzielle Organüberschreitung zu erkennen. Auch die Ausdehnung von Lymphknotenmetastasen in das Mediastinum ist nur durch CT, MRT oder PET-CT zu erfassen. Speziell bei Rezidiven zeigt das PET-CT seine Stärken. Bei differenzierten Schilddrüsenkarzinomen ist die Untersuchung „nativ" durchzuführen. Ebenso bedeutend ist der Tumormarker Calcitonin für das medulläre Karzinom und Thyreoglobulin inkl. TG-Antikörper im Follow-up differenzierter Karzinome. Eine Feinnadelaspirationspunktion oder eine Stanzbiopsie komplettieren die Diagnostik, grenzen die Tumorart ein und nehmen damit Einfluss auf das Resektionsverfahren bzw. das Ausmaß der Lymphknotenchirurgie.

Die subtile morphologische Diagnostik am Hals ist der hochauflösenden Sonographie vorbehalten. Hingegen sind Schnittbildverfahren zur übersichtlichen Darstellung großer Tumore, zur Beurteilung der Ausdehnung, der Verlagerung von Organstrukturen, dem Invasionsgrad, vor allem aber zur Erfassung substernaler und intrathorakaler Anteile notwendig. Die Computertomographie bringt hier einen ersten Überblick und wird als traditionelle Schnittbildmethode in nahezu allen Instituten und Kliniken angeboten. Diesbezüglich ist aber zu berücksichtigen, dass bei Verdacht auf ein differenziertes (papilläres und follikuläres) Schilddrüsenkarzinom kein jodhaltiges Kontrastmittel appliziert werden darf, da für den Fall einer notwendigen Radiojodtherapie Schilddrüsen(krebs)zellen jodgesättigt sind, auf Monate kein radioaktives Jod aufnehmen können und somit eine wirksame Radiojodtherapie verhindern. So stellt auch das MR eine Alternative dar.

Andererseits können diffus infiltrierende Tumore die Schilddrüse einnehmen, auch ohne die Luftröhre einzuengen. (◘ Abb. 2.65a). Die Patientin wurde wegen akuter Atemnot und Stridor eingeliefert, als Substrat dafür fand sich eine beidseitige Rekurrensparese. Eine Stanzbiopsie brachte das Ergebnis eines malignen Lymphoms der Schilddrüse, sodass hier kein chirurgischer, sondern primär ein onkologischer Therapieansatz zu beschreiten war. Remissionsverlauf nach zwei bzw. vier Chemotherapiezyklen (◘ Abb. 2.65b, c). Letztere Bilder konnten mit Kontrastmittel durchgeführt werden, da es sich erwiesener Maßen um kein differenziertes Schilddrüsenkarzinom handelte. Die beidseitige Rekurrensparese hat sich unter der Therapie vollständig zurückgebildet.

Das Bespiel zeigt, dass eine gute bildgebende Darstellung verbunden mit einer zytologisch/histologischen Abklärung und einem spezifischen Laborbefund die Genese großer Halstumoren einengen kann und dadurch den Therapieansatz maßgeblich beeinflusst. Die meisten Tumoren am Hals sind allerdings eine Domäne der chirurgischen Disziplinen und operativ anzugehen.

Bilder großer Strumen oder eindrucksvoll sichtbarer zervikaler „Kröpfe" sind heutzutage selten geworden, dennoch zeigen sich immer wieder ausgeprägte Befunde (◘ Abb. 2.66a). Ob es sich dabei um ein Malignom oder eine gutartige Struma handelt, ist nicht immer auf den ersten Blick erkennbar, Venenzeichnungen und eine obere Einflussstauung können in beiden Fällen vorkommen. Das MR als Schnittbildverfahren ist ebenfalls sehr aussagekräftig und zeigt in axialer, sagittaler und koronaler Ansicht alle Dimensionen

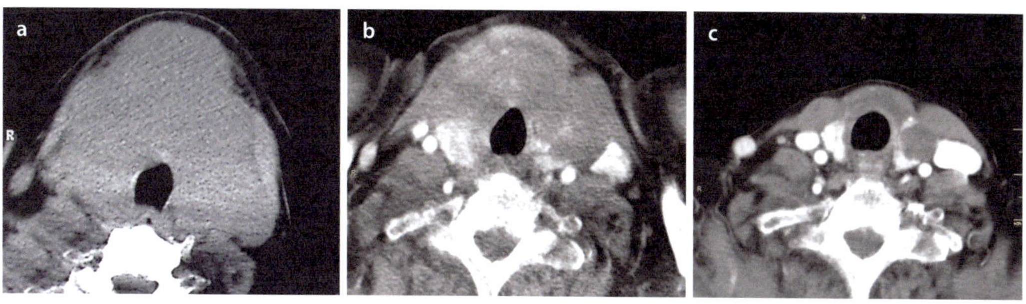

◘ **Abb. 2.65** **a** CT ohne Kontrastmittel: Riesiger Tumor, der die gesamte Halszirkumferenz einnimmt. Klinisch bestand eine beidseitige Rekurrensparese und die Patientin musste wegen Stridor und hochgradiger Atemnot akut hospitalisiert werden. Die Stanzbiopsie zeigte ein malignes Lymphom, somit bestand die Therapie der Wahl in einer Chemo und Antikörpertherapie. **b**, **c** Rasche Remission der Erkrankung innerhalb von zwei bzw. vier Monaten, der verbliebene kleine nekrotischen Tumorrest in der linken Schilddrüsenloge wurde schließlich chirurgisch entfernt

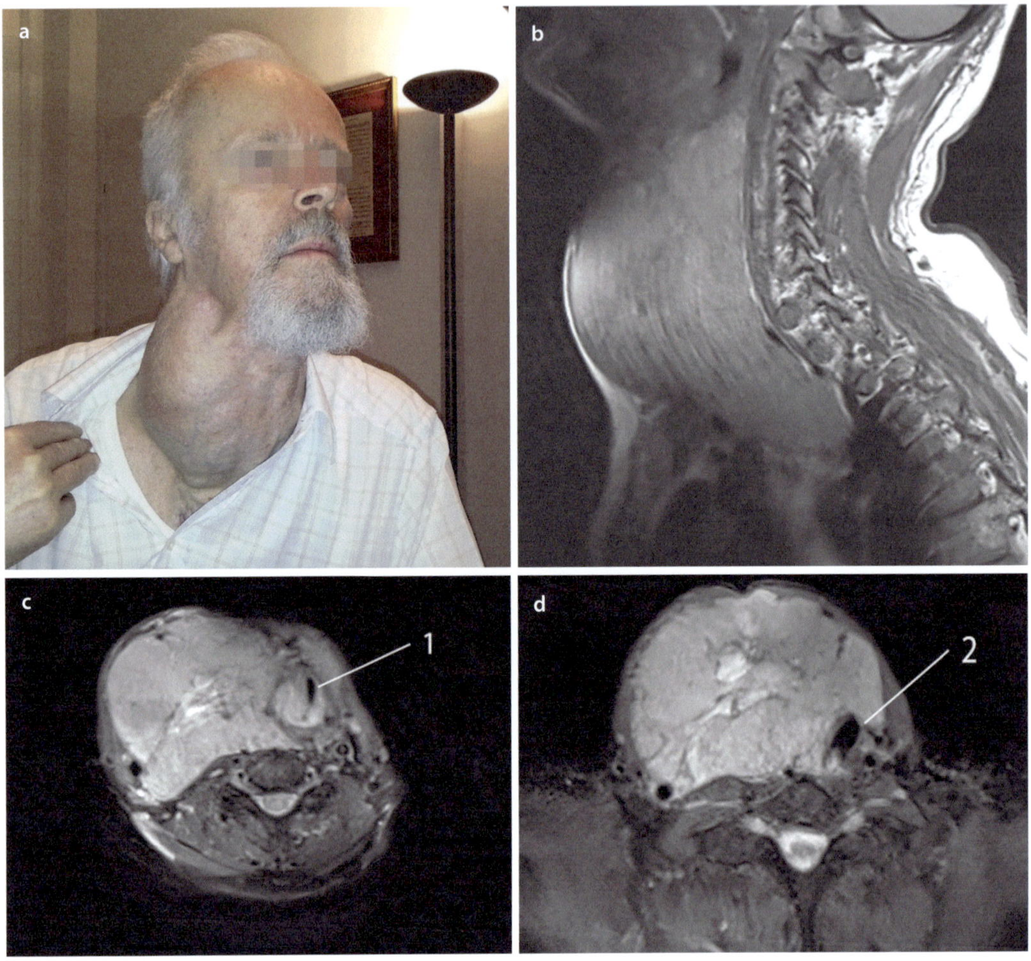

Abb. 2.66 **a** Ausgedehnter Schilddrüsentumor an der rechten Halsseite, klinisch nicht mit letzter Sicherheit einzuschätzen, letztlich aber hochgradig malignitätsverdächtig. **b** MR: Die sagittale Darstellung zeigt die Ausbreitung des Tumors prävertebral vom Kieferwinkel bis unter die Thoraxapertur. **c** Der Larynx (1) ist beträchtlich aus der Medianen nach rechts verdrängt und auch die Trachea (2) findet sich an die linke Halskontur verschoben wieder **d**. **e** Halbsitzende Lagerung am OP-Tisch. Es ist von entscheidender Bedeutung, dass Anästhesist (Cave Intubation – schwieriger Atemweg!) und Operateur die MR-Bilder kennen und über die Verlagerung der Trachea informiert sind. **f** Der riesige Tumor ist freigelegt, er wächst expansiv und ist auf den rechten Schilddrüsenlappen beschränkt. Der primäre Zugang zur links verdrängten Trachea hat Priorität, die Isthmusspaltung stellt den ersten Schritt dar. **g** Makroskopisches Bild bei aufgeschnittenem Präparat: Die Histologie ergibt ein wenig differenziertes follikuläres Schilddrüsenkarzinom

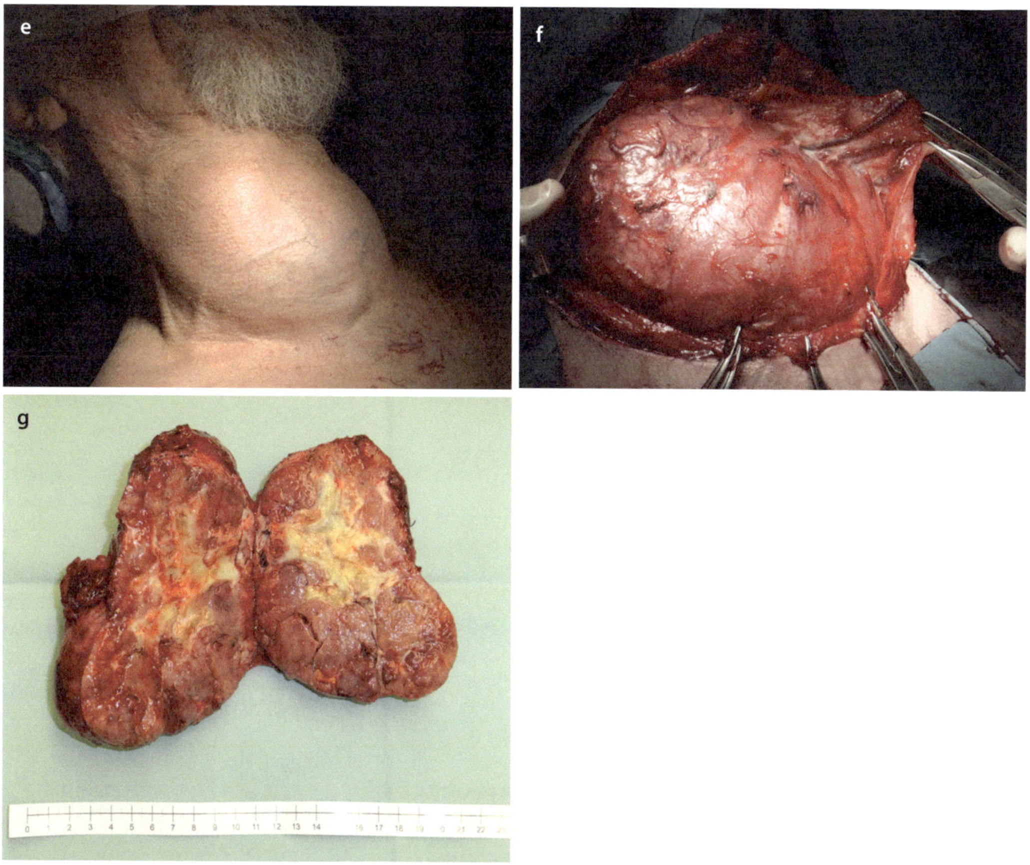

Abb. 2.66 (Fortsetzung)

dieses großen Halstumors (Abb. 2.66b–d). Die Abgrenzung zu umgebenden Strukturen bzw. ein potenzieller Tumoreinbruch in Trachea oder Ösophagus können im MR zuweilen besser dargestellt werden. Lagerung des Patienten am OP-Tisch, den freigelegten Schilddrüsentumor und das makroskopische Bild eines wenig differenziert follikulären Karzinoms am aufgeschnittenen Präparat zeigen Abb. 2.66e–g.

Pathologische Lymphknoten sind mit Schnittbildverfahren erst ab einer gewissen Größe darstellbar (Abb. 2.67). Verkalkte Lymphknoten sind im CT gut zu erkennen, Mikrokalk besser im Sonogramm, beides legt den Verdacht auf ein papilläres Schilddrüsenkarzinom nahe. Auch zystische Lymphknotenmetastasen können für das papilläre Karzinom typisch sein: Dabei ist das MR mit T2-Gewichtung einem CT (das ohne Kontrastmittel auskommen muss) deutlich überlegen. Abb. 2.68a, b zeigt eine Gegenüberstellung beider Methoden am selben Patienten und das Ausmaß der lymphogenen Tumorstreuung, Abb. 2.68c–f den OP-Situs und das Präparat.

Für die Rezidivdiagnostik oder zur Erkennung verbliebener Lymphknotenmetastasen am Hals stellt die moderne Fusionsdiagnostik ein wertvolles Instrument dar, beispielsweise beim Follow-up nach Operation eines papillären Schilddrüsenkarzinoms und dem Verdacht auf Tumorpersistenz: Überlagerung von Schnittbildradiologie und therapeutischer Jod-131-Szintigraphie zeigen verbliebene Lymphknotenmetastasen im lateralen Hals (Abb. 2.69). Diese konnten

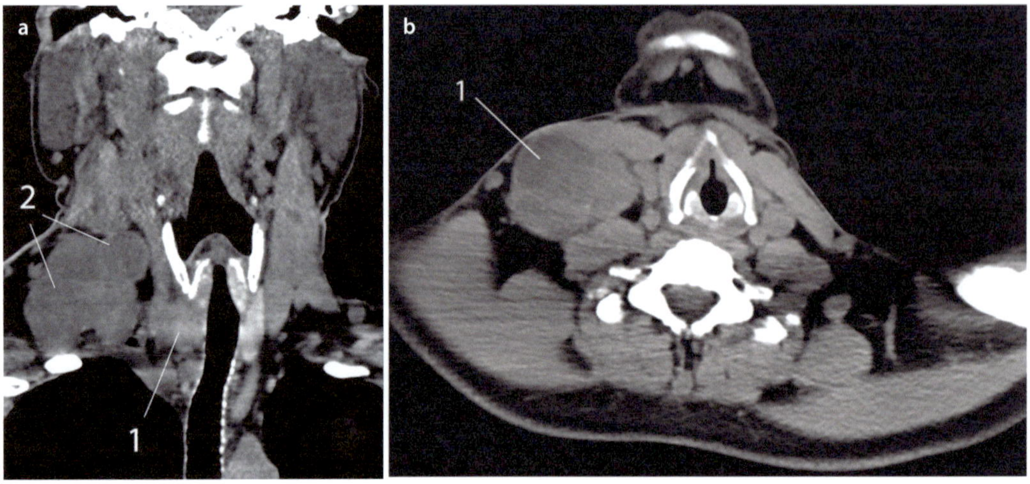

Abb. 2.67 **a** CT ohne KM koronal: papilläres Schilddrüsenkarzinom (1) mit Organüberschreitung und präoperativer Rekurrensparese, ausgeprägte Lymphknotenmetastasierung (2) im rechten lateralen Kompartment. Das CT bietet einen groben Überblick über die Ausdehnung der Erkrankung, mangels Kontrastmittel ist die Beurteilbarkeit eingeschränkt. Jodhaltiges KM ist bei differenzierten Schilddrüsenkarzinomen kontraindiziert, da die Jodblockade von Schilddrüsenzellen postoperativ jegliche Aufnahme von radioaktivem Jod verhindern würde. Für die Feindiagnostik von Struktur und Morphologie der Lymphknoten stellt der Ultraschall die Diagnostik der Wahl dar. Ein Übersichtsbild ist sonographisch aber kaum zu erreichen. **b** Axiale CT-Darstellung der Lymphknotenmetastasen im Level III

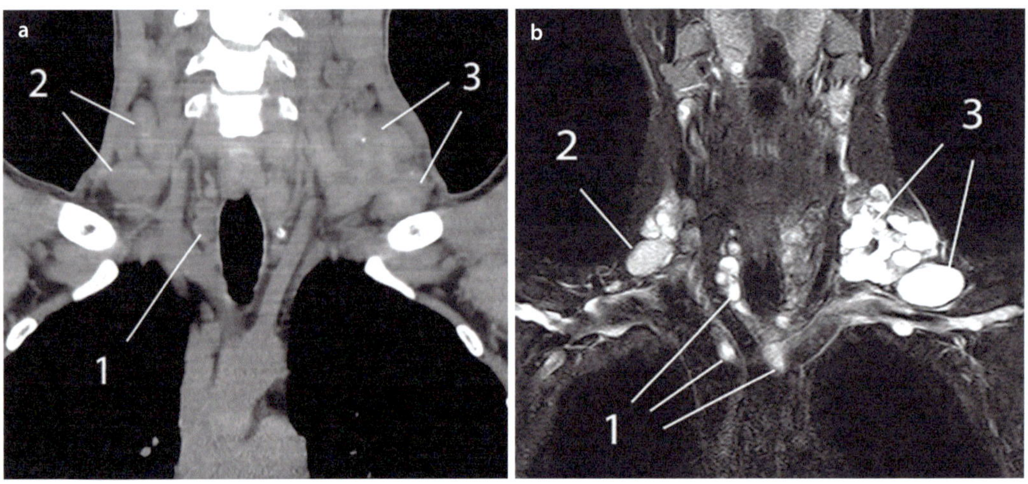

Abb. 2.68 Der Vergleich zwischen CT **a** und MR **b**: zystisch papilläres Schilddrüsenkarzinom mit Lymphknotenmetastasierung im zentralen (1) und beiden lateralen Kompartimenten (2,3): hier zeigt sich die Überlegenheit der MR-Bildgebung in der T2-Gewichtung.

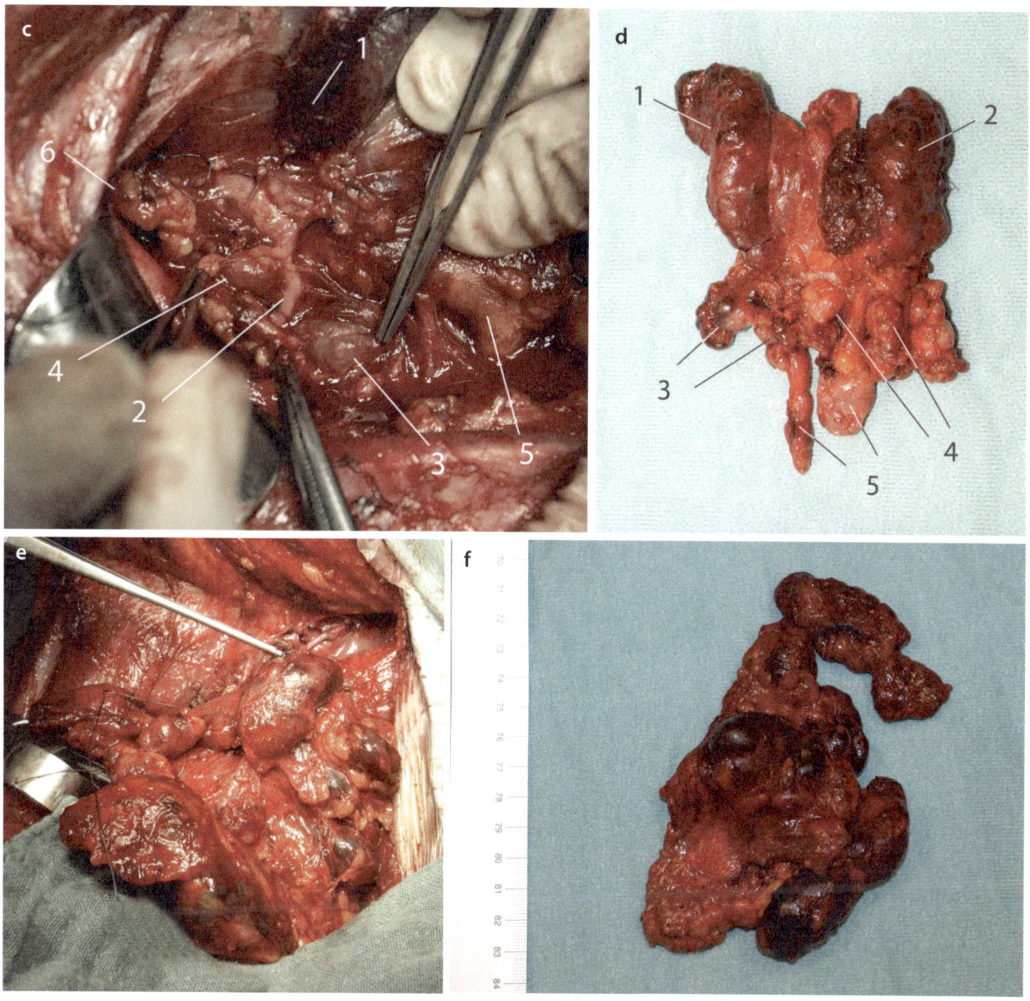

Abb. 2.68 (Fortsetzung)

c Das zentrale Kompartiment: der rechte Schilddrüsenlappen (1) mobilisiert und vor die Trachea gelagert. Der N. recurrens (2) umgeben von zystischen Lymphknotenmetastasen: anterekurrent (3) und retrorekurrent (4). Die untere Nebenschilddrüse (5) an der Schilddrüsenkapsel haftend in risikoreicher Position, die obere (6) dorsal der Nerveneinmündungsstelle in typischer Lage. **d** Das En-Bloc-Präparat: Schilddrüse rechts (1) und links (2) mit dem zentralen Lymphknotenkompartiment rechts (3) und links (4) inkl. Thymusresten (5). **e** Die ausgedehnte Lymphknotenmetastasierung im linken Trigonum colli laterale und im Trigonum caroticum (Level IV,III,V). **f** OP-Präparat nach Neck-Dissection links: Zahlreiche zystisch regressive Lymphknotenmetastasen eines papillären Schilddrüsenkarzinoms

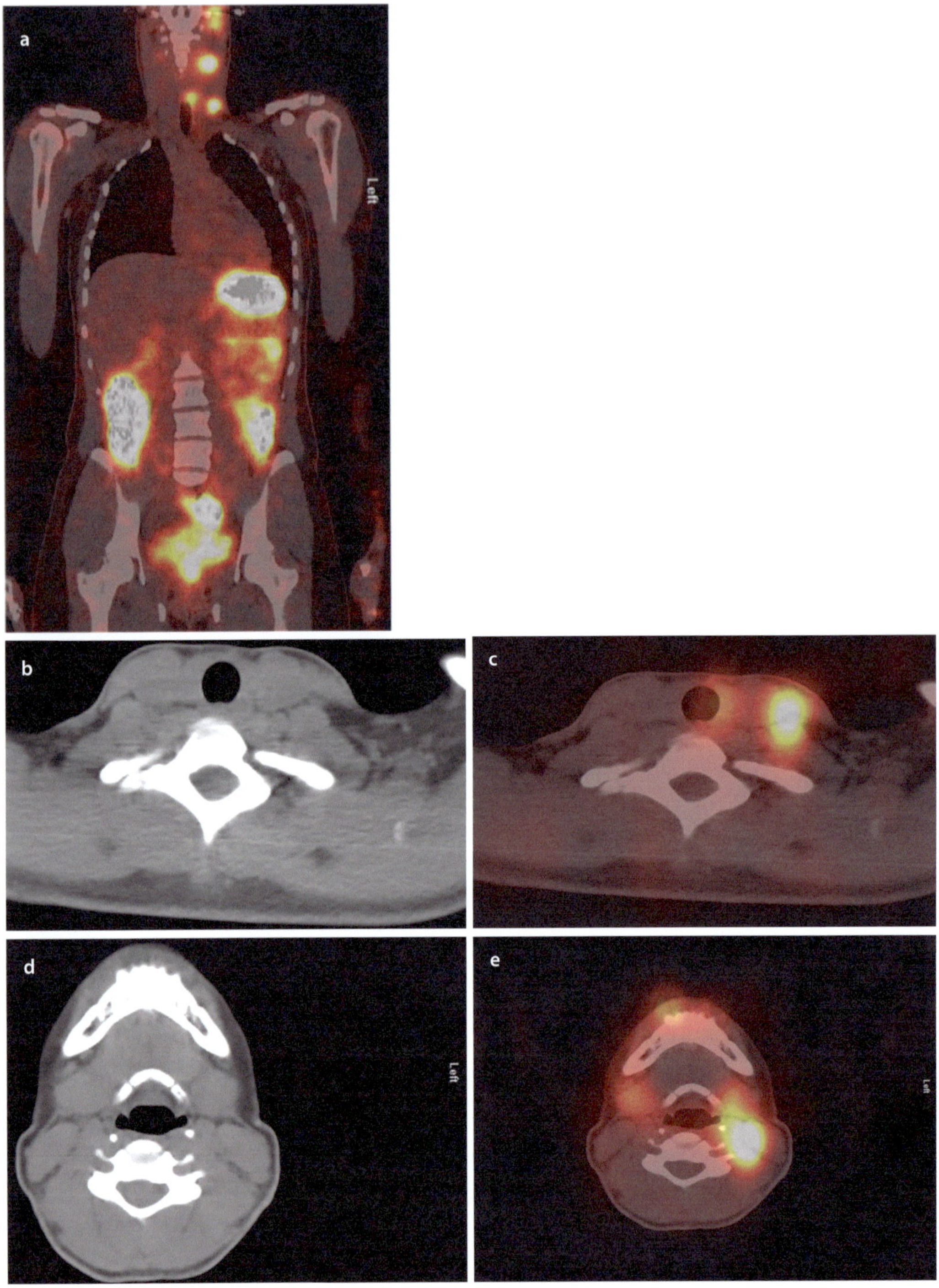

Abb. 2.69 **a** Posttherapeutischer Jod-131-Ganzkörperscan nach Thyreoidektomie mit zentraler Hals-Dissektion und persistierend hohem Thyreoglobulin: Im lateralen Hals links finden sich mehrere Jod-positive Herde als Zeichen einer links lateralen Lymphknotenmetastasierung bei papillärem Karzinom. Sonographisch konnten keine suspekten Lymphknoten gefunden werden, aufgrund der Speicherherde im lateralen Hals wurde eine Neck-Dissection links durchgeführt. Fernmetastasen liegen nicht vor. **b–e** Vergleich zwischen Schnittbildverfahren ohne und mit Fusion: Das Nativ-CT **b**, **d** zeigt kein morphologisches Substrat, erst das Fusionsbild **c**, **e** markiert den Residualtumor in Lymphknoten von Level IV und II

zuvor sonographisch nicht verifiziert werden. Bei fehlender Jod-Avidität von Rezidiven und lymphogenen Absiedlungen differenzierter Schilddrüsenkarzinome kann das FDG-PET weiterhelfen. Persistenz Jod-negativer Lymphknotenmetastasen nach inadäquat durchgeführtem Ersteingriff zeigt Abb. ◘ 2.70.

In der Primärdiagnostik differenzierter Schilddrüsenkarzinome hat das FDG-PET keinen Stellenwert: ein Patient mit einem gigantischem Schilddrüsenkarzinom in allen vier Kompartimenten (◘ Abb. 2.71a). Die Ausdehnung der Tumormassen (zentral, mediastinal und beidseits lateral) ist im CT gut erkennbar (◘ Abb. 2.71b), ein FDG-PET bringt hier keine weiteren Informationen (◘ Abb. 2.71c). Den OP-Situs des Patienten zeigt ◘ Abb. 2.71d–h.

Die typisch miliare Lungenmetastasierung differenzierter Karzinome weist häufig eine gute Speicherung im Radiojodscan auf und ist somit auch gut behandelbar, hier die kleinknotige Lungenmetastasierung im CT (◘ Abb. 2.72).

Bei medullären Karzinomen, den sogenannten C-Zell-Tumoren, ist das DOPA-PET-CT Mittel der Wahl (◘ Abb. 2.73). Wenig differenzierte und undifferenzierte Tumoren lassen sich am besten mit einem FDG-PET-CT darstellen, sowohl beim Primärtumor als auch beim Rezidiv (◘ Abb. 2.74a–d). Intraoperative Bilder des Rezidiveingriffs und eine Exulzeration nach Radiochemotherapie zeigen ◘ Abb. 2.74e–i.

Pathologische Lymphknoten am Hals müssen auch immer an ein malignes Lymphom denken lassen. Ein F 18 Spect-Low-Dose-CT zeigt ein klassisches Speicherverhalten (◘ Abb. 2.75).

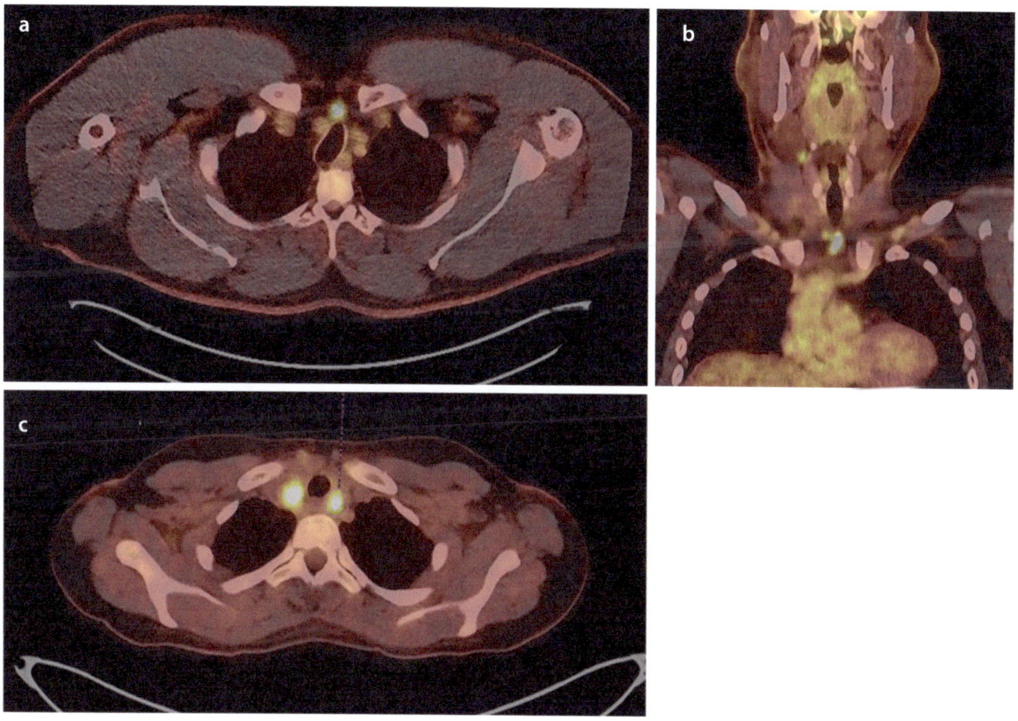

◘ **Abb. 2.70** Im PDF-PET lassen sich jodnegative Rezidive oder Lymphknotenmetastasen nach inadäquater Operation eines papillären Schilddrüsenkarzinoms darstellen **a** prätracheal im Jugulum, **b** prätracheal und im Level III rechts in koronaler Ansicht, **c** beidseits paratracheal im zentralen Kompartiment)

2

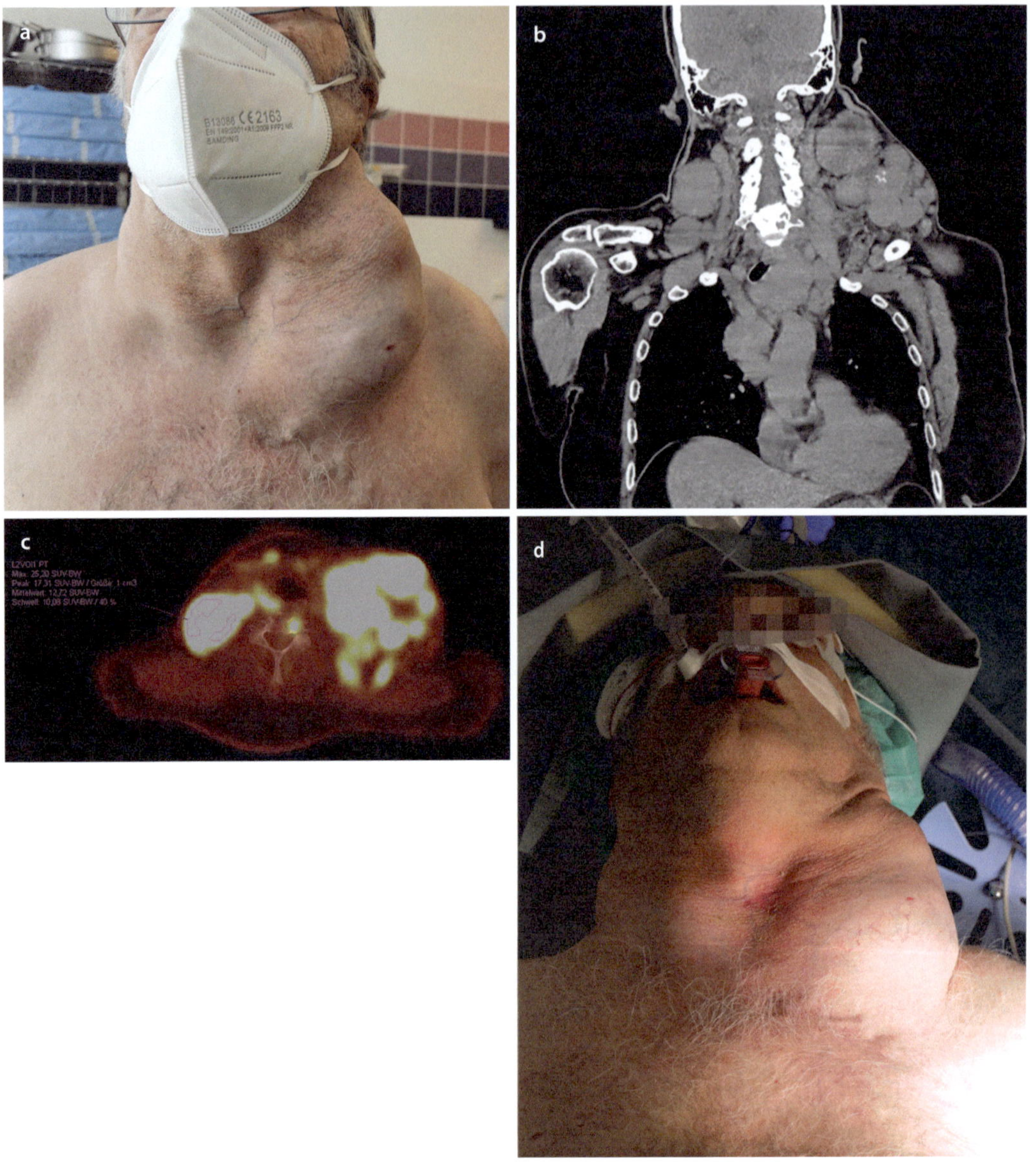

Abb. 2.71 Gigantisches papilläres Schilddrüsenkarzinom mit 4-Kompartimentmetastasierung. Aus der Distanz erkennbar ist das Lymphknotenpaket im linken seitlichen Halsdreieck **a**, im CT sieht man die ausgedehnte Metastasierung in allen Kompartiments bis in das Mediastinum retrocaval **b**, das FDG-PET bringt keinen weiteren Aufschluss **c**. Am OP-Tisch überstreckt gelagert zeigt sich die Tumorausdehnung der linke Halsseite prominent **d**.

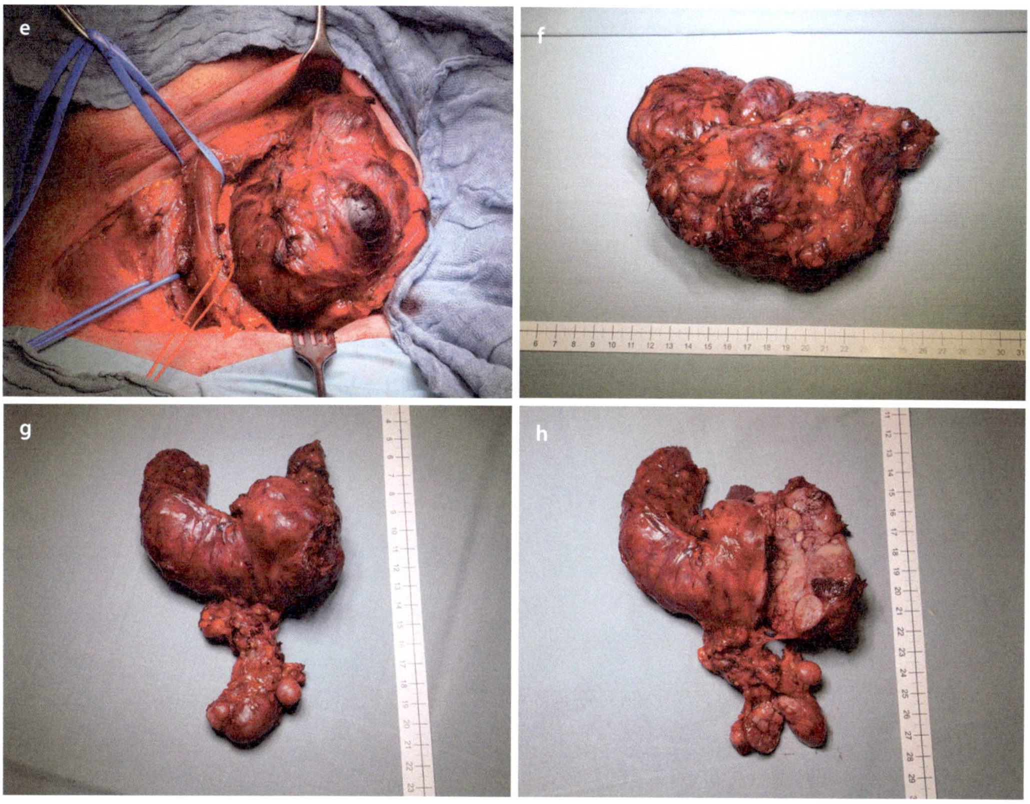

Abb. 2.71 (Fortsetzung)
Das Lymphknotenpaket freigelegt, die A. carotis auspräpariert und mit einem roten Vessel-Loop angeschlungen, blau angeschlungen der linke M. sternocleidomastoideus und M. sternohyoideus, das resezierte Präparat, die Schilddrüse mit zentralen Lymphknoten und die Schnittfläche des Tumors **e–h**

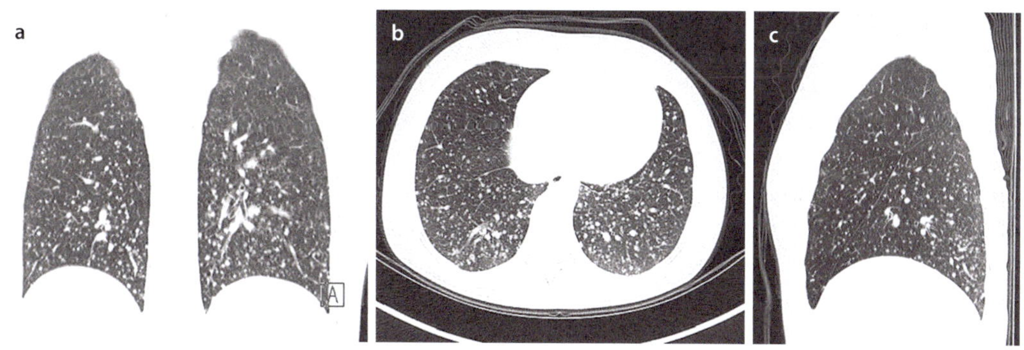

Abb. 2.72 **a–c** Diffuse miliare Lungenmetastasierung bei einem papillären Schilddrüsenkarzinom einer 24-jährigen Patientin (Thorax-CT ohne Kontrastmittel)

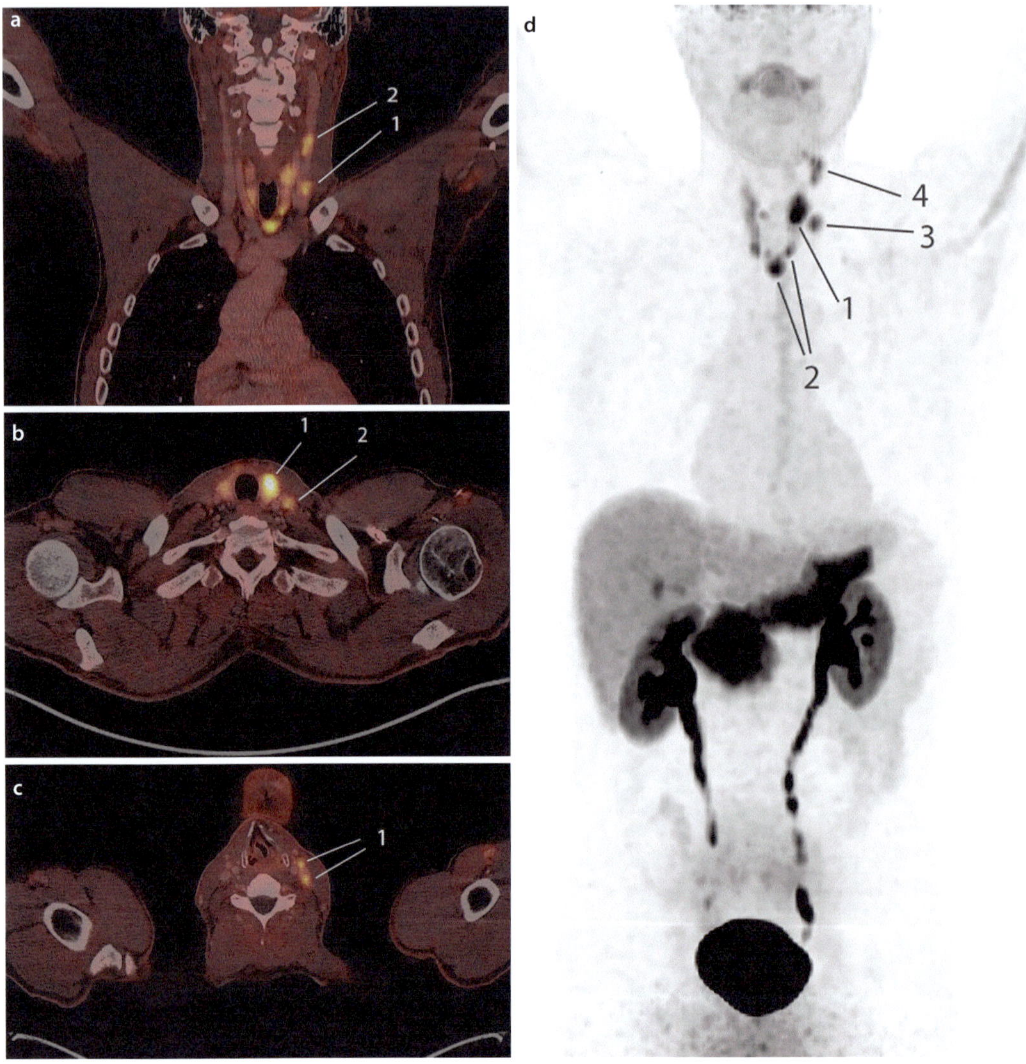

Abb. 2.73 Das DOPA-PET-CT stellt eine gute präoperative Bildgebung bei der Operationsplanung eines medullären (C-Zell-) Karzinoms dar: **a** Lokalisation und Verteilungsmuster innerhalb der Schilddrüse, im zentralen Kompartment und an der linken Halsseite (1 = Level IV, 2 = Level III); **b** Der Primärtumor in der Schilddrüse (1) mit positiven Lymphknoten im Level IV (2); **c** positive Lymphknoten im Level III (1); **d** Dopa-Pet-Ganzkörperscan: Primärtumor (1), zentrale Lymphknotenmetastasen (2), laterale positive Lymphknoten Level IV (3) und Level III (4)

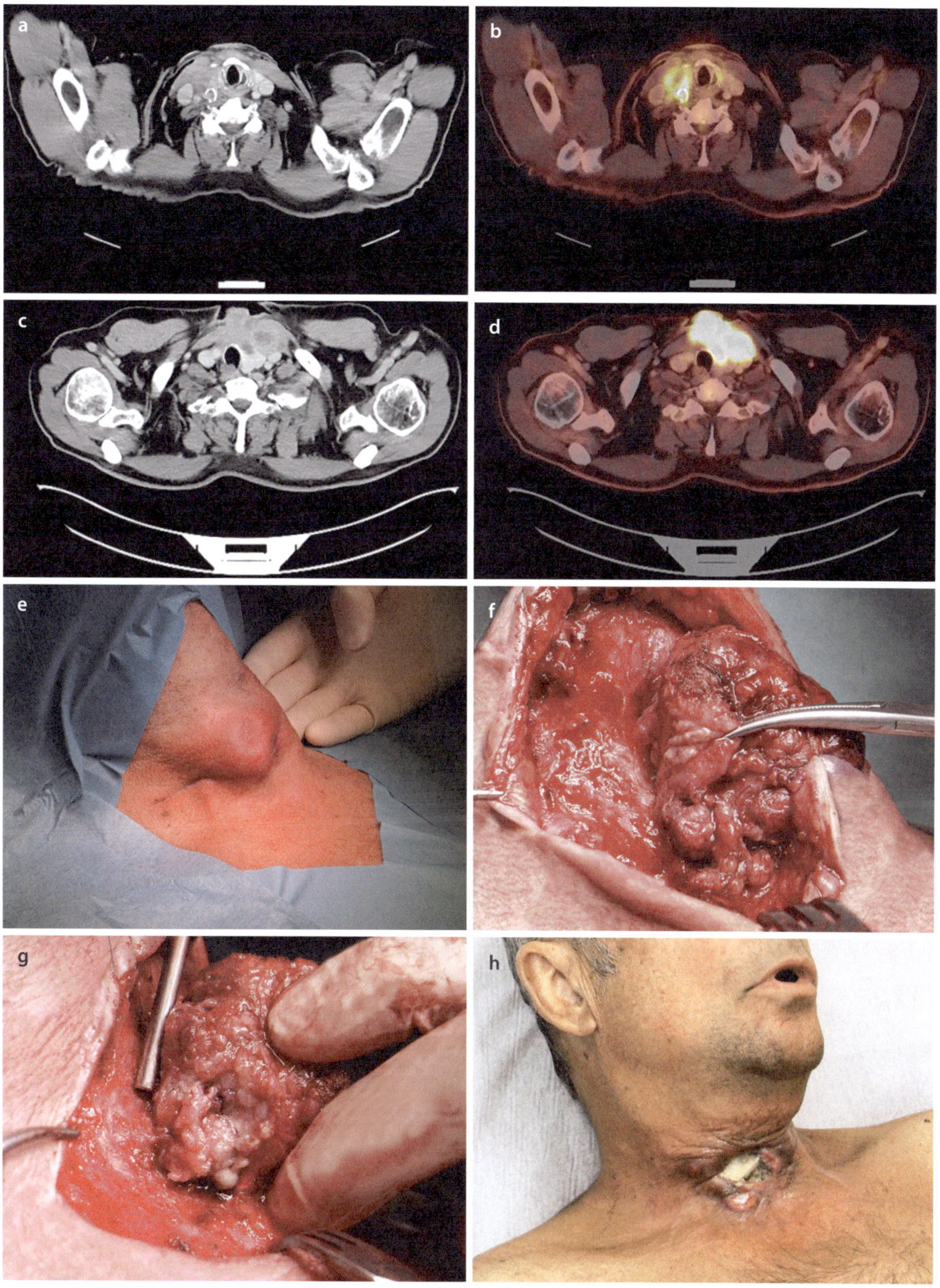

Abb. 2.74 Das CT **a** zeigt eine Raumforderung im rechten Schilddrüsenlappen, deren Dignität nicht sicher abschätzbar ist. Im FDG-PET-CT **b** stellt sich ein hochgradig hypermetaboler Herd mit hoher Malignitätswahrscheinlichkeit dar. **c**, **d** Bilder des Rezidivs. Histologie: Ein undifferenziertes Schilddrüsenkarzinom mit Plattenepithelausprägung. Eine makroskopisch radikale R1-Resektion wurde durchgeführt. Intraoperative Bilder des Rezidiveingriffs und eine Exulzeration nach Radiochemotherapie **e–i**

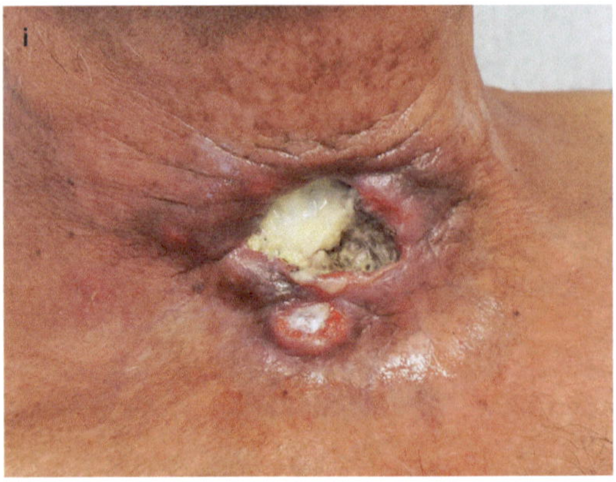

Abb. 2.74 (Fortsetzung)

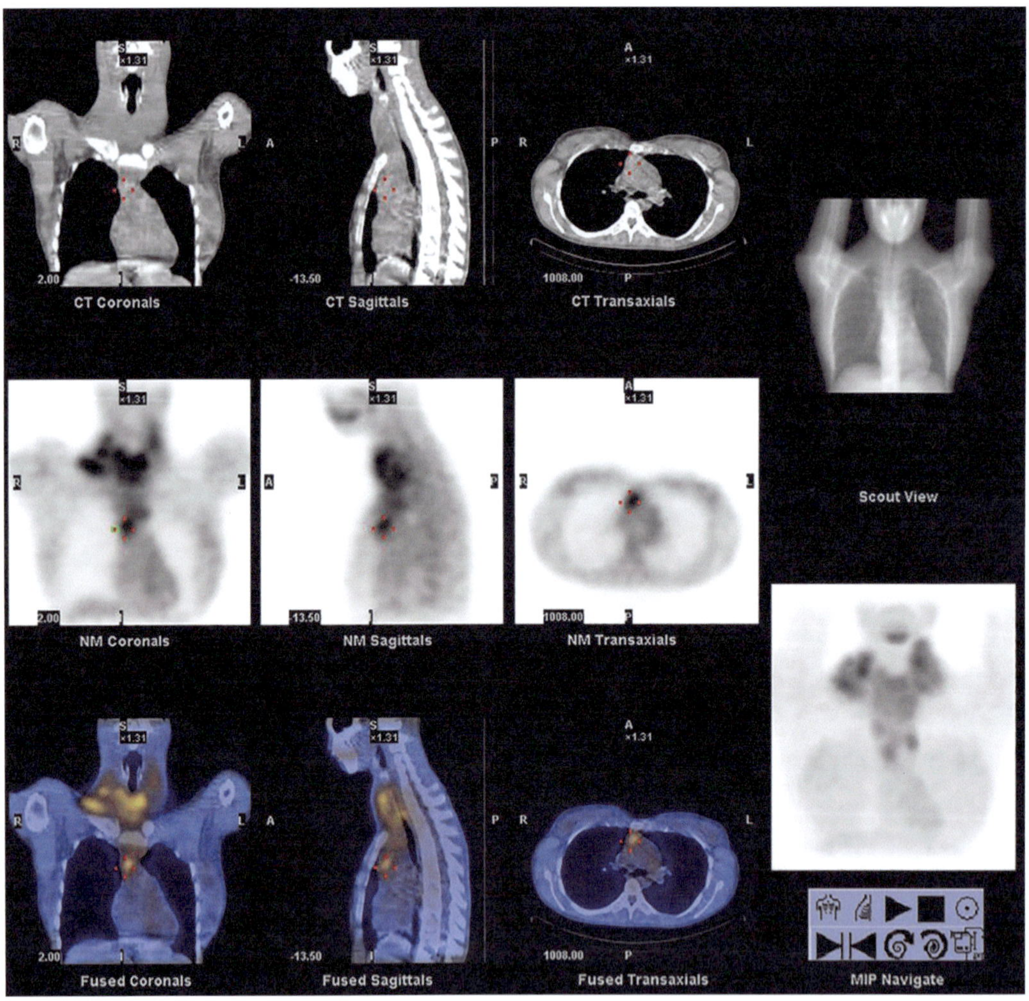

Abb. 2.75 Ein Ganzkörperscan mittels F18 SPECT-Low-Dose-CT zeigt die charakteristische Traceranreicherung bei malignem Lymphom einer 26-jährigen Patientin

2.2.4 Feinnadelpunktion (Gastautor Georg Zettinig)

Georg Zettinig

Die Feinnadelpunktion (korrekt: Feinnadel-Aspirations-Biopsie) ist eine seit über tausend Jahren etablierte Methode zur Diagnostik und gegebenenfalls auch Therapie von Herdbefunden in den Halsweichteilen, die ja von der Hautoberfläche aus gut zugänglich sind. Diese Technik hat mehrfach zeigen können, dass sie sehr schnell, kostengünstig und mit einer hohen Sensitivität und Spezifität bei Knoten am Hals und verschiedenen Histopathologien verlässlich eingesetzt werden kann. Im Gegensatz zur Stanzbiopsie, bei der ein Gewebsblock zur histologischen Untersuchung gewonnen wird, ist das Grundprinzip der Feinnadelpunktion ein ganz anderes: Einzelne Zellverbände werden minimalinvasiv mit einer dünnen Nadel aspiriert. Das so gewonnene Aspirat wird in Folge zytologisch beurteilt.

2.2.4.1 Korrekte Aspiration

Es gibt verschiedene Möglichkeiten zur Gewinnung des Aspirates, die bei entsprechender Erfahrung alle zu guten Ergebnissen führen. Bemerkenswerterweise kommt es bei Verwendung dünnerer Nadeln meist zu qualitativ besseren Aspiraten.

- **Kapillar-Methode**

Bei der Kapillarmethode wird kein Unterdruck zur Gewinnung des Aspirates verwendet.

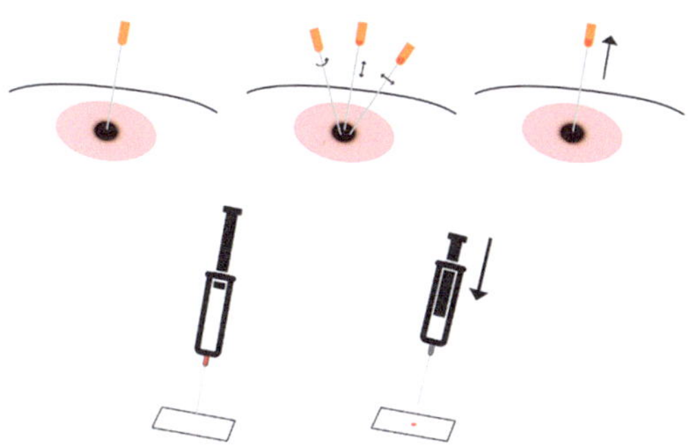

In einer sehr dünnen Nadel (23 bzw. 25 Gauge) kommt es alleine durch die durch die Kapillarwirkung zu einer Aspiration des Gewebes in der Nadel. Es ist keine aufgesetzte Spritze zur Aspiration erforderlich.

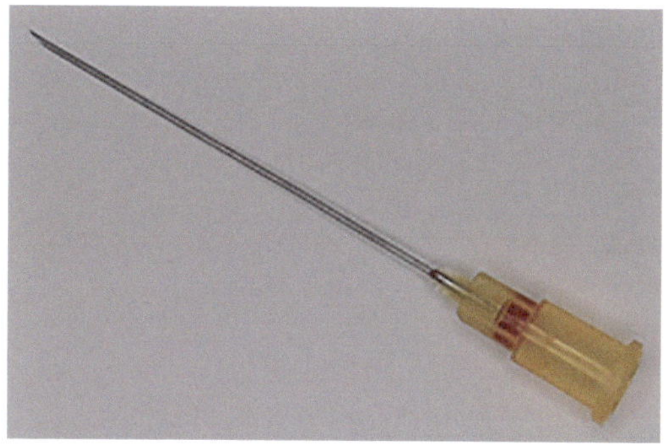

Nach korrekter Platzierung der Nadelspitze in der Läsion wird durch geringes Bewegen der Nadel in verschiedenen Achsen die Aspiration unterstützt. Innerhalb kurzer Zeit wird das Aspirat im transparenten Ansatz der Nadel als blutiger Tropfen sichtbar.

Alternativ kann auch eine zur Hälfte mit Luft gefüllte Spritze auf die sehr dünne Punktionsnadel (23 bzw. 25 Gauge) aufgesetzt werden.

Der Kolben der Spritze wird nicht bewegt. Lediglich die Spritze mit der aufgesetzten Nadel wird – wenn sich die Nadelspitze in der Läsion befindet – entlang der Längsachse vor- und zurückbewegt.

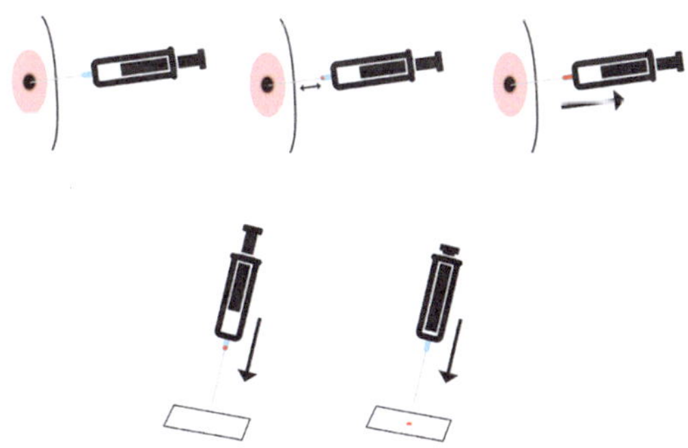

Die Aspiration der Zellen erfolgt auch hier einzig und alleine mit Kapillarwirkung durch die Nadel bis in den transparenten Ansatz.

2

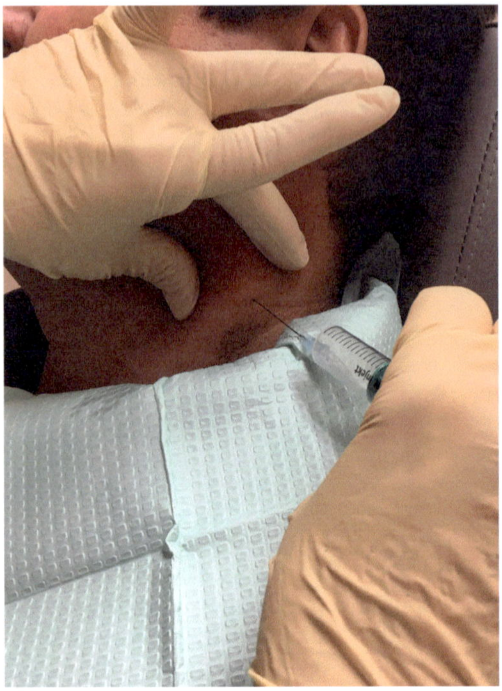

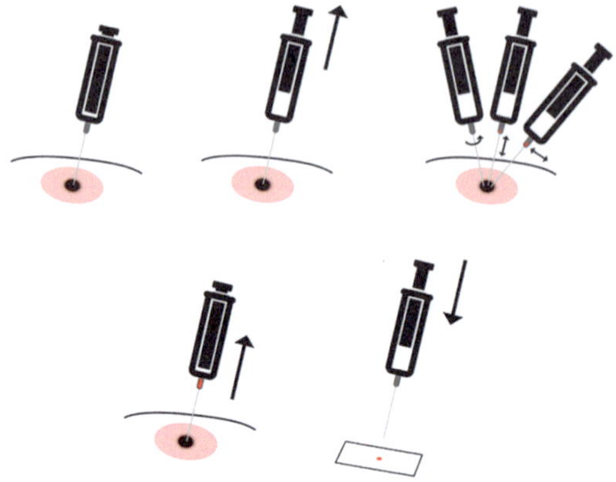

■ **Spritze mit Unterdruck**

Es kann auf eine etwas dickere Nadel eine Spritze aufgesetzt und durch leichten Unterdruck versucht werden, so Gewebe zu aspirieren.

Bei dieser Methode wird die Nadel mit aufgesetzter Spritze in der Läsion platziert. Anschließend zieht der Untersucher den Spritzenkolben leicht an und erzeugt so einen geringen Unterdruck. Durch geringes Bewegen der Spritze in verschiedenen Achsen wird so versucht, die Aspiration zu unterstützen. Nachdem Gewebe in Form eines blutigen Tropfens im transparenten Ansatz der Nadel erscheint, wird der Unterdruck beendet und erst dann die Nadelspitze aus der Läsion herausgezogen.

Die Herausforderung bei dieser Methode ist es, mit beiden eigenen Händen bzw. mit einer dritten assistierenden Hand die korrekte Lage der Nadelspitze sonographisch unter Kontrolle zu halten und gleichzeitig durch Anheben des Kolbens in der Spritze kontrolliert Unterdruck zu erzeugen und wieder abzulassen.

Alternativ können in der Spritze 1–2 ml Luft vorgesetzt werden, um eine zu starke Saugwirkung zu verhindern.

■ **Pistolensysteme**

Es gibt verschiedene Pistolen, mit denen Spritze und Nadel positioniert werden können, um so zielgerichtet Gewebe aus der Läsion zu aspirieren.

2.2.4.2 Korrektes Ausstreichen des Aspirats

Das korrekte Ausstreichen des Aspirats ist essenzielle Voraussetzung für eine gute zytologische Befundung. Das Aspirat muss sofort nach Punktion auf zwei bis drei Objektträger ausgestrichen werden. Auch hier gibt es verschiedene Techniken, meist wird mit der Kante eines Objektträgers in einem

Schwung ausgestrichen oder ein weiterer Objektträger flach auf den ersten gelegt und gegeneinander verschoben. Ein Objektträger mit dem ausgestrichenen Aspirat wird sofort mit ausreichend Fixierspray konserviert, der zweite und eventuell dritte Objektträger wird luftgetrocknet. Die mit Bleistift, nicht mit Folienstift beschrifteten Objektträger werden vor Ort beurteilt oder zum Transport verpackt.

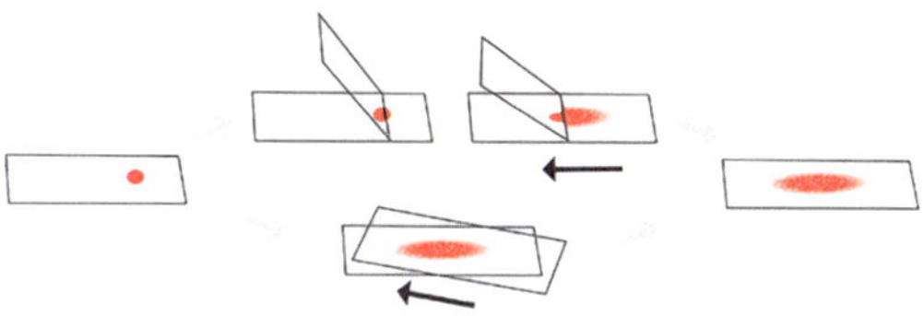

Exakte Positionierung der Nadelspitze: Neben einer korrekten Aspirations- und Ausstreichtechnik ist natürlich die gezielte Positionierung der Nadelspitze essenziell für die erfolgreiche Durchführung der Feinnadelpunktion. Daher wird eine Feinnadelpunktion in der Regel unter Ultraschallkontrolle durchgeführt.

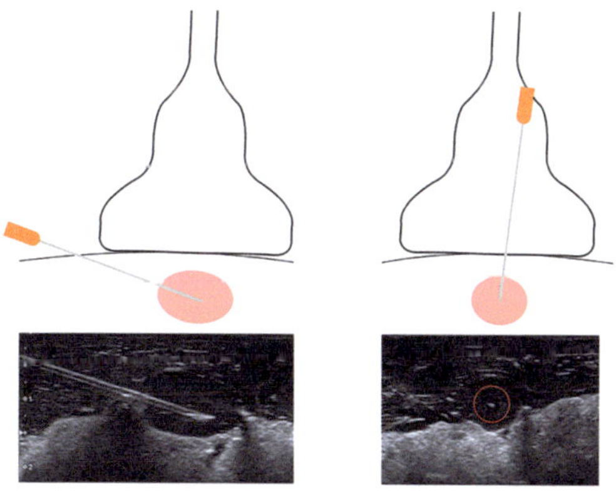

2.2.4.3 Ultraschallgezielte Punktion

Längs zum Schallkopf: Die Nadel wird entweder mit einer Führungshilfe oder freihändig parallel zur Achse des Schallkopfes zur Läsion vorgeschoben. So ist es während der gesamten Intervention möglich, die Position der Nadel und insbesondere der Nadelspitze zu kontrollieren.

Quer zum Schallkopf: Die Nadel wird quer zum Ultraschallkopf bis zur Läsion vorgeschoben. Die Nadelspitze wird als echoreicher Reflex dargestellt. Der Ultraschallkopf muss ständig geringgradig fächerförmig bewegt werden, um die Position der Nadelspitze gut darzustellen.

Punktion freihändig nach Tastbefund oder in Kenntnis des aktuellen Sonographiebefundes: In Einzelfällen kann es sinnvoll sein, sehr oberflächlich liegende gut tastbare Läsionen freihändig nach Tastbefund zu punktieren. Generell sollten Feinnadelpunktionen ultraschallkontrolliert durchgeführt werden.

2.2.4.4 Hygienische Anforderungen

Die Feinnadelpunktion wird als minimalinvasive Methode hinsichtlich der hygienischen Anforderungen von vielen Experten eher mit einer intramuskulären oder intravenösen Injektion verglichen als mit der Stanzbiopsie intraperitonealer Organe.

Selbstverständlich ist eine adäquate Hautdesinfektion an der Punktionsstelle erforderlich. Der Untersucher trägt nach hygienischer Händedesinfektion Handschuhe als persönliche Schutzausrüstung. Bei Bedarf sind sterile Handschuhe erforderlich.

Entsprechend der Richtlinien der Ultraschallgesellschaften wird der Ultraschallkopf vor Intervention mit einem sterilen Überzug versehen und nach Intervention entsprechend gereinigt und desinfiziert. Bei Kontakt mit der Nadel wird steriles Gel verwendet.

2.2.4.5 Konkreter Ablauf

Gegebenenfalls Dokumentation einer regelrechten Blutgerinnung, Absetzen gerinnungshemmender Medikamente.

Nach Aufklärung Desinfektion der Punktionsstelle. Eine Lokalanästhesie ist in der Regel nicht sinnvoll.

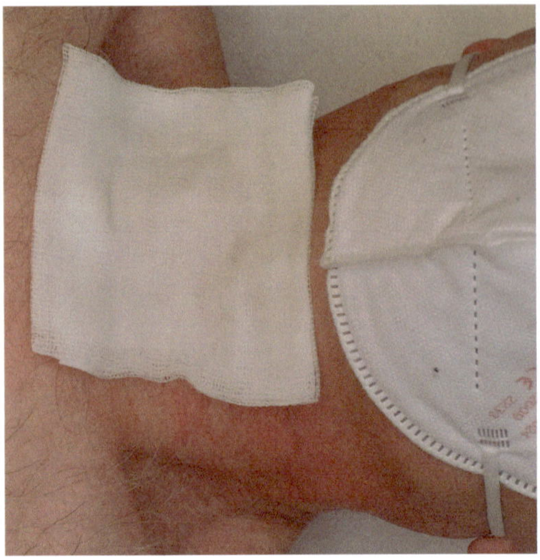

Vorbereitung von zweimal zwei bis drei mit den Patientendaten mit Bleistift beschrifteten Objektträgern, Fixierspray, sowie sterile Tupfer, gegebenenfalls steriles Ultraschallgel.

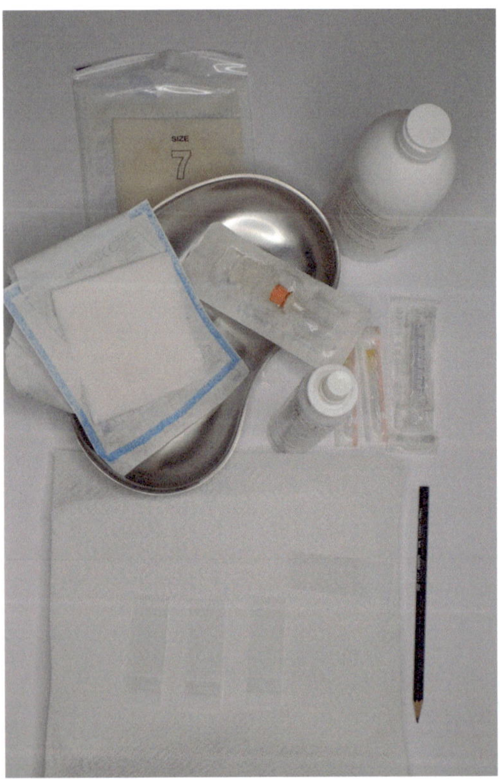

Vorbereitung der sterilen Nadeln und Spritzen, bei Bedarf Pistolensystem. Zuerst Gel auf den Schallkopf.

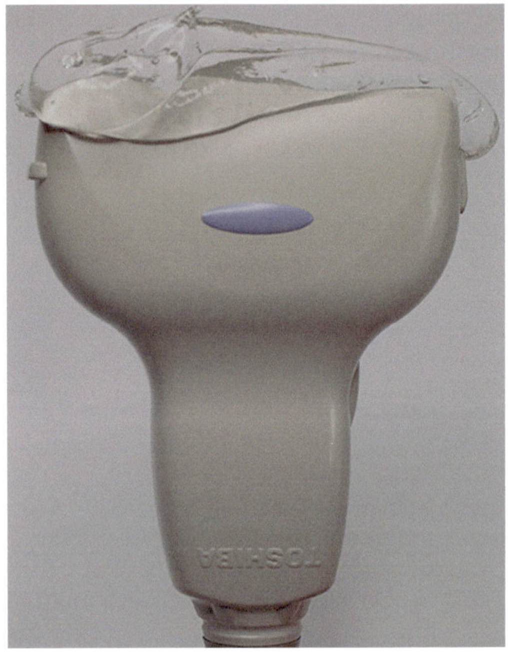

Steriler Überzug über den gelbedeckten Schallkopf.

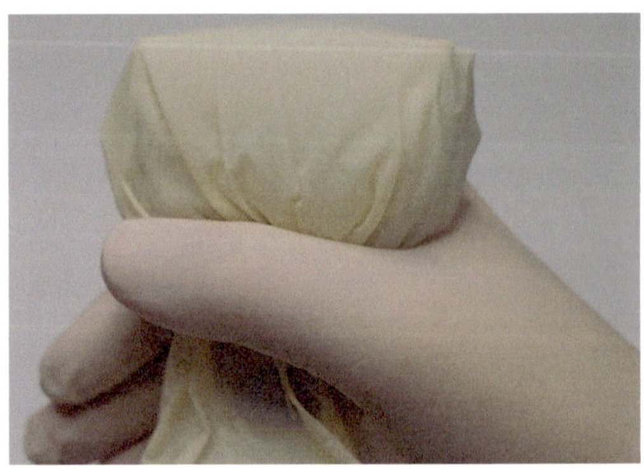

Andocken des Schallkopfes auf der Punktionsstelle mit Desinfektionslösung oder mit sterilem Ultraschallgel. Eventuell Abschätzen des Stichkanales durch Drücken der sterilen Nadelkappe auf die Haut auf der Punktionsstelle.

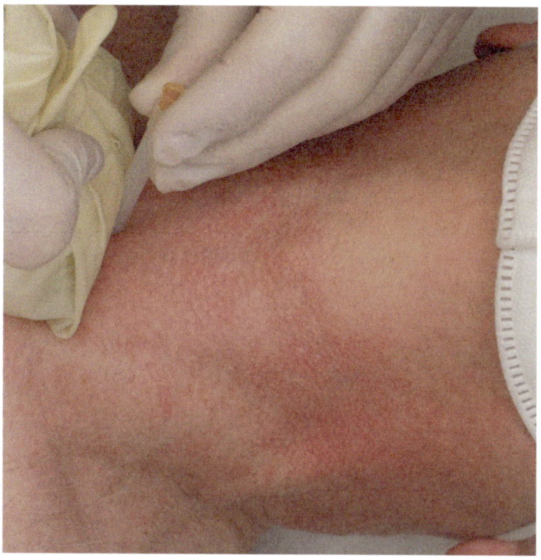

Vorschieben der Nadel unter ständiger Ultraschallkontrolle bis in die Läsion.

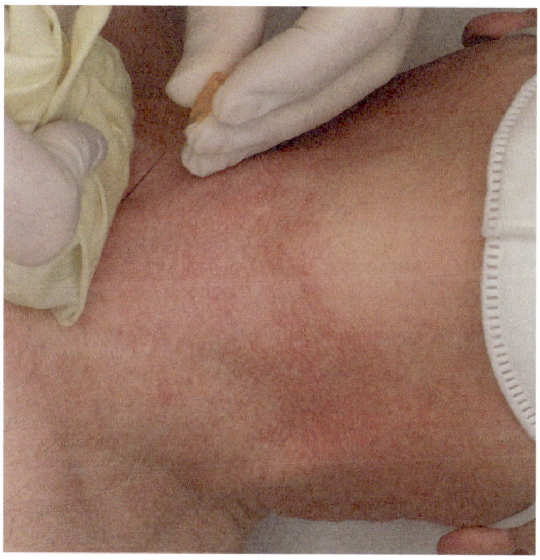

Die Nadel wird bis zu dreißigmal entlang der Längsachse etwas vor und zurückgeschoben und die Nadelspitze dabei fächerförmig durch die suspektesten Areale der Läsion geführt.

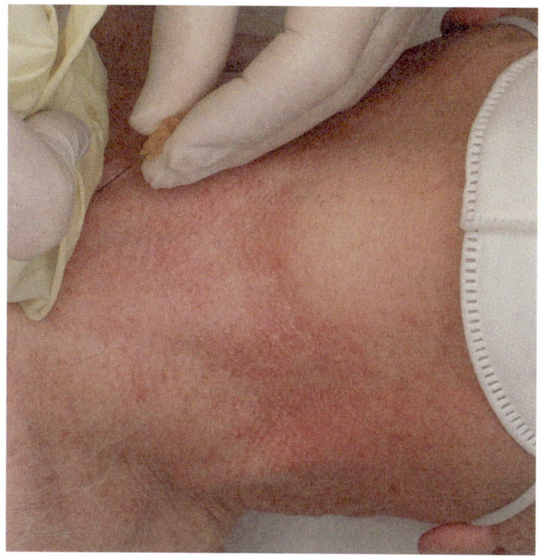

Zusätzlich wird auch durch minimale Bewegungen der Nadel in den verschiedenen anderen Achsen Gewebe aspiriert.

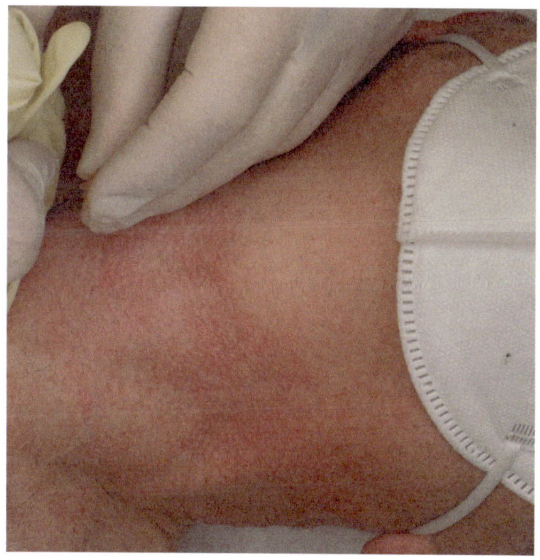

Nadel vollständig eingeführt.

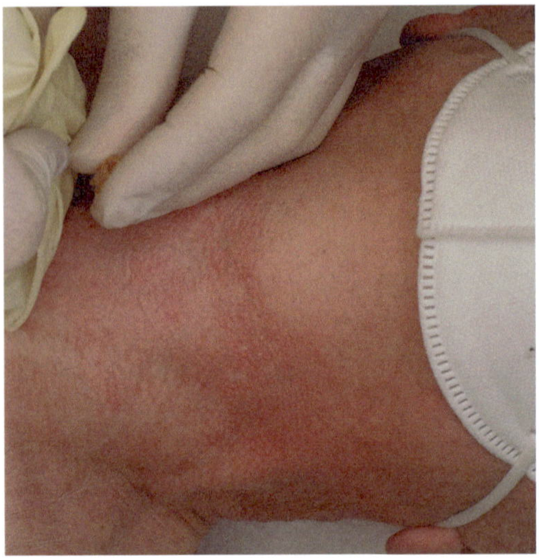

Herausziehen der Nadel, Abdrücken der Punktionsstelle mit Tupfer.

Ausspritzen des Aspirates auf zwei bis drei Objektträger.

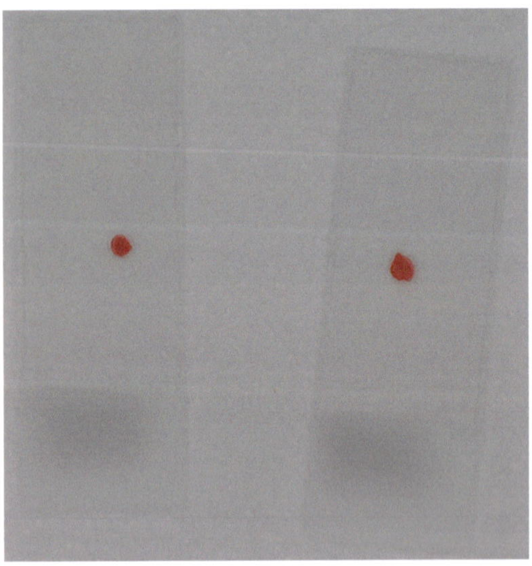

Ausstreichen des Aspirates. Ein Objektträger wird zeitnah fixiert und als solcher gekennzeichnet, die Ausstriche auf dem anderen bzw. den beiden anderen Objektträgern werden luftgetrocknet.

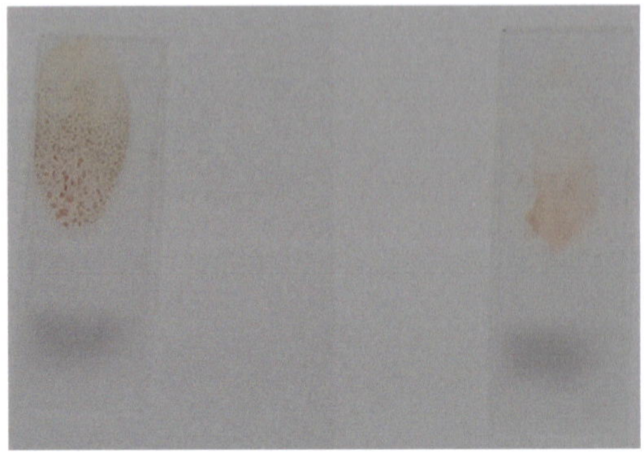

Bei Kapillarmethode wird meist eine zweite Punktion durchgeführt. Korrekte Verpackung der Objektträger im Transportbehälter. Abschließende sonographische Dokumentation der postpunktionellen Situation. Reinigung des Ultraschallkopfes und Desinfektion der Sonde auf Basis quartärer Ammoniumverbindungen.

2.2.5 Thyreoglobulin-Bestimmung mit FNAC

Boban M. Erovic

Die Bestimmung von Thyreoglobulin in Lymphknoten oder Halszysten am Hals wird mit Hilfe der gleichen Technik, wie bei der FNAC bereits beschrieben, durchgeführt. Dabei wird nicht die Morphologie der Zellen im Punktat, sondern der Gehalt von Thyreoglobulin bestimmt. Ein extrathyreoidal gefundenes Thyreoglobulin spricht eindeutig für ein Vorliegen einer Schilddrüsenkarzinommetastase. Die Thyreoglobulin Bestimmung kann sehr einfach und schnell in jedem Labor bestimmt werden. Auf jeder Laborzuweisung kann man entweder die Bestimmung von Thyreoglobulin im Punktat direkt ankreuzen oder in einem Freifeld einfügen.

- **Wichtig**: Es werden immer *nur* Lymphknoten oder Halszysten am Hals punktiert und niemals die Schilddrüse selbst. Dies führt selbstverständlich zu falsch-positiven Ergebnissen!

- **Wichtig**: Bevor man mit der Punktion beginnt, sollten alle Utensilien in einer Nierentasse vorbereitet sein.

Serumröhrchen ohne Trenngel, 10-ml-Spritze, 25G-Nadel, Desinfektionstupfer und Desinfektionsmittel, NaCl.

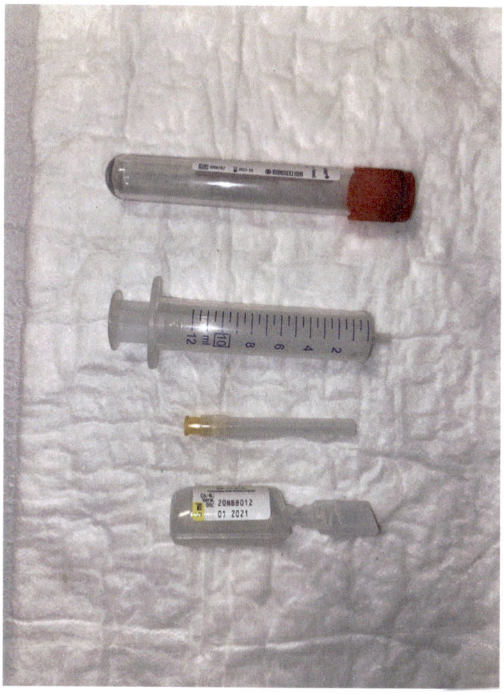

In eine 2-ml-Spritze wird 1 ml NaCl aufgezogen.

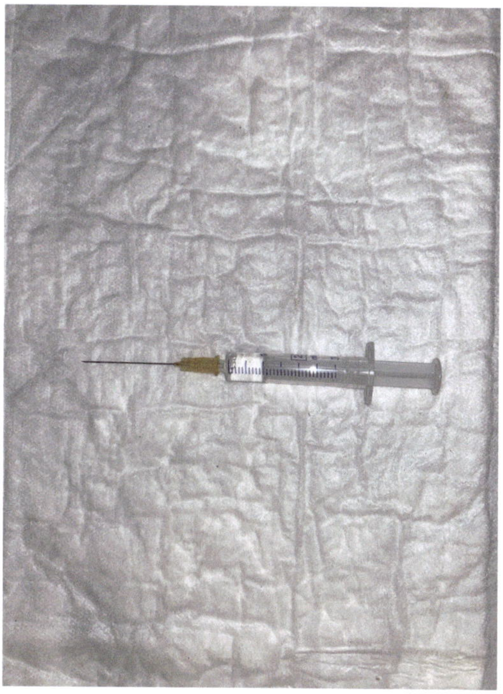

Durchführen der FNAC wie bereits beschrieben.

Die 10-ml-Spritzen-Nadel mit dem Punktat wird vorsichtig auf die 2-ml-Spritze mit 1 ml NaCl gesteckt.

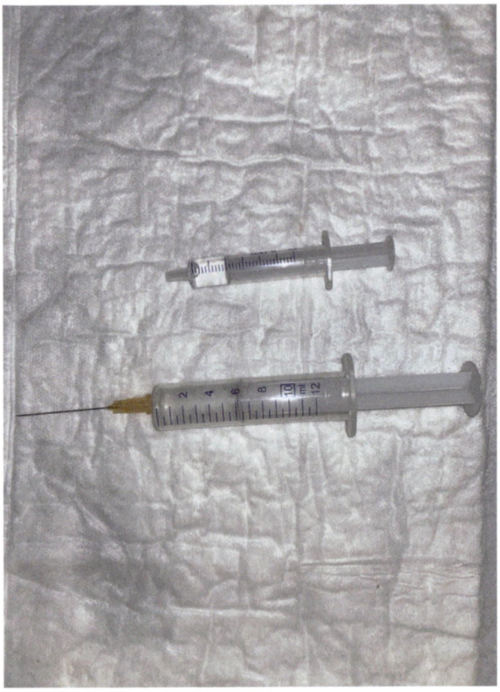

Einstechen in das Serumröhrchen ohne Trenngel.

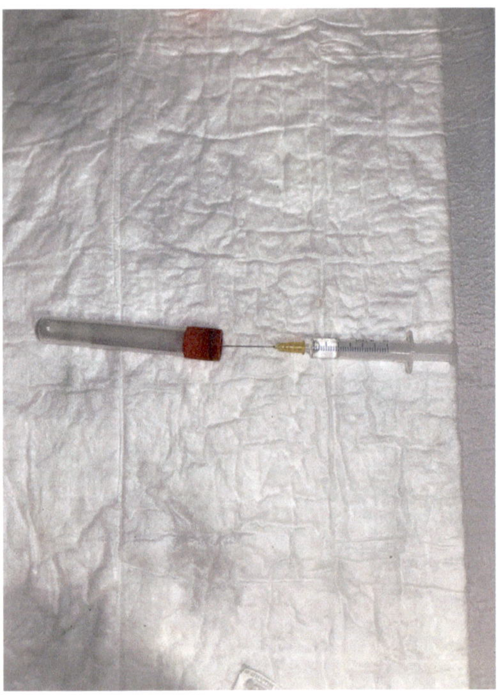

1 ml NaCl wird gemeinsam mit dem Punktat durch das bestehende Vakuum im Serum-Röhrchen in das Serum-Röhrchen eingesaugt.

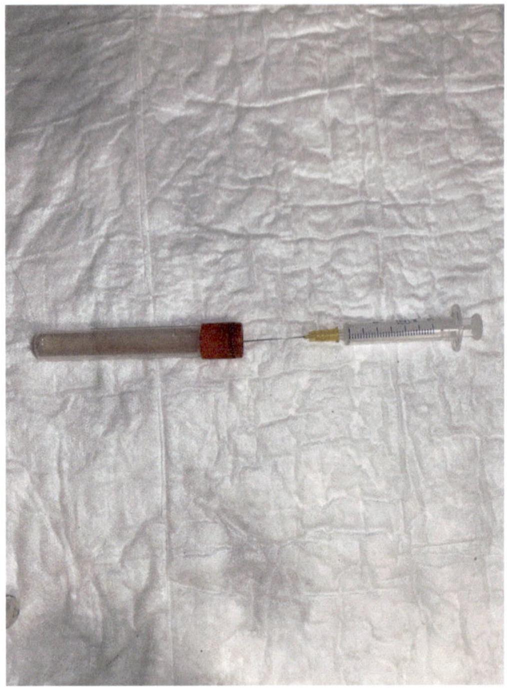

- **Wichtig:** Kontrolliere immer auch die Verfärbung der Flüssigkeit im Serumröhrchen und ob die 2-ml-Spritze leer ist!

AD Labor zur Thyreoglobulin-Bestimmung.

2.3 Aus der Sicht des HNO-Chirurgen

Boban M. Erovic

Die Diagnostik und anschließende Therapie von HNO-Tumoren werden in den ► Abschn. 2.3.1, 2.3.2 sowie in 4.1 und 4.2 ausführlich abgehandelt und diskutiert.

2.3.1 Gutartige und bösartige Raumforderungen am Hals

Wie bereits bei der Diagnostik von gutartigen Schilddrüsenpathologien erwähnt, ist die Beurteilung der Morphologie und Durchblutung von bindegewebigen Strukturen am Hals am besten durch hochauflösende Small-Part-

Sonographie gegeben. Um einen optimalen Überblick über die Größe und Ausdehnung zu erlangen, sind Schnittbildverfahren wie CT und MRT erforderlich. Schnittbildverfahren bieten gegenüber der Sonographie den Vorteil, dass Bilder gemeinsam mit anderen Kollegen oder im Tumorboard besprochen und vor allem mit Vorbefunden verglichen werden können. Dadurch lässt sich gemeinsam mit dem Patienten und seinen Angehörigen ein Therapieplan verfassen, in dem auch verschiedene operative Zugangswege besprochen werden können.

Bei gutartigen Läsionen werden von HNO-Seite sehr selten PET oder PET/CT durchgeführt. Diese Läsionen werden histologisch, aber auch zytologisch (FNP, Stanze) abgeklärt (siehe ► Abschn. 2.2.4).

2.3.1.1 Lipome

Neben der klinischen Untersuchung und Palpation sollte zur Abklärung eine MRT durchgeführt werden. Im MRT zeigt sich in den T1-gewichteten Sequenzen eine hyperintense Struktur (*) mit einer deutlichen Fetttrennungslinie und Kapsel (Pfeil).

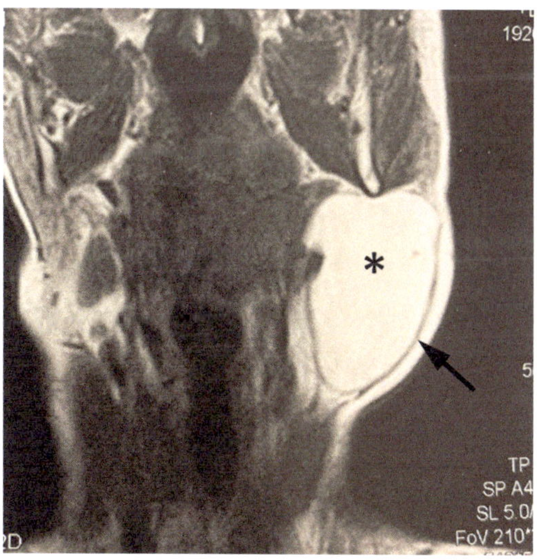

Die Raumforderung wirkt darüber hinaus verdrängend. In den fettunterdrückenden Sequenzen erscheint die Raumforderung hypointens (*) und somit kann die Diagnose Lipom gestellt werden.

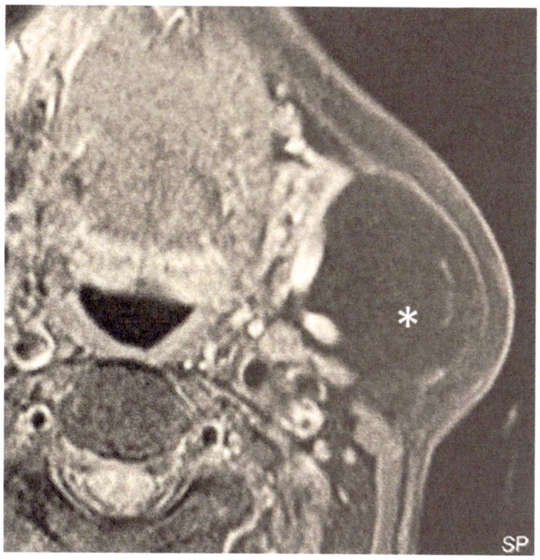

2.3.1.2 Zysten

Bei den Halszysten unterscheiden wir die medianen von den lateralen Halszysten. Die mediane Halszyste wird bereits nach der klinischen Untersuchung aufgrund der Anamnese und Lokalisation am Hals als eine solche diagnostiziert. Empfehlenswert ist aber dennoch, eine Ultraschall- und eine MRT-Untersuchung durchzuführen. Im hier gezeigten MRT-Bild erkennt man in der T1-gewichteten Sequenz eine eindeutige Kapsel (Pfeil) mit einer scharfen Begrenzung.

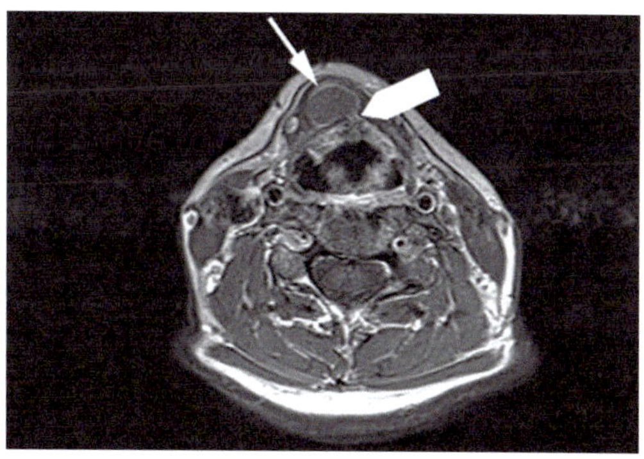

Man beachte auch die Nahebeziehung zum Os hyoideum (Blockpfeil). In dieser Abbildung erkennt man die gleiche Raumforderung in der T2-gewichteten Sequenz.

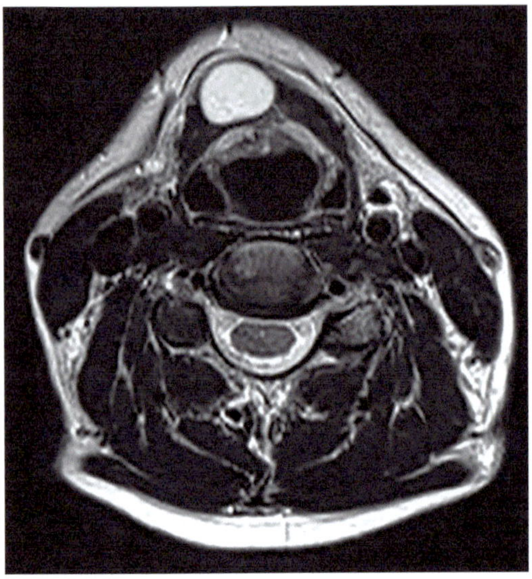

Es lässt sich hier schon ganz gut erahnen, dass die Zyste durch das Zungenbein durchziehen könnte! In der sagittalen Ansicht, in der T2-Sequenz, sieht man sehr gut die Lage und die Nahebeziehung der medianen Halszyste (Pfeil) zum Os hyoideum. In diesem Bild lässt sich auch die Größe der medianen Halszyste sehr gut abmessen.

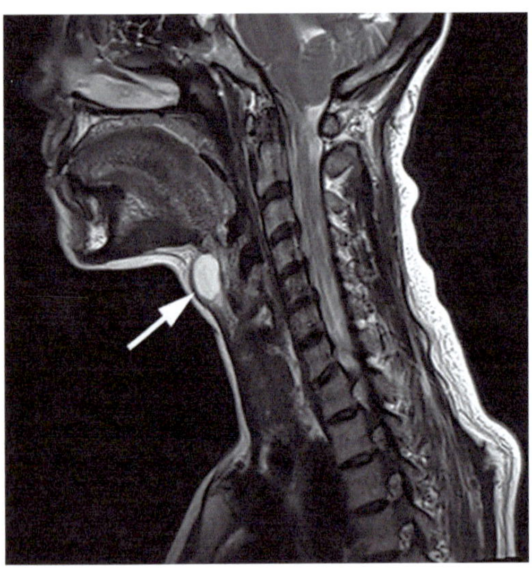

Im Ultraschallbild kann man sehr gut den proteinreichen Inhalt (feine weißliche Flecken innerhalb der Zyste) mit einer dicken, scharf begrenzten Kapsel (Pfeil) erkennen.

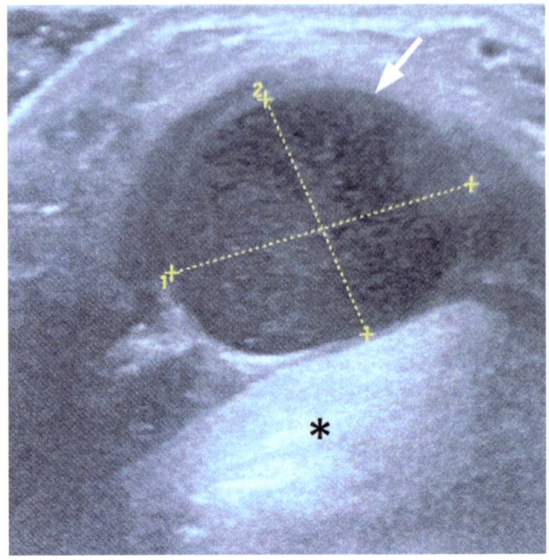

Darüber hinaus sieht man den für Zysten typischen Schallschatten (*) am kaudalen Bildrand. In der nächsten Abbildung erkennt man, dass die mediane Halszyste zwar keine Hypervaskularisierung aufweist, aber dennoch lässt sich ein arterielles Gefäß auf 11 Uhr und eine venöse Kapillare auf 3 Uhr darstellen. Erneut ist der Schallschatten (*) sehr gut darstellbar.

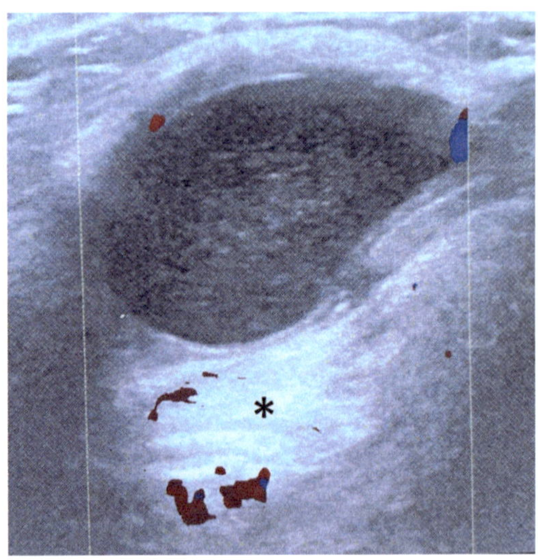

Gänzlich anders ist es bei den lateralen-Halszysten. Diese kommen ausschließlich bei Kindern oder Jugendlichen vor. Bei diesem 12-jährigen Jungen konnte im Ultraschall sehr schön die scharf begrenzte, dünnwandige

Zyste mit der Pseudokapsel (Pfeil) und dem proteinreichen Inhalt dargestellt werden.

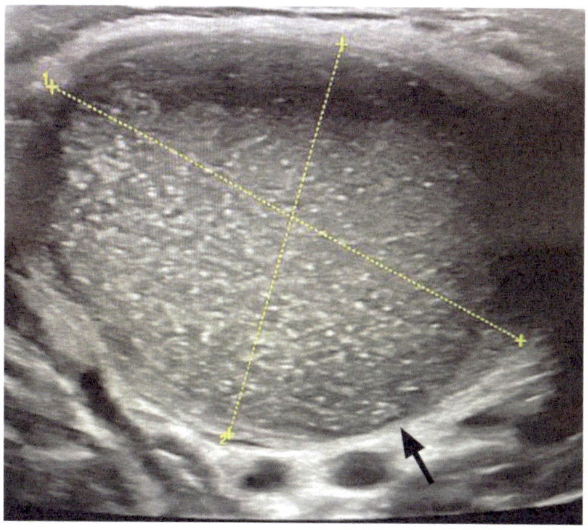

Der proteinreiche Inhalt gleicht hier einem Schneegestöber. In dieser T1-Sequenz erkennt man auf der linken Seite, lateral der Gefäßscheide, eine scharf umschriebene zystische Läsion, welche mit einer klaren Flüssigkeit gefüllt ist.

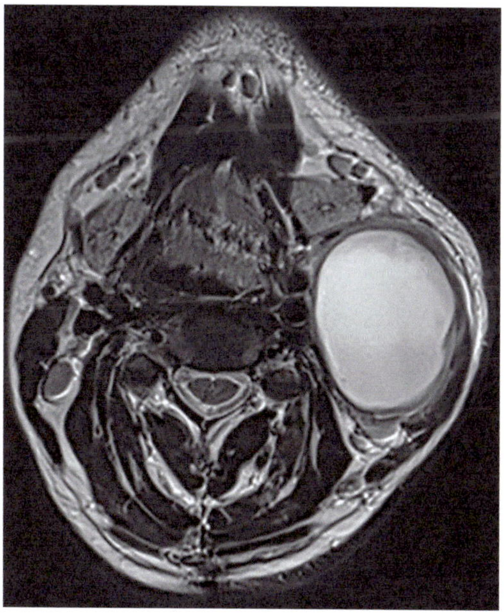

Aufgrund der Größe verdrängt sie den M. sternocleidomastoideus nach laterodorsal. Auffallend ist auch die sehr dünne Zystenwand. Die gleiche Läsion in der T2-Sequenz.

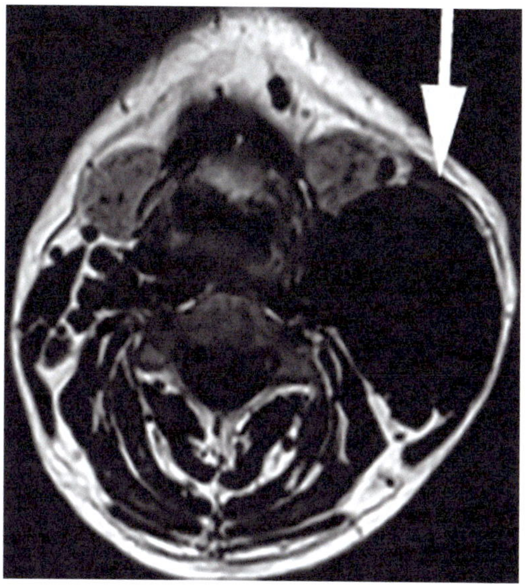

Hier in der T1-Sequenz koronar.

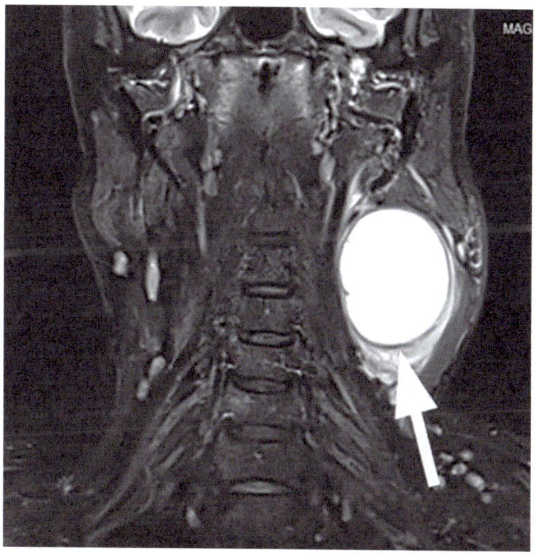

Leider ist die Ansicht noch immer sehr weit verbreitet, dass sogenannte laterale Halszysten bei über 30-Jährigen diagnostiziert werden können. Unglücklicherweise kommt es immer wieder zu Fehldiagnosen, wo entweder zystische HPV-positive Lymphknotenmetastasen oder papilläre Schilddrüsenmetastasen übersehen werden.

Auf diesem CT-Bild erkennt man ebenfalls eine zystische, sehr dünnwandige Raumforderung am rechten Hals (Pfeil).

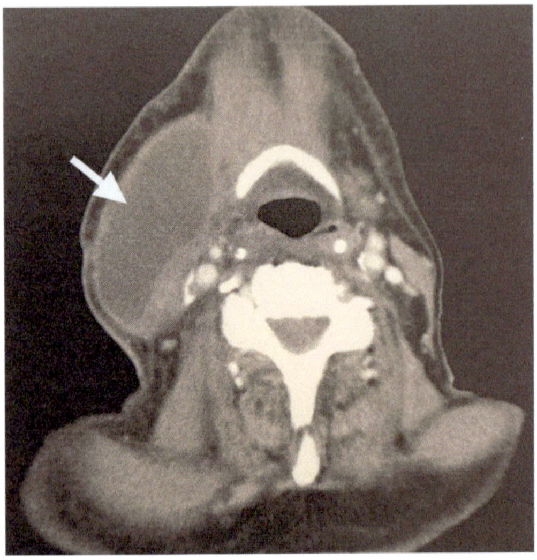

Vergleicht man dieses Bild mit dem MRT von oben, kann man radiologisch kaum einen Unterschied zwischen diesen beiden Strukturen erkennen. Nach histologischer Aufarbeitung konnte eine zystische, nekrotische Lymphknotenmetastase, p16-positiv, diagnostiziert werden.

Im nächsten Beispiel zeigt sich in der T1-gewichteten MRT- Sequenz ebenfalls eine teils zystische (Pfeil), solide Raumforderung am rechten Hals, welche exakt oberhalb der Carotis-Gabel liegt.

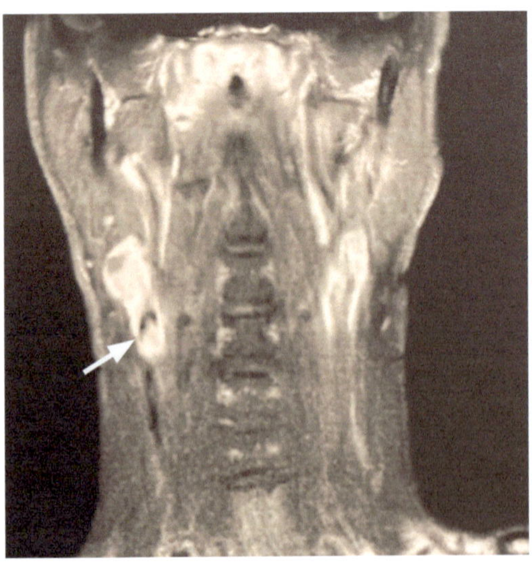

Betrachtet man die Zyste genauer, ist diese auch scharf begrenzt und entspricht tatsächlich den Kriterien einer lateralen Halszyste. Der Patient war aber 52 Jahre alt und nach HNO-ärztlicher Untersuchung wurde zuerst ein kleines Tonsillenkarzinom ipsilateral und nach Neck-Dissection eine p16-positive, zystische Lymphknotenmetastase festgestellt.

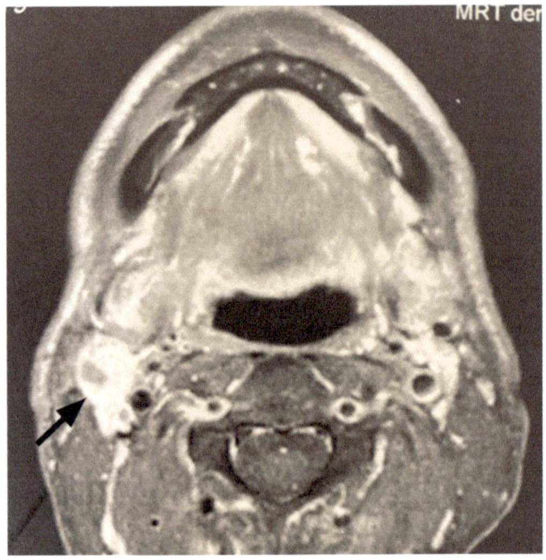

Prinzipiell gilt es bei einer lateralen Halszyste immer ein Malignom auszuschließen. Daher ist folgender Diagnoseweg unbedingt einzuhalten:

Bei Patienten älter als 30 Jahre sollte eine Panendoskopie, mit – bei Vorhandensein von Tonsillen – Tonsillektomie und Zungengrundbiopsien und FNA mit Thyreoglobulin-Bestimmung durchführt werden. Die Patienten müssen auch darüber aufgeklärt werden, dass die Exstirpation der lateralen Halszyste unter Schnellschnitt-Kontrolle erfolgen wird. Bei einer Malignom-suspekten Raumforderung intraoperativ sollte im gleichen operativen Schritt eine Neck-Dissection erfolgen. Es müssen offene Biopsien bei Lymphknotenmetastasen mit anschließender Tumorzellaussaat unbedingt vermieden werden!

2.3.1.3 Solide Knoten

Patienten mit soliden Knoten weisen eine große Bandbreite an Erkrankungen auf. In diesem Beispiel präsentierte sich eine 68-jährige Dame mit vermehrten, vergrößerten und deutlich kontrastmittelaufnehmenden Lymphknoten (Pfeile).

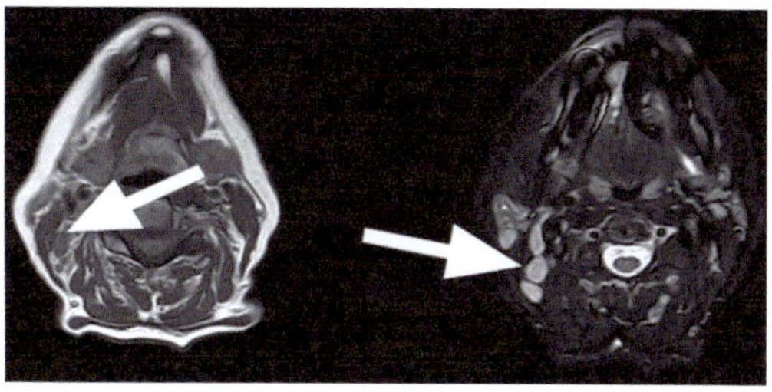

Die Knoten sind rund und weisen keinen Lymphknotenhilus auf. Bei Verdacht auf ein Lymphom wurde eine diagnostische Lymphknotenbiopsie durchgeführt, und es zeigte sich in der endgültigen pathohistologischen Aufarbeitung lediglich eine unspezifische Lymphadenopathie.

Diese 56-jährige Patientin wurde wegen einer kugeligen Raumforderung am linken Hals vorstellig. Die Schwellung bestand seit einigen Jahren und zeigte im Ultraschall eine scharfe Begrenzung (Pfeil) mit einer prominenten arteriellen Versorgung am kranialen Ende.

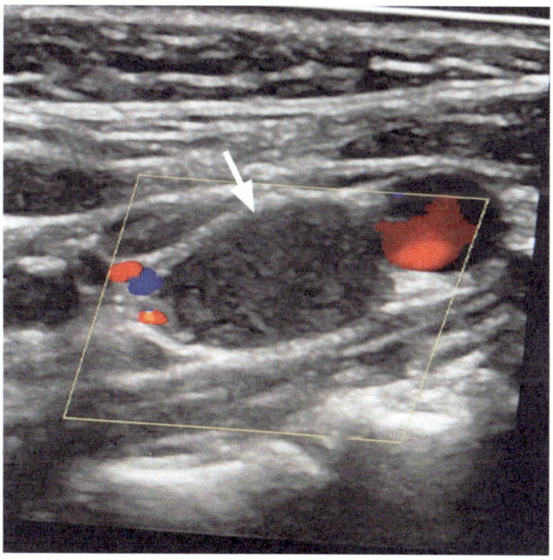

Im MRT lag der Knoten (Pfeil) exakt in der Carotis-Gabel und wies radiologisch Zeichen von *„salt and pepper"* auf. Das „Salz" entspricht dabei kleinsten Einblutungen und „Pfeffer" dem Flow Void. Nach interdisziplinären Besprechungen wurde die Diagnose eines Shamblin Typ I Glomus caroticum Tumors gestellt und in der Histologie als Paragangliom diagnostiziert. Das Paragangliom bildet in der HNO die Ausnahme bezüglich funktioneller Bildgebung. Vollständigkeitshalber sollte entweder ein ^{18}F-Fluorodopa- oder DOTA-PET wegen etwaiger weiterer Läsionen durchgeführt werden.

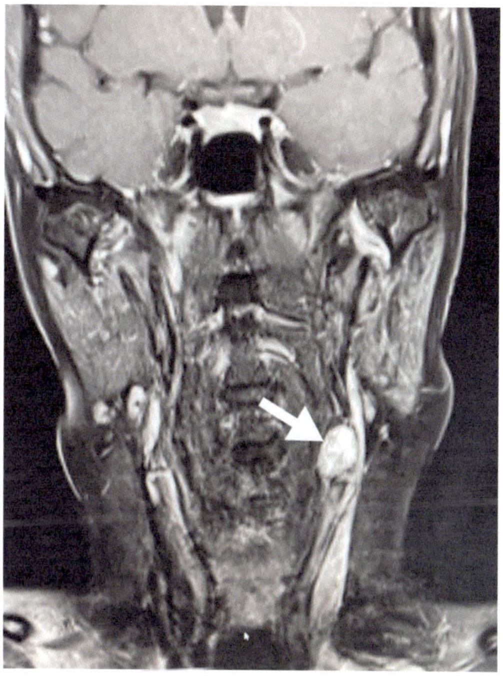

Zur Abklärung von vergrößerten, persistierenden Lymphknoten am Hals zeigt sich in der T1-MRT-Sequenz eine runde, vergrößerte Raumforderung. Im Vergleich zu den umliegenden Strukturen am Hals, z. B. mit der Glandula submandibularis (anterior des Lymphknotens, *), ist der Knoten isointens, scharf begrenzt, aber ohne Fetthilus (kleiner Pfeil).

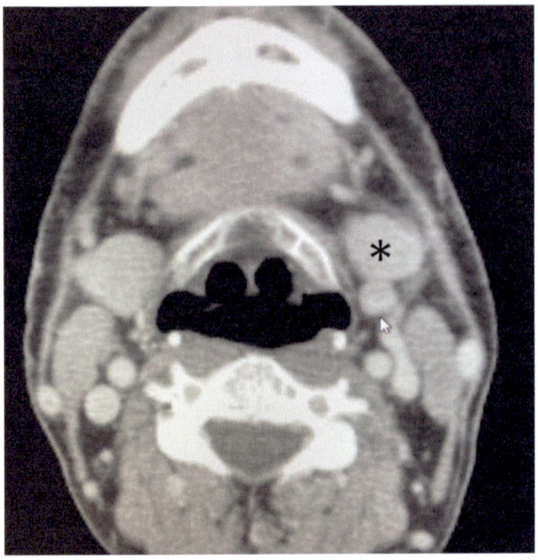

Auch in der koronaren Ansicht erkennt man den runden Lymphknoten (kleiner Pfeil). In der darauf folgenden Lymphknotenbiopsie wurde die Diagnose eines Hodgkin-Lymphoms gestellt.

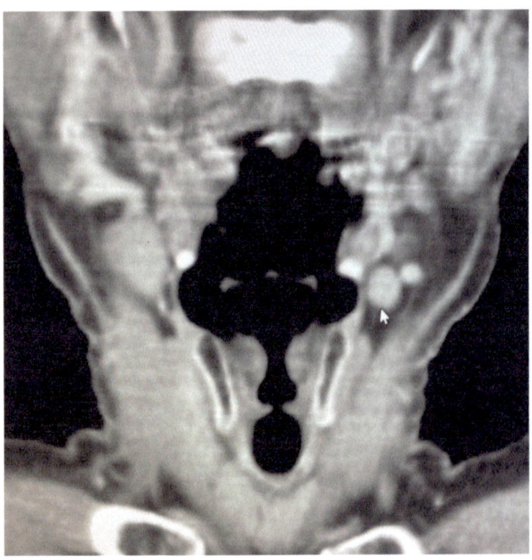

Ein ganz anderes Bild zeigt sich in dieser koronaren MRT-T1-gewichteten Kontrastmittel-Sequenz, wo die linksseitige Raumforderung einerseits die Carotis communis zu 360° umscheidet (Pfeil), andererseits keine eindeutigen Grenzen mehr feststellbar sind.

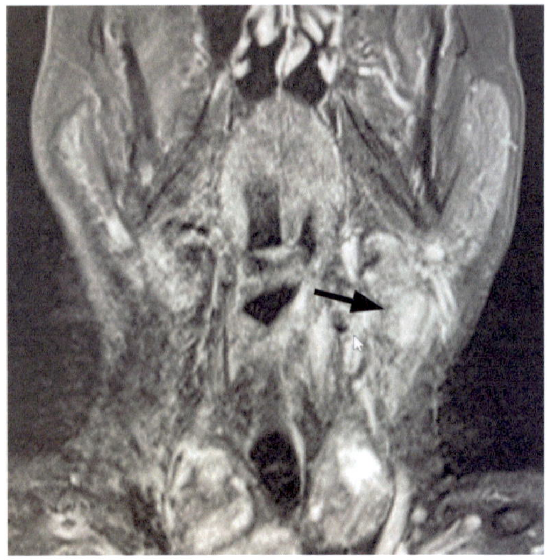

Nachdem eine FNA-Zytologie durchgeführt worden war, wurde eine p16-positive Lymphknotenmetastase (*) eines T3-Larynxkarzinoms diagnostiziert.

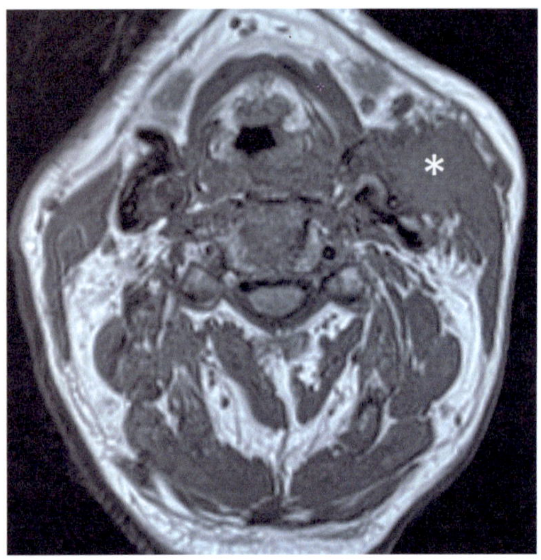

In diesem CT-Thorax lässt sich eine kugelige Raumforderung in der rechten Axilla darstellen. Bei diesem 36-jährigen Patienten wurde ein malignes Melanom zwei Jahre zuvor am Rücken diagnostiziert und behandelt. Die Raumforderung hat zwar eine gut definierbare Abgrenzung (Pfeil) zum umliegenden Gewebe, aber innerhalb des Knotens erkennt man teilweise solide und teilweise nekrotische Areale (Blockpfeil).

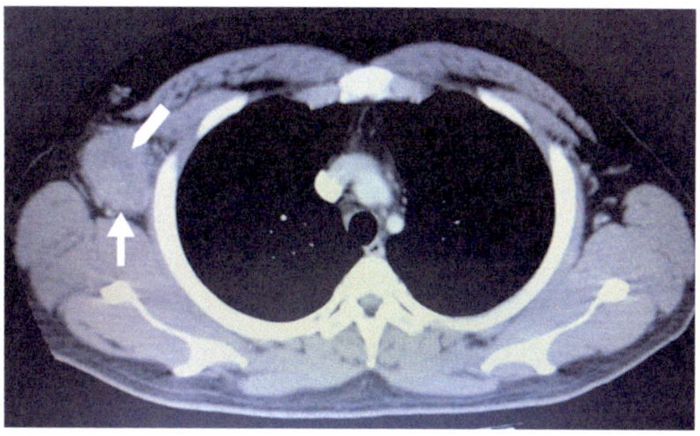

2.3.1.4 Intramuskuläre Raumforderungen

Das Auffallendste bei intramuskulären Raumforderungen ist sicherlich eine fehlende scharfe Abgrenzung zur Umgebung und kann daher anfänglich zu Missinterpretationen und Fehldiagnosen führen. Man muss differenzialdiagnostisch an Sarkome oder Metastasen denken und daher immer eine histologische Abklärung einleiten! In diesem Beispiel zeigt sich eine inhomogene, unscharf begrenzte, hyperintense Struktur (Pfeil), ungefähr 2 cm im Durchmesser, intramuskulär im rechten M. sternocleidomastoideus lokalisiert. Nach operativer Entfernung zeigte sich in der abschließenden histopathologischen Aufarbeitung ein Hämatom.

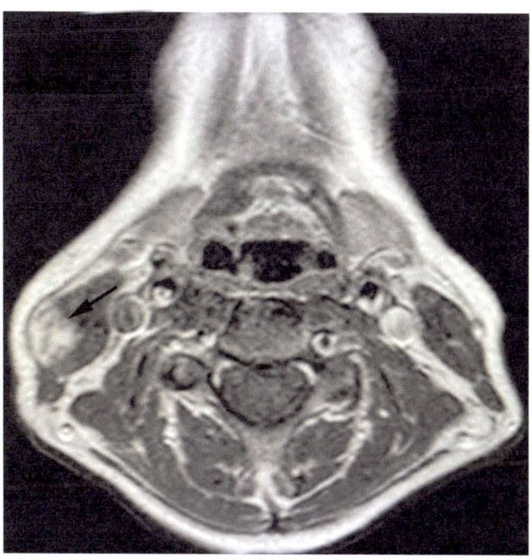

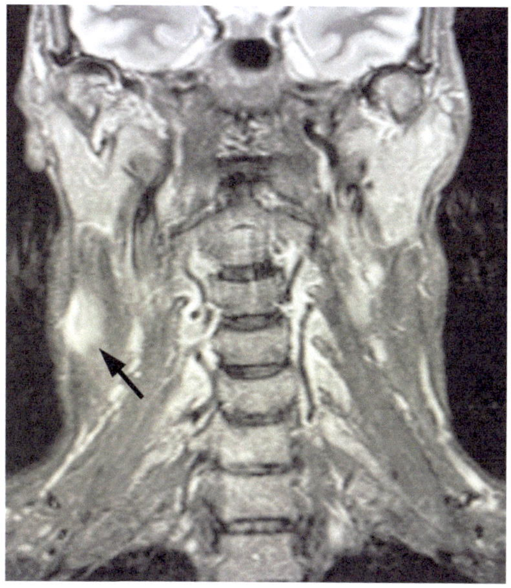

2.3.1.5 Interstitielle Raumforderungen

Im Gegensatz zu der unscharf begrenzten intramuskulären Struktur im vorangegangenen Beispiel erkennt man in diesen T1-Sequenzen multiple, interstitielle Läsionen, die einem metastasierten pleomorphen Adenom der Glandula parotis am rechten Hals entsprechen. Die einzelnen Läsionen (Pfeil) sind scharf begrenzt und im Vergleich zur Muskulatur geringgradig hyperintens.

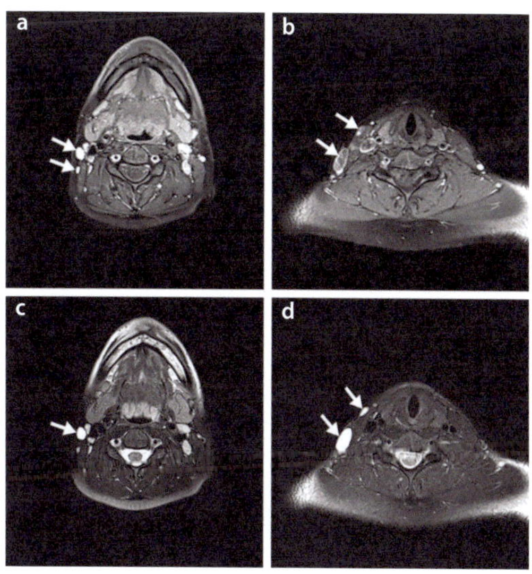

2

Glandula submandibularis und parotis

Bei chronisch rezidivierenden Erkrankungen der Glandula submandibularis und parotis ist neben der klinischen Untersuchung eine Durchführung einer Sonographie empfehlenswert. In der Abbildung erkennt man eine deutlich vergrößerte Gld. submandibularis, 3,2 × 1,7 cm groß, die scharf begrenzt, oval und echoarm und inhomogen mit einer mäßigen Durchblutung im Farbdoppler erscheint.

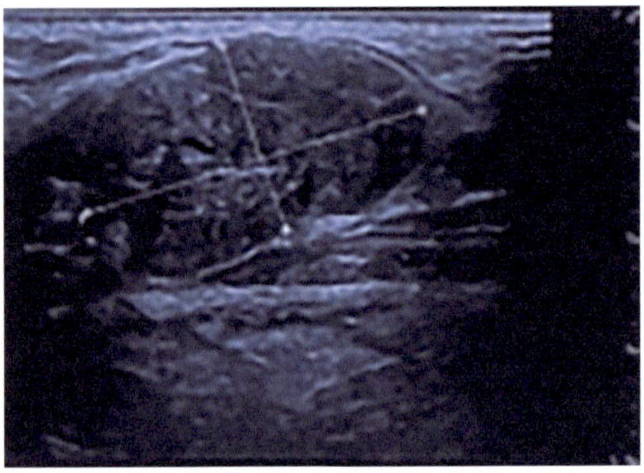

2.3.1.6 Weitere Diagnoseverfahren

Wie bei den gutartigen Erkrankungen am Hals ist die Sonographie bei der morphologischen Beurteilung bösartiger Raumforderungen sehr hilfreich. Schnittbildverfahren hingegen bieten bei Größen-, und Lagebestimmung und Invasivitätszeichen den Vorteil, dass die Bilder gemeinsam in Tumorboards und mit anderen Kollegen besprochen werden können. Nuklearmedizinische Untersuchungen wie PET, PET/CT und PET/MRT kommen dann zum Einsatz, vorausgesetzt, sie stehen zeitnah zur Verfügung, wenn ein Primärtumor nicht gefunden werden kann oder eine regionale oder Fernmetastasierung im Raum steht. Neben der Bilddiagnostik und klinischen Untersuchung werden zytopathologische Untersuchungsmethoden, wie die Feinnadelaspirationszytologie oder Stanzbiopsie, eingesetzt. Zur weiteren Abklärung und in weitere Hinsicht auf Therapieplanung wird bei Vorliegen von bösartigen Erkrankungen im HNO-Bereich immer eine Panendoskopie (= Endoskopie des HNO-Bereiches in Vollnarkose mit Hilfe von starren Rohren) durchgeführt. Dabei sollten vier Fragen beantwortet werden:

1. Um welche Erkrankung handelt es sich? Dazu werden eine oder mehrere Biopsien entnommen und intraoperativ mit Hilfe des Schnellschnittes oder Paraffin-eingebetteten Präparat pathohistologisch untersucht.
2. Wo liegt die Raumforderung? Ist eine chirurgische Entfernung überhaupt möglich?
3. Ist der Hals überstreckbar und somit für eine eventuelle laserchirurgische Behandlung geeignet?
4. Die Lage des Tumor ist für die weitere Therapie entscheidend: Kann diese ohne rekonstruktive Möglichkeiten entfernt werden, oder wird eine Wiederherstellung des Defektes notwendig sein? Welche funktionellen Einschränkungen wird der Patient wahrscheinlich danach haben?

Neben der histopathologischen Abklärung der unklaren Raumforderungen wird vom Pathologen auch immer eine p16-immunhistochemische Färbung durchgeführt. p16 gilt als ein Surrogat-Marker für eine HPV-Infektion im oropharyngolaryngealen Bereich. Eine HPV-induzierte Karzinomerkrankung im HNO-Bereich beeinflusst entscheidend die weiteren Therapiemöglichkeiten.

2.3.2 Lymphknotenbiopsie

Die Indikation für eine Lymphknotenbiopsie ergibt sich dann, wenn

1. die vorangegangenen FNACs oder Stanzen keine sichere histologische Diagnose ergaben, oder
2. der Verdacht auf eine nicht solide bösartige Erkrankung vorliegt, oder

3. wenn der Verdacht auf eine nicht chirurgisch sanierbare solide bösartige Erkrankung besteht.

2.3.2.1 Vorgehen

Entweder in Lokalanästhesie (1–2 % Xylanaest/Epinephrin) oder unter Sedoanalgesie.

Großflächiges Waschen und Abdecken.

Genaues Tasten und Lokalisation der Raumforderung

- **Wichtig:** Die Lymphknoten, obwohl manche „oberflächlich" zu liegen scheinen, sind immer unterhalb des M. sternocleidomastoideus! Auch wenn der Lymphknoten vor dem Hautschnitt sehr gut tastbar ist, kann dieser während der Operation immer wieder „wandern"!

Einkreisen der Raumforderung und Einzeichnen der Hautinzision auf einer Hautspannungslinie. Die kurvilineare Linie zeigt den Verlauf der Mandibula-Unterkante.

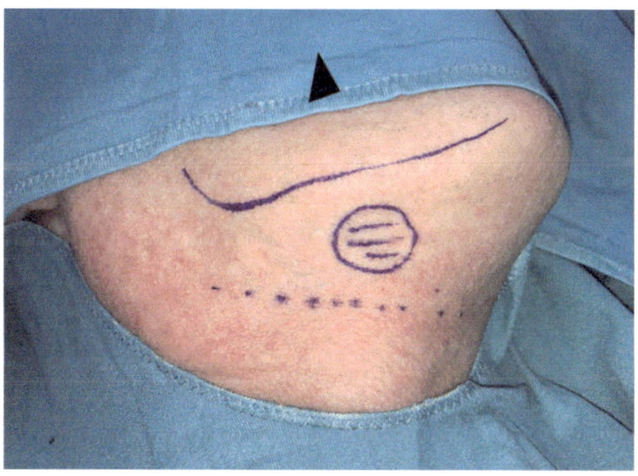

- **Wichtig:** In allen Abbildungen markiert der Pfeilkopf die Position des Kopfes und zeigt zur Nasenspitze. Dies dient zur besseren Orientierung.
- **Wichtig:** Die Länge des Hautschnittes richtet sich nach der Größe des Lymphknotens, sollte aber dennoch die Lymphknotengröße nicht mehr als 1 cm überschreiten.
- **Wichtig:** Auch wenn der kleine Schnitt eine kosmetisch sehr ansprechende Lösung darstellt, muss man immer daran denken, dass bei Blutungen dieser erweitert werden muss. Eine kleine Exposition kann eine adäquate Blutstillung in den seltensten Fällen gewährleisten. Darüber hinaus ist das Risiko, einen Nerven (z. B. Nn. accessorius, facialis, lingualis, vagus, recurrens etc.) oder weitere Strukturen am Hals zu verletzen weitaus höher, als bei einem großen Schnitt und einer weiten Exposition!

Hautschnitt mit der monopolaren Kaustik. Der Blockpfeil zeigt nach kranial.

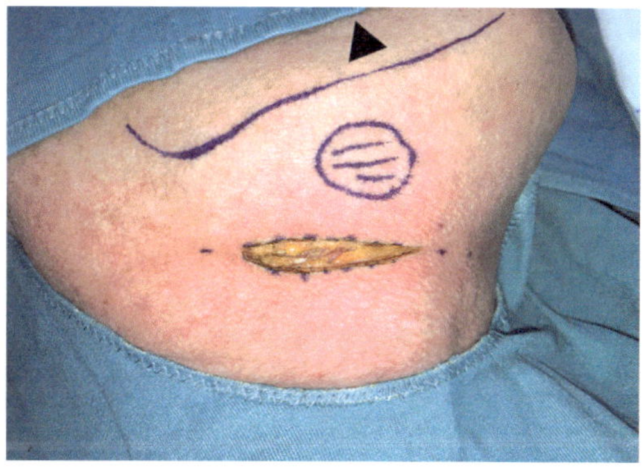

Durchtrennen des Platysmas (Pfeile) und Anlage eines kranialen und kaudalen Hautplatysmalappens.

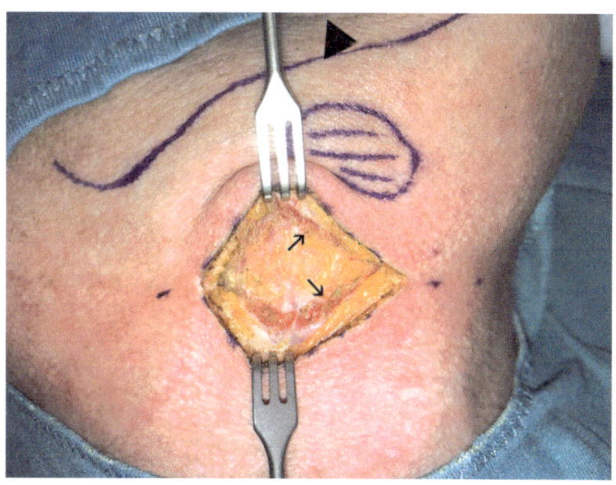

2

Mit Hilfe eines scharfen 2- oder 3-Zinken-Hakens werden die Hautlappen weggehalten oder mit zwei Ethibond-2-0-Fäden an die Abdeckung angenäht.

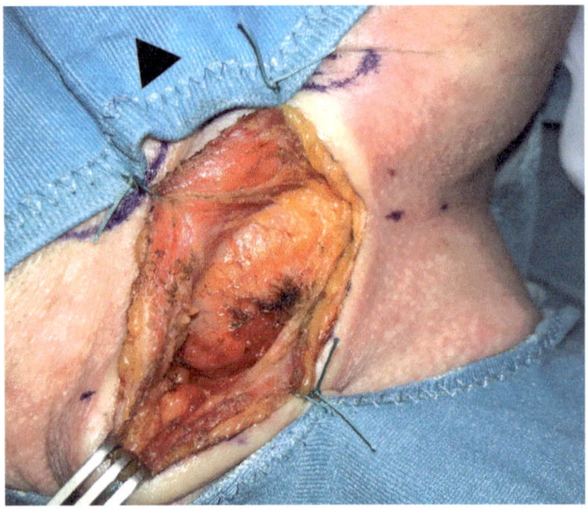

Mit der bipolaren Kaustik wird nun vorsichtig in Richtung des Knotens präpariert.

In diesem Fall liegt der Knoten im Bereich der Glandula submandibularis, und deshalb wird zuerst der R. marginalis n. facialis (Doppelpfeil) zum Schutz des Nerven aufgesucht und nach kranial geschoben.

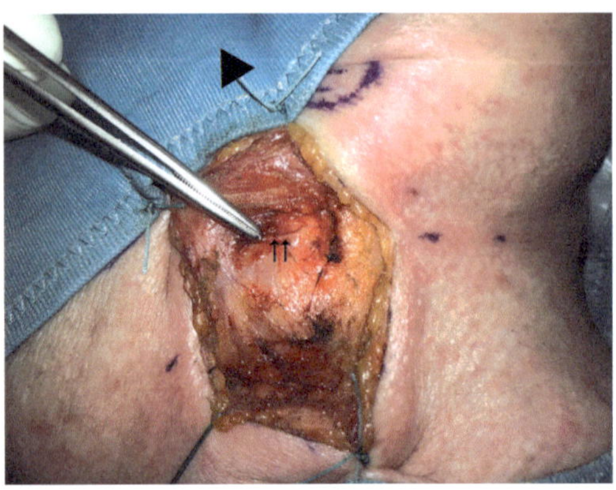

Danach Präparation direkt auf den Knoten (Stern).

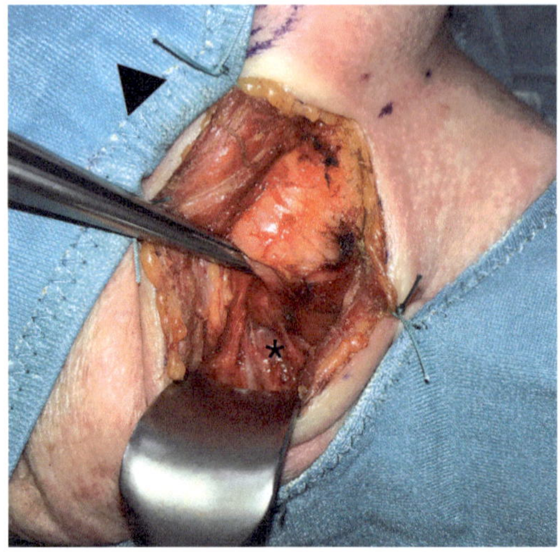

Mit der anatomischen Pinzette oder Allis-Klemme wird das Bindegewebe, welches am Lymphknoten haftet, vorsichtig gefasst und der M. sternocleidomastoideus dargestellt.

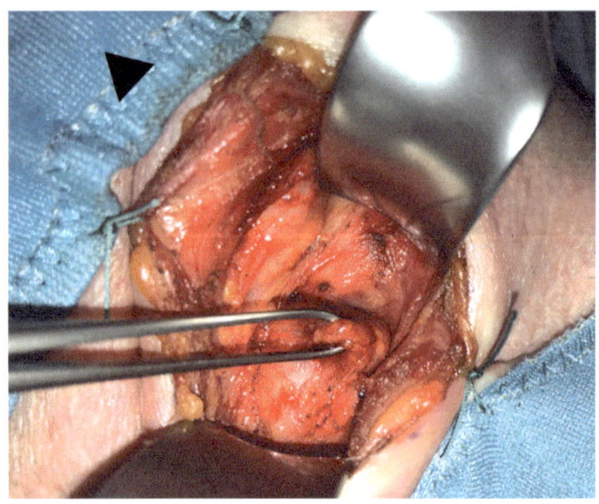

Je nach Lokalisation des Knotens wird der Muskel nach lateral (weißer Pfeil) oder nach medial retrahiert, um die Exposition zu maximieren. Die Raumforderung wird mit der Allis-Klemme angehoben und das Bindegewebe wird zirkulär mit der bipolaren Kaustik durchtrennt.

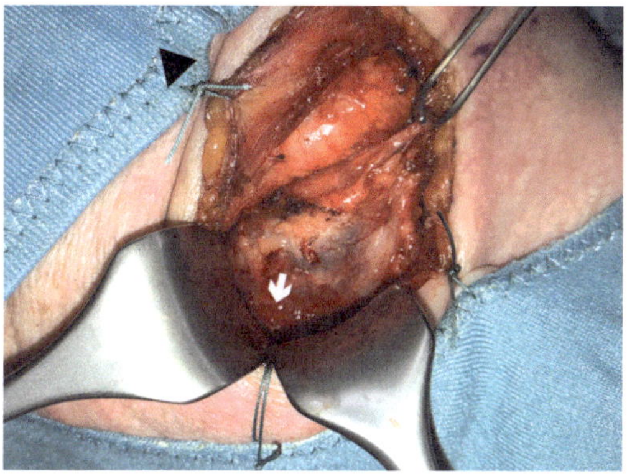

- **Wichtig:** Knoten sollten nicht mit der chirurgischen Pinzette angefasst werden, da diese sehr leicht zerfallen können und dadurch die Resektion erschwert wird. Darüber hinaus wird auch eine Zellaussaat in das umliegende Bindegewebe begünstigt!

Mit einer Moskito-, oder Allis-Klemme wird Bindegewebe vorsichtig am Knoten gefasst. Dadurch lässt sich dieser leichter und kontrollierter aus dem OP-Bett herausheben. Mit großen Langenbeck-Retraktionshaken werden der M. sternocleidomastoideus nach lateral und das Os hyoideum nach medial gedrängt. So erhält man einen guten Überblick über die tiefer gelegenen Strukturen.

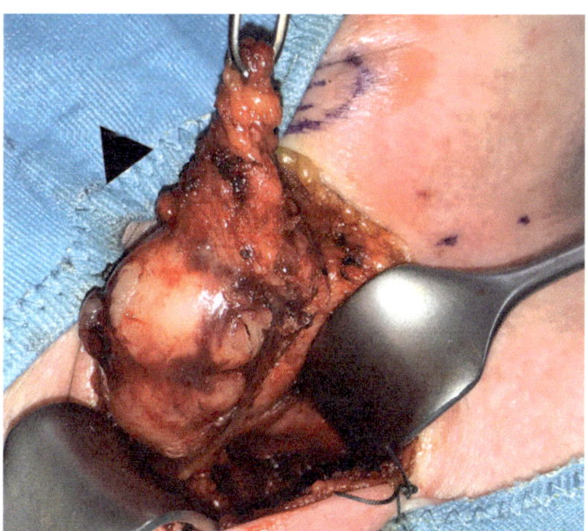

Weitere zirkuläre Dissektion mit der bipolaren Kaustik. Das Präparat lässt sich noch weiter aus dem OP-Bett ziehen.

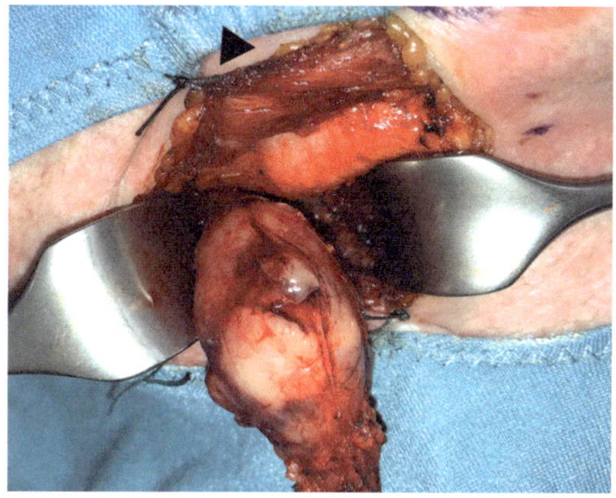

Immer wieder vorsichtige und genaue Blutstillung.

- **Wichtig:** Sollte der Knoten sehr groß sein und eine vollständige Entfernung nicht sinnvoll erscheinen, kann man unter ständiger Koagulation eine Keilexzision durchführen.
- **Wichtig:** Bevor der Knoten entfernt wird, muss dessen Blutversorgung mehrfach koaguliert werden.

Nach Entfernung des Knotens.

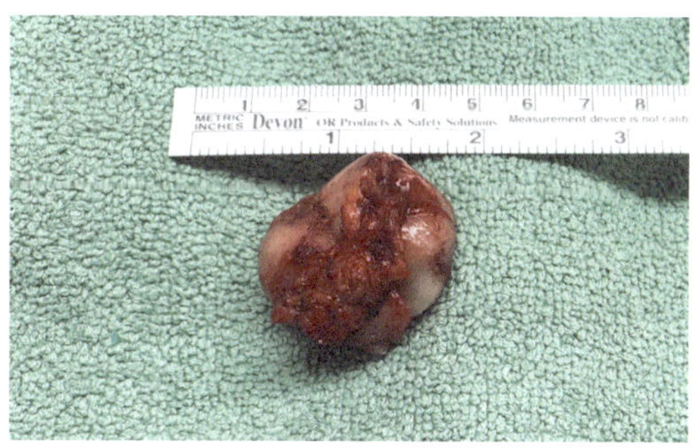

Danach genaue Inspektion, ob eine Blutungsquelle gesichtet werden kann. Blockpfeil zeigt nach kranial.

2

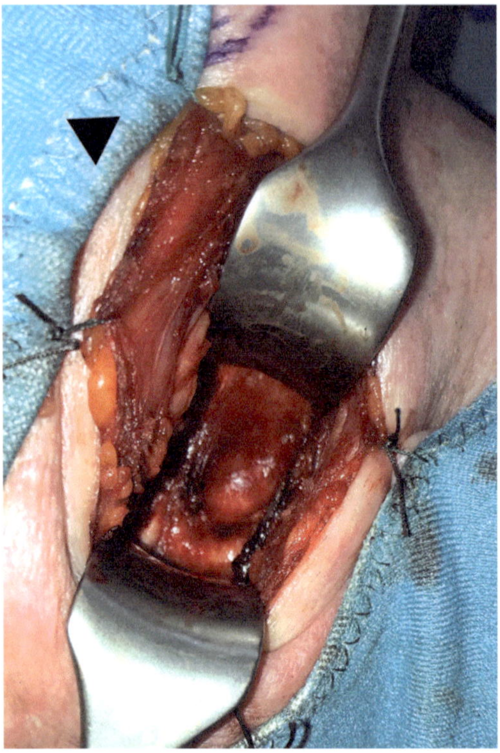

Valsalva auf 25 mmHg kann bei der Suche nach Blutungen behilflich sein.

Nach Entfernung der Haltefäden zeigt sich, wie sich die Lage des Knotens „verschoben" hat! Initial submandibulär gelegen, dann doch weit lateral lokalisiert! Siehe Pfeil, der die veränderte Lage des Knoten von medial nach lateral zeigt.

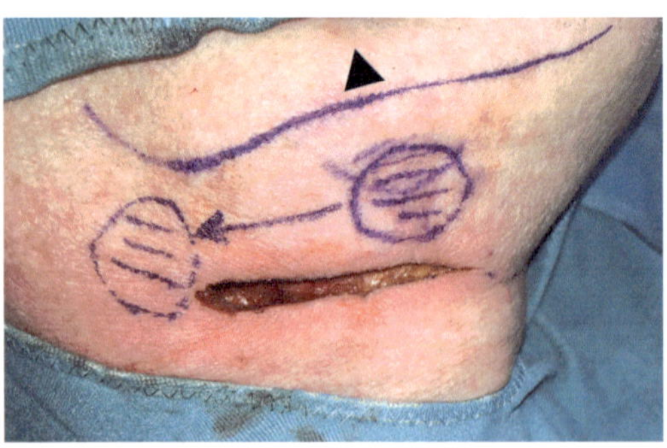

- **Wichtig:** Bei trockenen Verhältnissen ist keine Lasche oder Drainage erforderlich. Bei einem Defekt über 4 cm sollte man eine Penrose-Lasche einlegen.

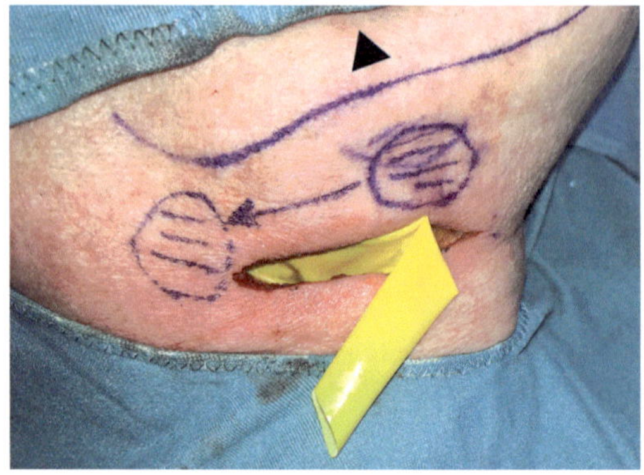

Zweischichtiger Wundverschluss mit Vicryl 3-0 als Subkutannaht und Vicryl 4-0 rapid als Intrakutannaht.

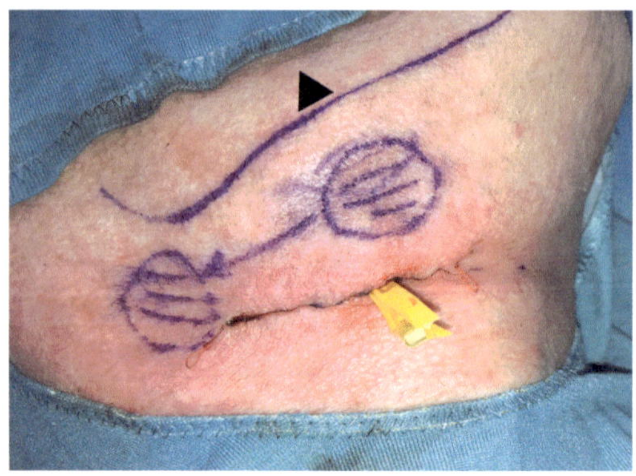

Ein schmaler Streifen von Betaisodona-Gel wird genau über den Hautschnitt aufgetragen und Steristrips über den Salbenverband geklebt.

Darüber ein Hautpflaster.

Literatur

Committee for Neck Dissection Classification, American Head and Neck Society (2008), 134, 536–538, Arch. Otolaryngol. Head and Neck Surgery

Schilddrüsenchirurgie – Thyreoidektomie und Neck-Dissection

Inhaltsverzeichnis

B. M. Erovic, M. Hermann, *Halslymphknotenentfernung – Neck-Dissection*,
https://doi.org/10.1007/978-3-662-62566-8_3

Die Expertise in der Chirurgie der malignen Struma umfasst die subtile Technik der Thyreoidektomie, der zentralen (Level VI und VII) und der lateralen Hals-Dissektion (Level IV, III, II, V). Im Folgenden wird auf die Operationsschritte und besondere Tipps und Tricks bei der Entfernung der Schilddrüse mit Augenmerk auf den Nervus recurrens und den Nervus laryngeus superior mit seinen potentiellen Verlaufsvarianten eingegangen. Die Schonung der Nebenschilddrüsen nimmt ebenso einen wichtigen Stellenwert ein. Die zentrale Hals-Dissektion ist sowohl anterekurrent als auch retrorekurrent bis in das obere Mediastinum erforderlich, um keine Lymphknotenresiduen zu belassen. Die sogenannte Neck-Dissection betrifft das laterale Kompartiment, das vom medialen durch die Carotis-Gefäß-Nerven-Scheide abgegrenzt wird. Hier ist die Schonung von Nervus phrenicus, Nervus accessorius, Plexus brachialis, Nervus hypoglossus und auch Nervus laryngeus superior entscheidend. Die Operationstechnik wird in den folgenden Abschnitten detailliert in Text und Bild beschrieben und auch auf den unverzichtbaren Einsatz des Neuromonitoring eingegangen.

3.1 Thyreoidektomie bei gutartiger Struma

Eine Thyreoidektomie kann entweder en bloc oder nach Isthmusspaltung durch primäre Hemithyreoidektomie der befund-dominanten Seite und anschließende kontralaterale Komplettierung durchgeführt werden. Eine vollständige Entfernung der Schilddrüse inkludiert auch den Lobus pyramidalis, dessen Ausdehnung häufig unterschätzt wird. Durch eine inkomplette Resektion besteht das Risiko eines Lobus-pyramidalis-Rezidivs bei Knotenstrumen, des Hinterlassens eines Antigenpools bei Autoimmunerkrankungen oder eines Radikalitätsdefizits bei Schilddrüsenkarzinomen mit der Folge einer Thyreoglobulin-Persistenz. Zu beachten sind auch aberrante, isoliert von der Schilddrüse liegende substernal oder intrathorakale Knotenkonvolute, die präoperativ schwierig bzw. nur durch erweiterte szintigraphische Darstellung oder durch Schnittbildverfahren zu diagnostizieren sind. In jedem Fall muss intraoperativ eine sorgfältige Exploration des Operationsfelds, speziell des Substernalraums durchgeführt werden.

Die Länge des Hautschnitts ist der Größe der Struma anzupassen. Wie die MIVAT (minimal invasive videoassistierte Thyreoidektomie) oder die OMIT (offene minimal invasive Thyreoidektomie) gezeigt haben, ist eine Operation auch bei 2–3 cm großem Schnitt möglich, den limitierenden Faktor stellt aber das Volumen der Schilddrüse und damit die Vorlagerung des Präparats durch die knapp gehaltene Inzision dar. Somit ist das Ausmaß des sogenannten Kocher'schen Kragenschnitts dem Befund anzupassen. Die präoperative Markierung des Hautschnitts in halbsitzender Position ist empfehlenswert, um die korrekte Höhe, die Symmetrie und die Platzierung in einer geeigneten präformierten Hautbeugefalte zu gewährleisten. Eine leicht konkav geschwungene Schnittführung verbessert ebenfalls das kosmetische Ergebnis durch gute Anpassung an die Halskontur.

Extrazervikale Zugänge, sei es transoral, transaxillär oder retroauriculär, kommen ohne sichtbare Hautschnitte aus, sind aber nicht Gegenstand des vorliegenden Buchs, das den Fokus auf die Neck-Dissection mit der Notwendigkeit größer angelegter Inzisionen legt. In diesem Zusammenhang sei aber erwähnt, dass die Kriterien einer qualitätsvollen Schilddrüsenchirurgie für offene und endoskopische Zugänge in gleicher Weise gelten.

Hautschnitt und quere Durchtrennung des Platysma. Darstellung der Lamina superficialis der Fascia cervicalis.

Die Ligatur und Durchtrennung der Faszienvenen ist nicht obligat, bewährt sich jedoch bei großen Strumen, bei denen in weiterer Folge eventuell eine Querspaltung der infrahyoidalen Muskulatur notwendig wird. Die Längsspaltung der infrahyoidalen Muskulatur reicht zur Freilegung der Schilddrüse üblicherweise aus. Um den Zugangsweg zum oberen Pol zu verbessern, kann isoliert der M. sternothyroideus quer durchtrennt werden, bei großen substernal ausladenden Strumen ist auch eine Querspaltung beider infrahyoidaler Muskeln sinnvoll, um den Hautschnitt besser ausnützen zu können. Die Querdurchtrennung sollte zwischen kranialem und mittlerem Drittel erfolgen, um die im kaudalen Drittel inserierende Innervation zu schonen.

Der Eingriff beginnt mit dem Befunddominanten Schilddrüsenlappen.

- **Wichtig:** Auf dieser Seite ist zum frühestmöglichen Zeitpunkt eine Vagusstimulation (V1) durchzuführen, wofür der Nerv nicht freigelegt werden muss. Der Vagus ist in der Gefäß-Nerven-Scheide vielfach gut zu tasten und mit der konzentrischen bipolaren Kugelsonde stimulierbar. Gelingt dies durch die Größe der Schilddrüse primär nicht, so findet man einen Zugang kaudal des unteren Schilddrüsenpols nach Palpation der Arteria carotis bzw. des Nervus vagus oder kranial im Bereich des oberen Pols. Somit ist ein adäquates Vagusausgangssignal vorliegend und man kann nachweisen, dass die Nervenleitung primär intakt ist, das gesamte Neuromonitoring-Equipment funktioniert und die Tubuselektrode korrekt platziert ist. Funktioniert die initiale Vagusstimulation nicht, so sind die technischen Geräte, die Verkabelung und die Neurostimulationssonde zu überprüfen und gegebenenfalls auszutauschen. Bei anhaltendem Signaldefizit muss auch die Platzierung der Tubuselektrode korrigiert werden. Bei Fehlen oder Fehlfunktion der Tubuselektrode kann alternativ auch eine transcricoidale Nadelelektrode durch den Operateur platziert werden. Bei Anwendung des kontinuierlichen Neuromonitoring ist der Vagus freizulegen und zirkumferent zu umfahren, um die Anlage der Dauerstimulationselektrode zu ermöglichen.

Die Entfernung des Schilddrüsenlappens sollte mit der prälaryngealen Exploration begonnen werden, um einen Lobus pyramidalis bzw. Lymphknoten nicht zu übersehen. Die primäre Isthmusspaltung ist empfehlenswert, außer es gibt Gründe für eine En-Bloc-Thyreoidektomie (z. B. prätracheale, nach substernal reichende Ausdehnung der Struma mit erschwertem Zugang zur Luftröhre, malignitätsverdächtige Knoten im Isthmus). Speziell bei einseitig großen Strumen muss dabei auf die Verlagerung der Trachea und deren frühe Lokalisation bei der Isthmusspaltung geachtet werden.

- **Wichtig:** Speziell bei weit substernal reichenden Strumen empfiehlt sich die primäre Mobilisierung des oberen Pols. Dabei sollte der Ramus externus des Nervus laryngeus superior zumindest mittels Neurostimulation lokalisiert werden, um die oberen Polgefäße selektiv und kapselnahe und in sicherer Distanz zum Nervenverlauf zu versorgen und zu durchtrennen. Die Neurostimulation des „superior" gelingt nahezu immer, die Sichtdarstellung des Nerven ist nicht die Regel, da dieser oft innerhalb der Pharynxwand verläuft. Nach der kapselnahen Ligatur und Durchtrennung der oberen Polgefäße erfolgt nun die Mobilisierung des Oberhorns. Das erleichtert das schrittweise Vorlagern des Schilddrüsenlappens und speziell bei intrathorakaler Ausdehnung das Herausheben aus dem Substernalraum. Dieses Manöver muss vorsichtig und atraumatisch erfolgen. Ein brüskes Luxieren mit dem Finger erhöht das Risiko einer früh eintretenden Recurrensparese (LOS Typ 2). Vor diesem Manöver sollte nochmals eine Vagusstimulation durchgeführt und – bei Einsatz des kontinuierlichen Neuromonitoring – spätestens zu diesem Zeitpunkt die Vaguselektrode eingebracht werden. Ob das kontinuierliche Neuromonitoring bei der Vermeidung passagerer Recurrensparesen hilfreich ist, müssen zukünftige Studien zeigen.

Nach Vorlagern des Schilddrüsenlappens vor die Trachea wird der Retrothyreoidalraum eröffnet und der Nervus recurrens lokalisiert.

Hilfreich ist dabei das Anschlingen der A. thyroidea inferior, durch dosierten Zug kann die Auffindung und Darstellung des Nerven aber auch der Epithelkörperchen erleichtert werden.

- **Wichtig:** Die Position der Nebenschilddrüsen unterliegen einer Variationsbreite, die untere sitzt üblicherweise ventral des Recurrens und kann an der Schilddrüsenkapsel adhärent sein, die obere dorsal der Nerveneinmündungsstelle. Zu diesem Zeitpunkt sollte erstmals die Autofluoreszenzdiagnostik der Nebenschilddrüsen zum Einsatz kommen, falls diese neue intraoperative Lokalisationstechnik zur Verfügung steht. Bei Rezidivstrumen nach ipsilateraler Voroperation (zumeist nach subtotalen Resektionen) sind der Verlauf des Nervus recurrens und die Position der Nebenschilddrüsen nicht gut einschätzbar und können der Schilddrüsenkapsel in äußerst exponierter Position anhaften. Speziell bei Mobilisierung des oberen und unteren Pols bzw. der Ligatur und Durchtrennung verbliebener oberer und unterer Polgefäße muss man besondere Vorsicht walten lassen, da der ursprüngliche obere Pol beim Ersteingriff reseziert wurde und mitunter der Nervus recurrens unmittelbar am Neo-oberen-Pol anhaftet. Gleichermaßen kann der Recurrens auch lateral oder im Extremfall auch ventral am Schilddrüsenrestlappen adhärent und vernarbt verlaufen. Man muss sich vor Augen führen, dass die früher getätigten Teilresektionen oder die subtotalen Lappenentfernungen jenen Schilddrüsenrest zum Schutz des Nerven und der Nebenschilddrüsen belassen haben, der nun knotig verändert ist und komplett entfernt werden soll. Die Anatomie des Nervenverlaufs ist somit nicht kalkulierbar und beim Zugang zum Retrothyreoidalraum muss mikrochirurgisch mit äußerster Vorsicht vorgegangen werden, sodass nun Blutgefäße bzw. Narben und Bindegewebsfasern superselektiv und erst nach Monitieren durch Neurostimulation versorgt und durchtrennt werden sollen.

Ist der Nerv lokalisiert, so wird er über seinen gesamten Verlauf bis zur Einmündungsstelle freigelegt, an seinem vaskularisierten Untergrund erhalten und möglichst nicht skelettiert.

- **Wichtig:** Im Zuge dieser Dissektion ist gleichzeitig streng auf die Position der beiden Nebenschilddrüsen zu achten, da es im Zuge der Nervendissektion zu einer Devaskularisierung ventral liegender Epithelkörperchen kommen kann. Somit ist zum ehestmöglichen Zeitpunkt auch die Position der Nebenschilddrüsen zu erfassen und diese vaskularisiert zu erhalten.

Unter ständiger Sichtkontrolle des Nervus-recurrens-Verlaufs und Beachtung beider Nebenschilddrüsen ist nun das Gefäßband zur Schilddrüse selektiv und kapselnahe zu unterbinden, der Schilddrüsenlappen von der Trachea abzulösen und so komplett zu entfernen.

Noch am Operationstisch sollte das Schilddrüsenpräparat auf seine Komplettheit und Unversehrtheit inspiziert und auch potenziell mitresezierte Nebenschilddrüsen untersucht werden, speziell wenn nicht beide Epithelkörperchen im Operationsfeld gesehen und geschont werden konnten.

Während der Präparationsphase kann auch wiederholt eine Autofluoreszenzprüfung des Operationsfelds und schließlich auch des entfernten Resektats durchgeführt werden.

- **Wichtig:** Bei Auffinden einer akzidentiell entfernten Nebenschilddrüse ist diese zu autotransplantieren. Eine Sicherung der Diagnose „Nebenschilddrüse" kann durch Biopsie und Schnellschnitt, aber auch mittels Autofluoreszenz erfolgen. Die Autotransplantation kann durch Injektion der Nebenschilddrüsenpartikel (in 2–3 ml Kochsalzlösung) in den M. sternocleidomastoideus erfolgen.
- **Wichtig**: Man muss nicht jede Nebenschilddrüse **sehen**, man darf nur keine **übersehen** !

Eine Schnellschnittuntersuchung der Schilddrüsenpräparate ist grundsätzlich zu empfehlen.

Sobald der Befund-dominante Schilddrüsenlappen entfernt ist, erfolgt die Abschlussstimulation am Nervus vagus (V2), am Nervus recurrens (R2) und am Nervus laryngeus superior. Bei adäquatem Neuromonitoringsignal (über 50 % des Ausgangswertes) kann die Operation auf der zweiten Seite fortgesetzt werden.

- **Wichtig:** Kommt es zu einem LOS II (*loss of signal* – Ausfall des Nerven im gesamten Verlauf) oder LOS I (segmentaler Nervenausfall) so empfiehlt es sich, die Operation nach Entfernung des ersten Lappens zu beenden und die kontralaterale Komplettierung erst nach Rekonvaleszenz des Nerven durchzuführen, um das Risiko einer folgenschweren beidseitigen Recurrensparese erst gar nicht erst einzugehen. Ausnahmen davon sind individuelle Entscheidungen des Operateurs!
- **Wichtig:** Liegt lediglich eine reduzierte Amplitude und kein kompletter Signalausfall vor, so kann als Entscheidungshilfe der sogenannte „Laryngeal Twitch", die Palpation der Larynxkontraktion an der Membrana cricoidea oder an der Hinterseite des Larynx, herangezogen werden. Kommt es zu einer tastbaren Kontraktion bei Stimulation des Nervus vagus, so ist von einer guten neuromuskulären Überleitung auszugehen und trotz schwachem Ableitungssignal mit einer regulären Leitungsfunktion des Nerven zu rechnen. Reduzierte Amplituden können auch zu inkompletten Paresen führen, die eine Minderbeweglichkeit des Stimmbandes zur Folge haben. Die Hypomobilität ist ausreichend für eine respiratorisch relevante Stimmbandabduktion, selbst wenn kontralateral ein Stimmbandstillstand vorliegt.

3.2 Thyreoidektomie beim Schilddrüsenkarzinom mit zentraler Hals-Dissektion – (Level VI und VII)

Beim papillären oder medullären Schilddrüsenkarzinom wird im Zuge der Thyreoidektomie eine zentrale Kompartimentlymphadenektomie in Level VI und VII durchgeführt (siehe Abbildung zur Beschreibung der Level nach Robbins in ▶ Kap. 1). Es empfiehlt sich, die Lymphadenektomie prälaryngeal vom Hyoid ausgehend nach kaudal zu beginnen, um hier bereits den Schildknorpel, den Ringknorpel, die Membrana cricothyroidea und die Musculi cricothyroidei von Fett-Lymphknoten-Bindewebe zu befreien. Im rechten zentralen Kompartiment differenziert man – bezogen auf den Verlauf des N. recurrens – zwischen einer anterekurrenten und einer retrorekurrenten Lymphknotenkette. Die anterekurrenten Lymphknoten werden bevorzugt zusammen mit dem rechten Lappen entfernt, jene dorsal des Recurrens oftmals isoliert in einem zweiten OP-Schritt. Links ist die retrorekurrente Lymphknotenkette durch den linkskonvexen Verlauf des Ösophagus weniger ausgeprägt und besser zugänglich.

Die ersten OP-Schritte entsprechen der Thyreoidektomie bei gutartiger Struma und sind Voraussetzung für das Studium dieses Abschnitts (▶ Abschn. 3.1). Im Folgenden wird der Fokus auf die zentrale Hals-Dissektion gelegt:

Zunächst Freilegung des Nervus recurrens über seinen gesamten Verlauf bis in das obere Mediastinum. Systematisch wird – zusammen mit dem tumortragenden Schilddrüsenlappen – sämtliches Fett-Lymphknoten-Bindegewebe ventral des Nerven bis nach kaudal zum spitzen Winkel zwischen Truncus brachiocephalicus rechts (bzw. Carotis communis links) und der Trachea entfernt.

- **Wichtig**: Bereits in dieser Operationsphase ist auf die Nebenschilddrüsen zu achten, da die zentrale Hals-Dissektion einen Risikofaktor für einen Hypoparathyreoidismus darstellt.

Die rechts dominante retrorekurrente Lymphknotenkette liegt – wie der Name schon sagt – dorsal des Nervus recurrens und wird vom Ösophagus, von der Wirbelsäule und lateral von der Arteria carotis communis begrenzt. Sie lässt sich – wie erwähnt – nicht immer en bloc mit dem anterekurrenten Lymphknotenkompartiment entfernen, ist aber aufgrund der potenziellen Ausbreitung von Lymphknotenmetastasen in das hintere rechte Mediastinum besonders beachtenswert. Sie ist leicht zu übersehen, wenn das prävertebrale Spatium nicht exploriert wird. Bei präoperativ diagnostizierter ausgedehnter zervikaler Lymphknotenmetastasierung oder bei sonographisch nachweisbaren Metastasen im Jugulum, ist für die OP-Planung eine Schnittbilddiagnostik von Hals und Thorax zur Abklärung des Mediastinums durchzuführen. Retrorekurrente, obere mediastinale und tief mediastinale Lymphknotenmetastasen können auch im hochauflösenden Nativ-CT (Cave: bei differenzierten Karzinomen kein Kontrastmittel!) oder alternativ im MRT (vor allem bei zystischen Lymphknotenmetastasen papillärer Karzinome) gut dargestellt werden. Für eine mediastinale Lymphadenektomie kaudal der Vena brachiocephalica ist ein transsternaler Zugang zu wählen. Bei medullären Karzinomen gibt ein Dopa-PET-CT optimale Informationen, zusätzlich kann jodhaltiges Kontrastmittel verwendet werden, da eine postoperative Radiojodtherapie bei C-Zellkarzinomen nicht indiziert ist.

Das linke zentrale Lymphknotenkompartiment lässt sich leichter en bloc mit der Schilddrüse dissezieren, da der retrorekurrente Anteil durch den linkskonvexen Verlauf des Ösophagus besser zugänglich ist.

- **Wichtig:** Technisch anspruchsvoll bei der zentralen Kompartimentlymphadenektomie sind:
  - die Schonung des substernalen Verlaufs des Nervus recurrens, da bei Mobilisierung der mediastinalen Lymphknoten zugbedingt der mobile Nervus recurrens nach ventral verlagert werden kann und so bei der Lymphadenektomie gefährdet ist. Folgender Tipp ist dabei hilfreich: Der Assistent zieht den Larynx nach kranial und zur Gegenseite, sodass sich der Nervus recurrens anspannt und geradlinig bis in das obere Mediastinum eingesehen und freigelegt werden kann. Ein unbeabsichtigtes Vorziehen des Nerven wird dadurch verhindert.
  - die Schonung und Funktionserhaltung der Nebenschilddrüsen, wobei häufig die kaudalen Epithelkörperchen an der Schilddrüsenkapsel haften bzw. ventral des Nervus recurrens positioniert sind. Bei der zentralen Kompartiment-Lymphadenektomie läuft man Gefahr, die Blutversorgung der Nebenschilddrüsen zu beeinträchtigen, wenn weder die zu- noch die abführenden Gefäße geschont werden können. Somit sind die kaudalen Epithelkörperchen im Zuge der zentralen Kompartiment-Lymphadenektomie gefährdet, oft nicht zu erhalten und einer Autotransplantation zuzuführen.
- **Wichtig**: Demnach muss auch der entfernte Lymphknoten-Bindegewebskörper am Operationstisch sorgfältig auf akzidentell entfernte Nebenschilddrüsen untersucht werden, speziell, wenn nicht beide in situ gesehen wurden. Die oberen Epithelkörperchen sind zumeist in stabiler Position knapp dorsal der Einmündungsstelle des Nervus recurrens und bei der zentralen Kompartimentlymphadenektomie ganz besonders zu beachten. Speziell bei der zentralen Hals-Dissektion ist der Einsatz der Autofluoreszenz-Technik mit Fluoptics für die Erkennung der Epithelkörperchen besonders hilfreich (▶ Abschn. 3.9)

3.3 Neck-Dissection beim Schilddrüsenkarzinom – laterale Hals-Dissektion

Die Lymphknotenmetastasierung beim papillären und medullären Schilddrüsenkarzinom breitet sich überwiegend im zentralen Kompartiment aus, bei lateralem oder kranialem Sitz des Schilddrüsentumors kann der primäre Befall auch den lateralen Hals betreffen: bevorzugt sind Level IV und III, aber auch Va und Vb, seltener IIa und IIb. Absiedlungen in Level Ia und Ib sind Raritäten. Daher erfolgt die Neck-Dissection in der Schilddrüsenchirurgie von kaudal nach kranial, während bei HNO-Tumoren üblicherweise von kranial nach kaudal vorgegangen wird. Die Grenze zwischen zentraler und lateraler Hals-Dissektion stellt die Gefäß-Nerven-Scheide dar. Das Prinzip einer funktionellen Neck-Dissection besteht in einer Schonung aller anatomischer Strukturen, die primär identifiziert und auspräpariert werden müssen und unter deren ständiger Sichtkontrolle das gesamte Fett-Lymphknoten-Gewebe des Halses entfernt wird.

Der Hautschnitt ist durch die vorangegangene Thyreoidektomie unter Einbeziehung des zentralen Kompartiments meist vorgegeben, eine horizontale Verlängerung bis an den Vorderrand des M. trapezius unumgänglich, um das Operationsfeld bis zum Kieferwinkel dissezieren zu können. Die häufig angewendete vertikale Schnitterweiterung entlang der Hinterkante des M. sternocleidomastoideus oder der Vorderkante des M. trapezius sollte aufgrund nachteilhafter kosmetischer Ergebnisse (starke Keloidbildung) vermieden werden.

Das operative Prozedere beginnt mit einer großzügigen Freilegung des Trigonum colli laterale (seitliches Halsdreieck) und des Trigonum caroticum.

Die infrahyoidale Muskulatur wird bis zum Hyoid, der Musculus sternocleidomastoideus vom Venenwinkel bis zum Kieferwinkel freigelegt, wobei hier auf den Ramus marginalis mandibulae des N. facialis zu achten ist.

Anschließend zirkumferentes Mobilisieren des M. sternocleidomastoideus unter Beachtung seiner Innervation (R. externus des N. accessorius) und Anschlingen mittels Honigdrain, sodass man ihn – je nachdem, in welcher anatomischen Region man präpariert – sowohl nach medial als auch nach lateral verlagern kann.

Nun Freilegen der Gefäß-Nerven-Scheide und Anschlingen der Arteria carotis und der Vena jugularis.

Der Nervus vagus wird ebenfalls zur Darstellung gebracht und durch Neurostimulation ein initiales Ableitungssignal dokumentiert.

- **Wichtig:** Ein Anschlingen muss wohlüberlegt sein, um durch Zug nicht eine Nervenläsion im Sinne eines LOS I zu verursachen. Zur besseren Übersicht kann der das Operationsfeld kreuzende M. omohyoideus reseziert werden.

Man beginnt üblicherweise mit den parajugulären Lymphknotengruppen entlang der Vena jugularis (Level IV und III) und präpariert sich hier bis auf die Fascia prävertebralis vor.

- **Wichtig:** Diese ist streng zu beachten und zu schonen, da unmittelbar dorsal davon der N. phrenicus seinen Verlauf nimmt, wie er von kraniolateral nach mediokaudal den M. scalenus anterior kreuzt. Der N. phrenicus lässt sich gut neurostimulieren, die Signalantwort äußert sich in rhythmischen Zwerchfellkontraktionen, die gut sichtbar und spürbar sind (auch ▶ Abschn. 3.5 Neuromonitoring bei Neck-Dissection).

Bleibt man hier in der richtigen Schichte, so kann das Fett-Lymphknoten-Bindegewebe von der prävertebralen Halsfaszie gut abgehoben werden.

- **Wichtig:** Anspruchsvoll ist die Lymphknotendissektion am Venenwinkel, dem kaudalen Bereich des Level IV, infolge der Nahebeziehung zur Vena subclavia und zum Ductus thoracicus (links). Eine typische und mitunter langwierige Komplikation stellt die Lymphfistel dar. Zu deren Vermeidung kann der Ductus thoracicus ligiert werden, ebenso auch alle zuführenden kleinen Lymphgefäße. Keinesfalls sollten dafür diverse Versiegelungsmethoden bzw. Elektrokoagulation verwendet werden, da die zarte Wand der Lymphgefäße zu wenig Substanz für einen sicheren Verschluss bietet. Rechts ist das Risiko etwas geringer, der Ductus lymphaticus dexter sollte hier aber auch Beachtung finden.

Alsbald stößt man im seitlichen Halsdreieck auf den Plexus cervicalis, die Nn. supraclaviculares, sensible Nerven für die infraklavikuläre Haut, liegen hier oberflächlich.

- **Wichtig:** Die Schonung oder Resektion dieser Nerven hängt im Einzelfall von der onkologischen Erfordernis und dem Radikalitätsbedarf bei supraklavikulären Lymphknotenmetastasen ab.

In der Tiefe, ebenfalls knapp unterhalb der prävertebralen Halsfaszie, findet sich der Plexus brachialis, der gut getastet werden kann und somit auch problemlos zu schonen ist. An seinem dorsalen Rand zweigt der Nervus suprascapularis ab, etwas weiter lateral der Nervus thoracicus longus, wie er durch den Musculus scalenus medius zieht, und der Nervus dorsalis scapulae. Alle diese Nerven verlaufen subfaszial und sind bei Schonung der Faszie nicht in Gefahr.

- **Wichtig:** Eine besondere Herausforderung im seitlichen Halsdreieck ist der Nervus accessorius (Ramus spinalis), der kranial aus der Schädelbasis austritt, unter dem Musculus sternocleidomastoideus verläuft oder durch diesen hindurchtritt und nach kaudolateral in den Musculus trapezius eindringt. Besondere chirurgische Vorsicht ist hier in Level V geboten, da der Nerv distal sehr oberflächlich verlaufen und bereits beim Hautschnitt gefährdet werden kann. Somit ist in diesem lateralen Bereich die Hautinzision zunächst oberflächlich zu führen. Es empfiehlt sich, den R. externus des N. accessorius hier in einer frühen Operationsphase zu lokalisieren. Die Neurostimulation ist bei seiner Auffindung besonders hilfreich, die impulssynchronen Kontraktionen des Musculus trapezius sind kräftig und gut erkennbar.

Die Lymphadenektomie im Trigonum colli laterale wird nun bis zum Kieferwinkel komplettiert, dabei ist auch das Punktum nervosum mit dem N. auricularis magnus zu beachten.

Ein wesentlicher Schritt ist auch die vollständige anatomische Exploration des Trigonum caroticum. Dafür empfiehlt es sich, die V. retromandibularis bzw. V. facialis zu durchtrennen, um Zugang bis zum Kieferwinkel zu gewinnen. Bei diesem Schritt kommen die Glandula submandibularis und die submandibulären Lymphknoten zur Darstellung.

An der Schädelbasis findet man die Nahebeziehung der Hirnnerven Vagus, Hypoglossus und Acessorius an ihrer Austrittstelle, wie sie nach ventral, kaudal und laterodorsal verlaufen. Sie sind auch in diesem Bereich freizulegen, und unter strenger Sichtkontrolle ist die Lymphadenektomie am Kieferwinkel bzw. in Level IIa und IIb durchzuführen.

Der Fokus liegt hier zunächst in der Verlaufsdarstellung des N. hypoglossus mit seinem konkaven Bogen ventral der A. carotis externa. Von ihm zweigt die Ansa cervicalis ab, die – von kaudal nach kranial präpariert – auch als Leitstruktur für die Auffindung des N. hypoglossus dienen kann. Sie versorgt die infrahyoidale Muskulatur, kann aber aus Radikalitätsgründen geopfert werden, kommt es doch dadurch zu keinen klinisch relevanten Ausfällen. Zur frühzeitigen Lokalisation des N. hypoglossus ist wiederum das Neuromonitoring sehr hilfreich, kann doch durch Stimulation die Kontraktion der Zungenmuskulatur gut sichtbar ausgelöst werden. Gleichermaßen können N. vagus und N. accessorius im Verlauf dargestellt und stimuliert werden.

Die Lymphadenektomie wird kranial bis zum Venter posterior des Musculus digastricus fortgesetzt.

Hier im Bereich des Unterkieferrandes ist auf den Ramus marginalis mandibulae zu achten, der mitunter auch 1–2 cm kaudal der Unterkieferkante durch die Regionen IIa und Ib laufen kann.

Die A. thyroidea superior, die im Zuge der Thyreoidektomie bereits am oberen Schilddrüsenpol versorgt wurde, ist bei Bedarf nachzuresezieren und am Abgang der A. carotis externa zu ligieren.

- **Wichtig:** Zu beachten ist im Trigonum caroticum auch der kraniale Anteil des N. laryngeus superior. Er entspringt dem Ganglion cervicale inferius, unterkreuzt die Carotis-Gabel und läuft zur Membrana thyroideahyoidea, wo er den sensiblen Ramus internus abgibt. Der motorische R. externus zieht unterhalb des M. sternothyroideus und dorsal der A. thyroidea superior (vereinzelt auch als risikoreiche Variante zwischen seinen Ästen hindurch – ▶ Abschn. 3.6, 3.7, 3.8) entlang der Linea obliqua des Schilddrüsenknorpels nach kaudal in den Kehlkopf, indem er das Ligamentum cricothyroideum und den Conus elasticus durchbohrt. Er versorgt motorisch den M. cricothyroideus und den M. constrictor pharyngis inferior. Es existiert oft auch eine Anastomose zum Nervus laryngeus recurrens. Der M. cricothyroideus ist für die Spannung der Stimmlippen zuständig und somit für die Obertöne und das Stimmvolumen verantwortlich.

Unter entsprechender Sichtkontrolle aller dieser anatomisch und funktionell relevanten Strukturen ist die Lymphadenektomie zu komplettieren.

3.4 Neck-Dissection/OP-Schritte mit Bilddarstellung

Die Operationsschritte bei Thyreoidektomie mit zentraler und lateraler Hals-Dissektion werden anhand von Fotos einer Operation eines metastasierenden papillären Schilddrüsenkarzinoms dargestellt. Der Hautschnitt wird in den meisten Fällen nur noch horizontal als verlängerter Kocher'scher Kragenschnitt ausgeführt. Die zentrale Hals-Dissektion umfasst Level VI und VII, besonders zu beachten sind dabei die retrorekurrenten Lymphknoten. Gleichzeitig ist für die Erkennung und Schonung der Nebenschilddrüsen zu sorgen. Dabei kann die Autofluoreszenzdarstellung hilfreich sein. Die laterale Hals-Dissektion, die sogenannte Neck-Dissection, betrifft Level IV, III, II und V. Ein besonderer Schwerpunkt wird auf die Darstellung der exponierten Nerven (Recurrens, Laryngeus superior, Vagus, Phrenicus, Plexus brachialis, Accessorius, Hypoglossus) gelegt und Tipps zur deren Auffindung und Schonung gegeben. Dabei kommt dem Neuromonitoring ein wesentlicher Stellenwert zu.

Anhand von drei Fallbeispielen werden Bilder von Diagnostik und Operationsschritten bei rechter und linker Neck-Dissection dargestellt (◘ Abb. 3.1, 3.2, 3.3, 3.4, 3.5, 3.6, 3.7, 3.8, 3.9, 3.10, 3.11, 3.12, 3.13, 3.14, 3.15, 3.16, 3.17, 3.18, 3.19, 3.20, 3.21, 3.22, 3.23, 3.24, 3.25, 3.26, 3.27, 3.28, 3.29, 3.30, 3.31, 3.32, 3.33, 3.34).

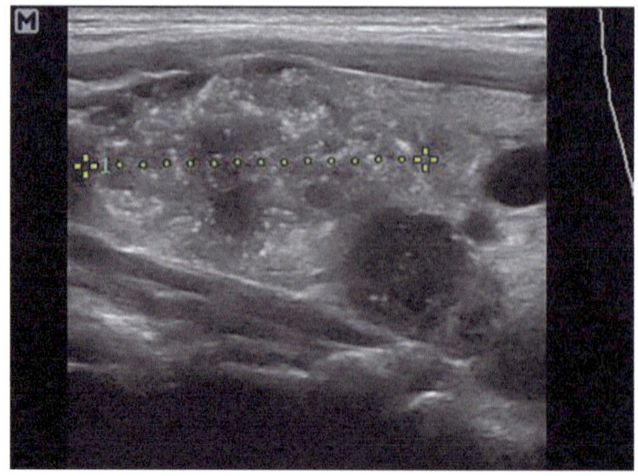

◘ **Abb. 3.1** Sonographie rechter Schilddrüsenlappen: Innerhalb eines 3,5 cm großen, schlecht abgrenzbaren Schilddrüsenknotens finden sich weißliche Punktstrukturen, die Mikrokalk entsprechen und somit einen hochgradigen Malignitätsverdacht aufweisen: der Primärtumor der Schilddrüse – ein papilläres Karzinom

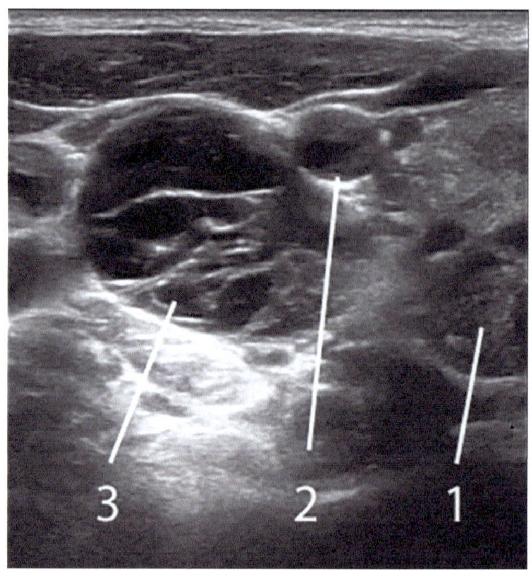

◘ **Abb. 3.2** Sonographie – Querschnitt: Schilddrüsenkarzinom (1), A. carotis nach ventral verdrängt, zystische Lymphknotenmetastase (3) dorsal der Gefäß-Nerven-Scheide im lateralen Kompartiment

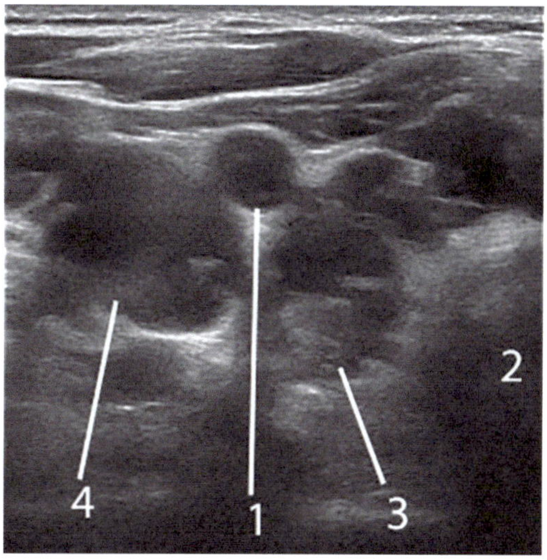

Abb. 3.3 Ultraschall-Querschnitt kaudal der Schilddrüse rechts an der oberen Thoraxapertur: Die A. carotis (1) nach ventral verdrängt, Trachea (2), dorsal positive Lymphknoten im zentralen (3) und im lateralen Kompartiment (4)

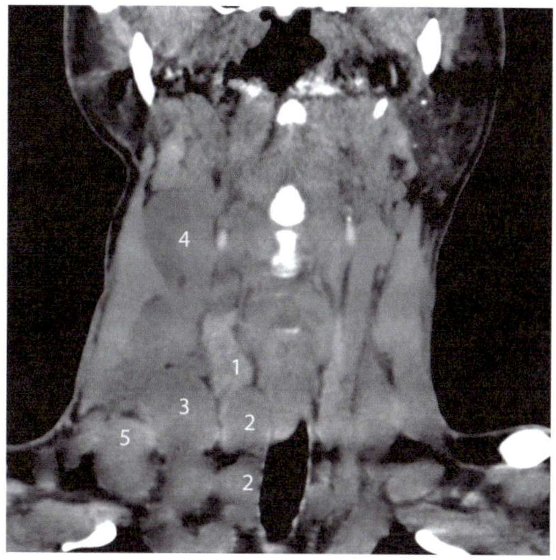

Abb. 3.5 In der coronaren Schichte des Hals-CT (ohne Kontrastmittel!) zeigt sich die ausgedehnte Lymphknotenmetastasierung der rechten Halsseite: rechter Schilddrüsenlappen mit Mikrokalk (1), Lymphknotenmetastasen im zentralen Kompartiment Level VI (2), im lateralen Kompartiment Level IV (3), Level III (4), Level V (5)

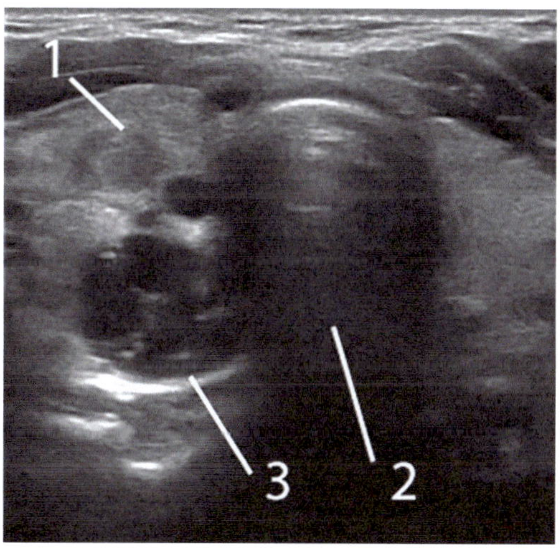

Abb. 3.4 Schilddrüse nach ventral verdrängt (1), Trachea (2), rechts dorsal eine retrorekurrente zystische Lymphknotenmetastase (3)

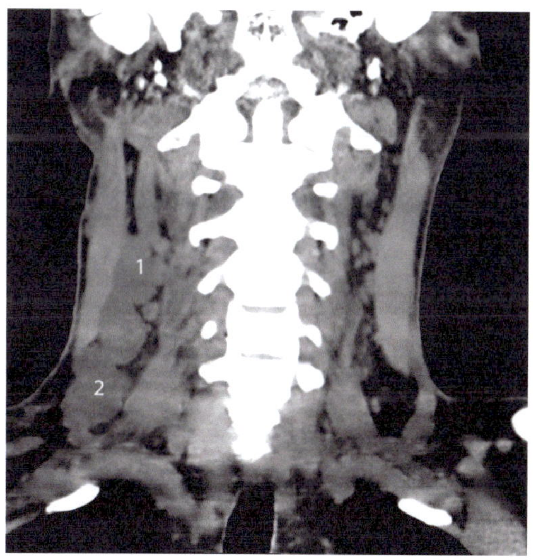

Abb. 3.6 Koronale Schnittebene auf Höhe der Wirbelsäule und des Musculus trapezius: girlandenförmig angeordnete Lymphknotenmetastasen entlang des Nervus accessorius (spinale Gruppe): Level Va (1), Level Vb (2)

3

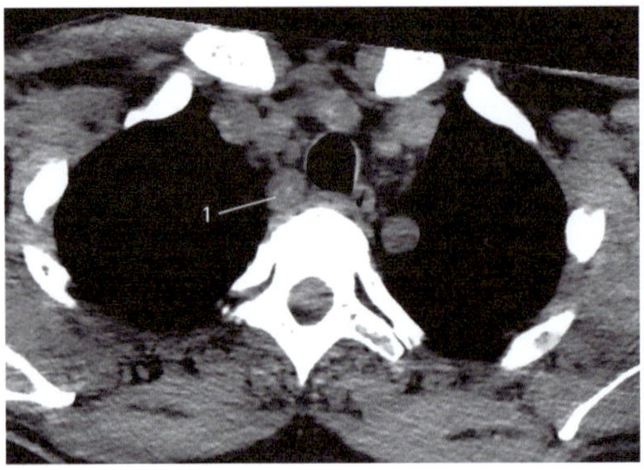

■ **Abb. 3.7** Axiale Schnittebene des CT an der oberen Thoraxapertur. Lymphknotenmetastasen in Level VII: rechts paravertebral, retrorekurrente Lymphknoten im hinteren oberen Mediastinum (1)

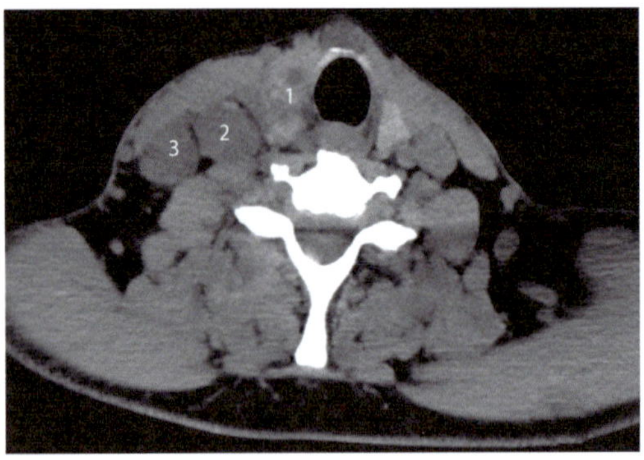

■ **Abb. 3.8** CT – axialer Schnitt auf Höhe des Schilddrüsenkarzinoms (1). In Level IV (2) und V (3) die Lymphknotenmetastasen auch im Nativ-CT gut erkennbar

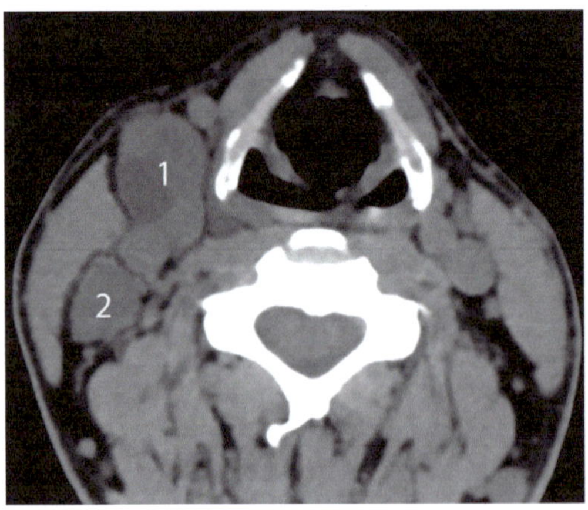

■ **Abb. 3.9** Lymphknotenmetastasen Level III (1) und Level V (2) – axialer Schnitt auf Höhe des Larynx

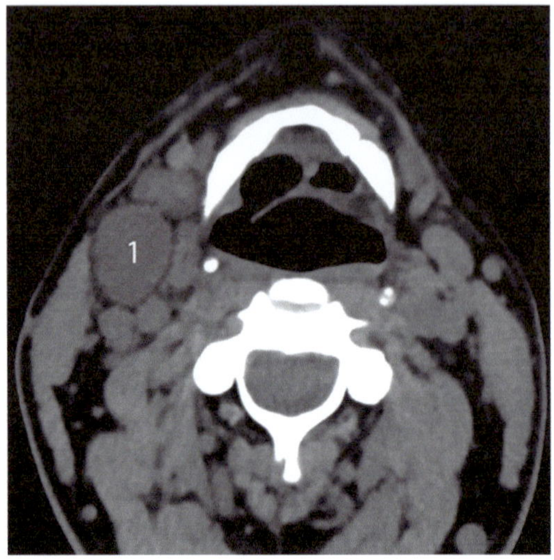

■ **Abb. 3.10** Lymphknotenmetastasen auf Höhe des Zungenbeins im Bereich des Level II (1)

3.4.1 Zentrale und laterale Hals-Dissektion (Neck-Dissection) rechts (■ Abb. 3.11, 3.12, 3.13, 3.14, 3.15, 3.16, 3.17, 3.18, 3.19, 3.20, 3.21, 3.22, 3.23, 3.24, 3.25, 3.26)

In der Schilddrüsenchirurgie wird die Neck-Dissection von kaudal nach kranial durchgeführt. Dennoch besteht der erste Schritt in einer kompletten Freilegung des Halses zwischen Schlüsselbein und Unterkieferrand.

Im CT ist die lymphogene Ausbreitung am Hals erkennbar (siehe dazu die ■ Abb. 3.8, 3.9, 3.10), durch fehlende Kontrastmittelgabe sind allerdings V. jugularis und A. carotis nicht auf den ersten Blick zu differenzieren.

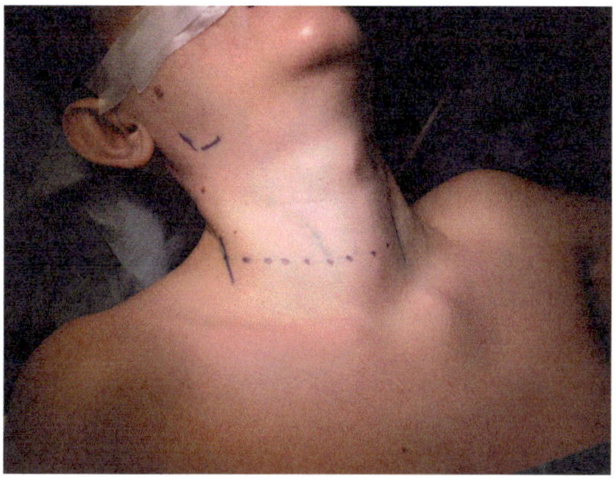

Abb. 3.11 Die präoperative Markierung des Hautschnitts ist obligat, sie erfolgt 1–2 cm oberhalb des Jugulums, sodass ein guter Zugang zur Schilddrüse und zum zentralen Lymphknotenkompartiment gegeben ist. Für eine laterale Hals-Dissektion (Neck-Dissection) ist eine horizontale Verlängerung der Inzision bis zum Vorderrand des M. trapezius obligat; bei ausgedehnter Lymphknotenmetastasierung ist eine vertikale Schnitterweiterung zum Kieferwinkel erforderlich

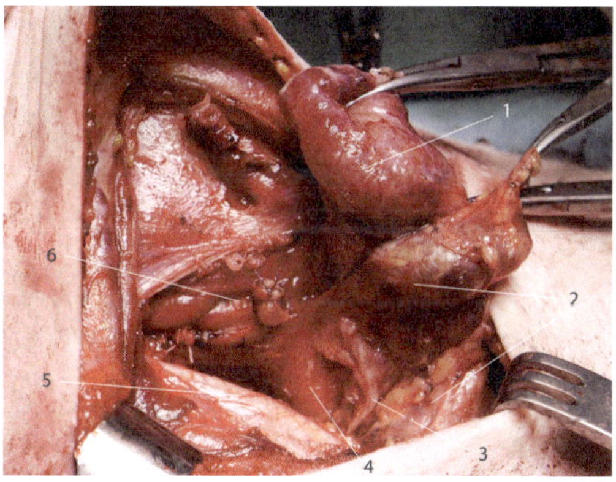

Abb. 3.12 Papilläres Schilddrüsenkarzinom: Der rechte Schilddrüsenlappen (1) und die makroskopisch vergrößerten und tumorinfiltrierten Lymphknoten (2) des anterekurrenten zentralen Kompartiments sind teilweise mobilisiert, der Nervus recurrens (3) und der Ösophagus (4) proximal dargestellt. Die A. carotis communis (5) stellt die laterale Begrenzung des zentralen Kompartiments dar. Die obere Nebenschilddrüse (6) ist erhalten, die untere im Lymphknotenpaket noch nicht erkennbar

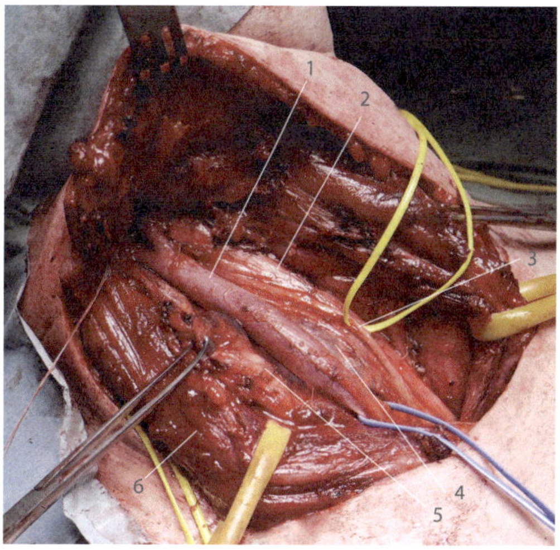

Abb. 3.13 V. jugularis (1), A. carotis (2) und N. vagus (3) sind freigelegt und angeschlungen. Ausgedehnte Lymphknotenpakete dorsal (4) und lateral (5) des Gefäß-Nerven-Bündels, die sich bereits in der Ultraschalluntersuchung in ihrer Position eindeutig gezeigt haben (siehe dazu die Abb. 3.2 und 3.3). Der M. sternocleidomastoideus (6) ist über seinen gesamten Verlauf freigelegt, isoliert, angeschlungen und nach lateral verlagert

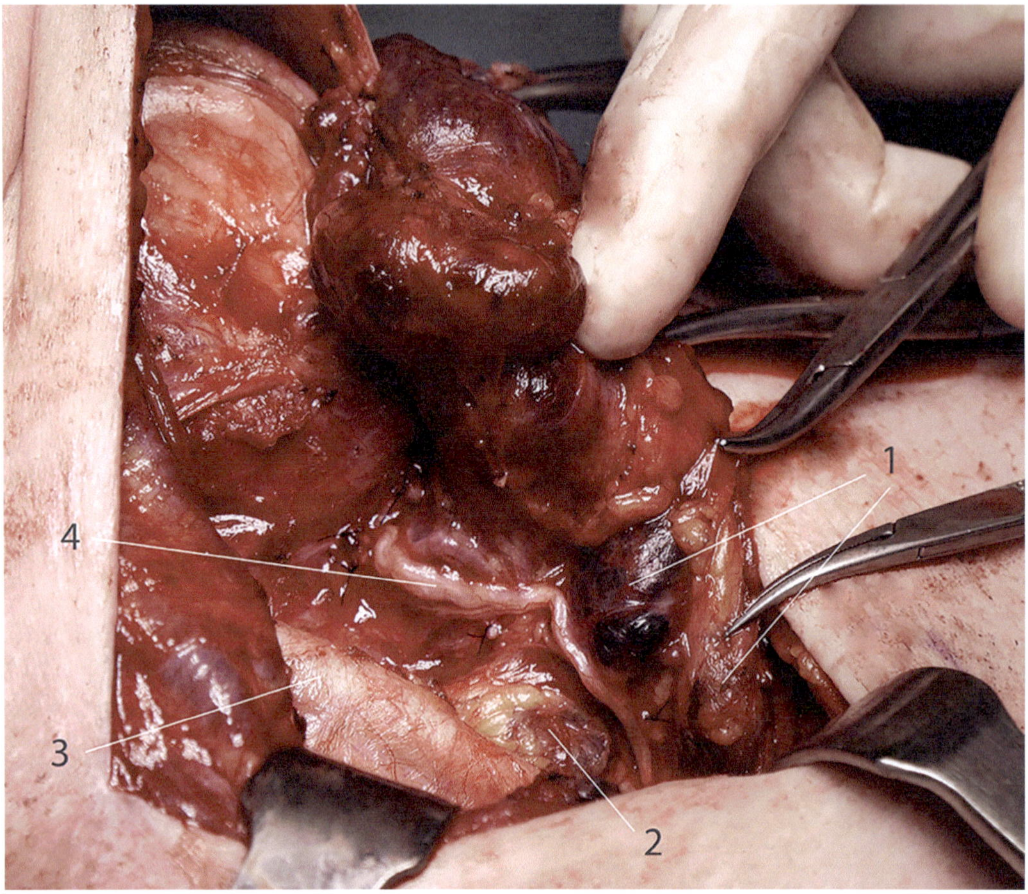

Abb. 3.14 Der rechte Schilddrüsenlappen und die anterekurrenten Lymphknotenmetastasen (1) sind bereits mobilisiert und vor die Trachea gelagert, die im CT paraösophageal prävertebral pathologischen Lymphknoten (2) liegen dorsal des Nervus recurrens, müssen im Zuge der zentralen Hals-Dissektion beachtet und dürfen nicht übersehen werden. Deshalb ist es erforderlich, die hinter dem Nervus recurrens befindliche Loge zu eröffnen, bis zur Wirbelsäule vorzupräparieren und entlang dieser nach kaudal das rechte hintere Mediastinum (Level VII) zu explorieren. Lateral die A. carotis (3). Diese Lymphknoten sind meistens der Ultraschalluntersuchung nicht zugänglich und somit auch nicht abbildbar, deshalb ist ergänzend eine Schnittbilddiagnostik erforderlich. Für die Lymphadenektomie muss der N. recurrens (4) bis in das obere Mediastinum freigelegt werden. Bei der Mobilisierung des Lymphknotenpakets ist auf die traktionsbedingte Vorlagerung des Recurrens zu achten

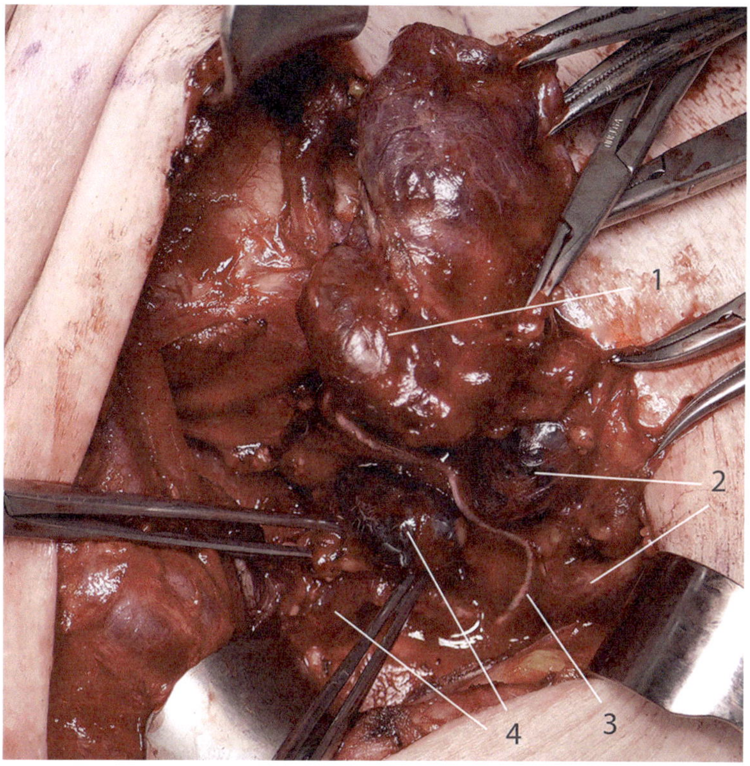

Abb. 3.15 Schilddrüsenlappen (1), anterekurrente Lymphknotenmetastasen (2), N. recurrens (3). Weitere Mobilisierung der retrorekurrenten Lymphknotengruppe (4) rechts dorsal des nach ventral verlagerten N. recurrens. Die schwarze Farbgebung der Lymphknotenmetastasen ist durch ihren zystischen Anteil, aber auch durch anthrakotisches Pigment bedingt

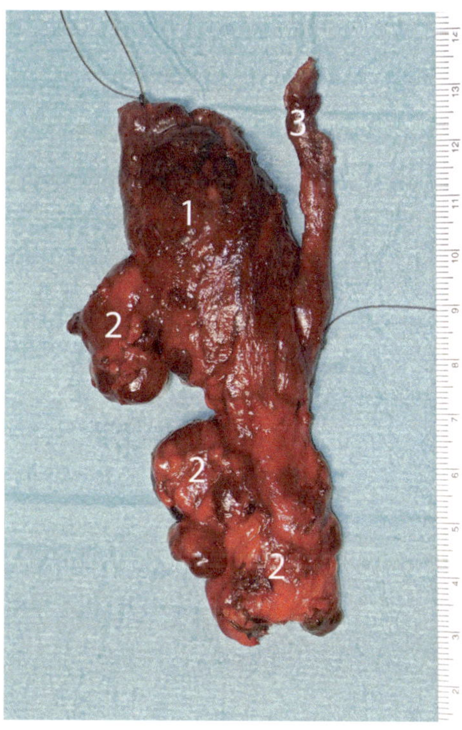

Abb. 3.16 Das Operationspräparat des rechten Schilddrüsenlappens (1) zusammen mit den bereits makroskopisch erkennbaren Lymphknotenmetastasen des zentralen Kompartiments (2). Abgebildet auch ein Lobus pyramidalis (3), der nicht übersehen werden darf. In diesem Zusammenhang ist auch darauf hinzuweisen, dass die prälaryngeale Lymphknotengruppe bis zum Zungenbein reichen kann und ebenfalls dem zentralen Kompartiment (Level VI) angehört

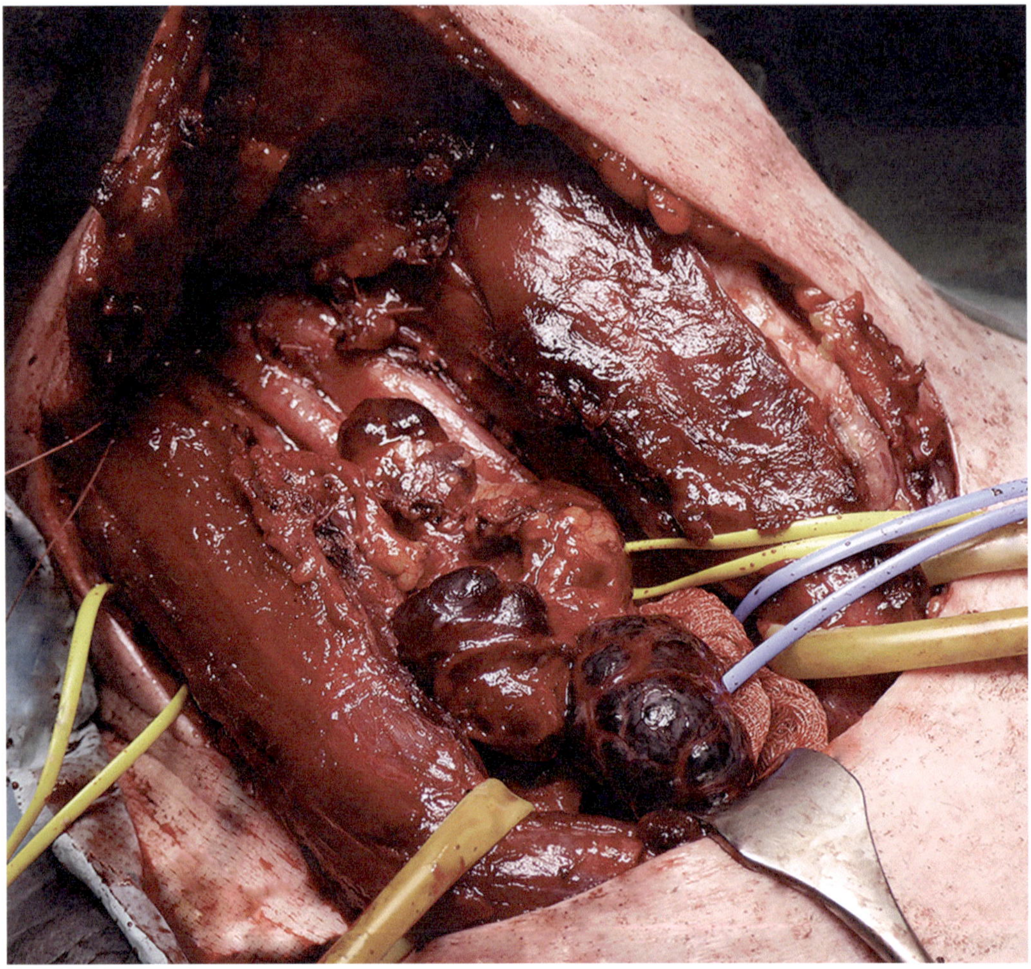

Abb. 3.17 Ausgeprägte Lymphknotenmetastasen im seitlichen Halsdreieck (Level IV–II) Nach Thyreoidektomie und Dissektion des zentralen Kompartiments (Level VI und Level VII) Erweiterung des Hautschnitts nach rechts zur Neck-Dissection (laterale Hals-Dissektion). Vielfach reicht die horizontale Verlängerung des Kocher'schen Kragenschnitts bis an den Vorderrand des Musculus trapezius, bei ausgeprägter Metastasierung muss die Inzision nach kranial zum Kieferwinkel verlängert werden (Cave: Keloid)

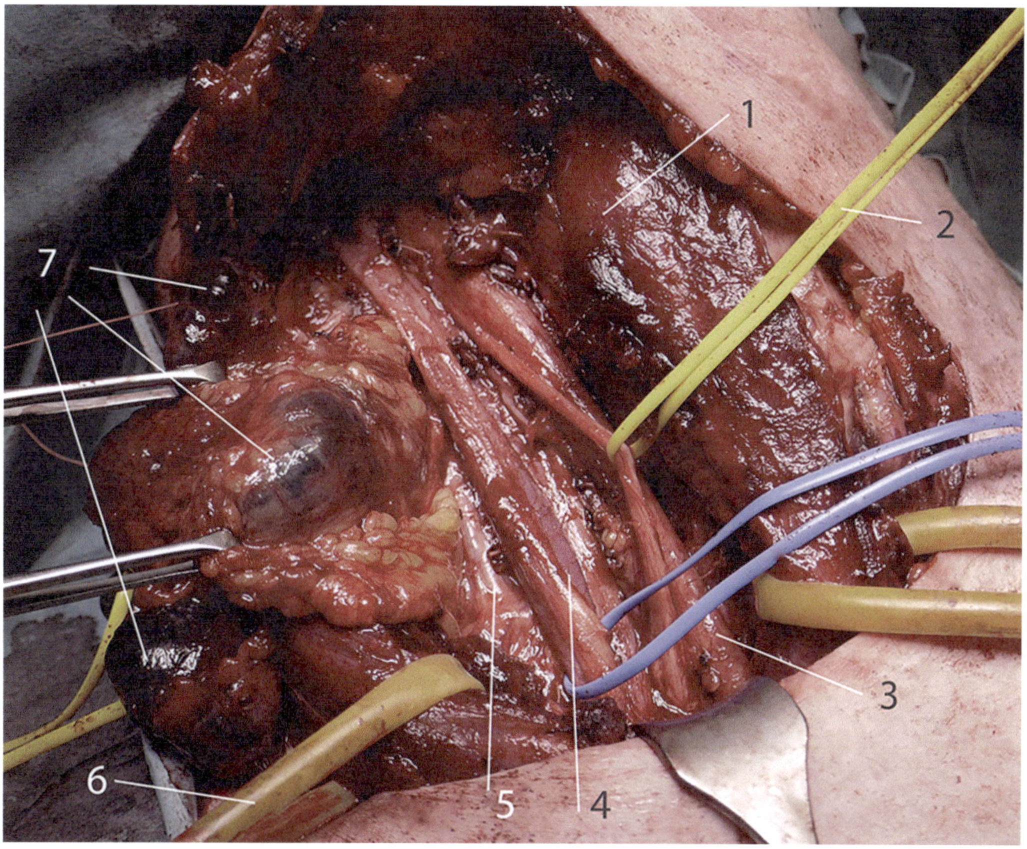

Abb. 3.18 Die Lymphknotenpakete des seitlichen Halsdreiecks werden schrittweise vom Gefäß-Nerven-Bündel abpräpariert und von der dorsalen Begrenzung des Operationsfelds, der prävertebralen Faszie, abgehoben. Die ausgeprägten Lymphknotenmetastasen lassen sich hier gut darstellen. Der M. sternohyoideus (1) medial. Das Lymphknotenpaket wurde zwischen N. vagus (2), A. carotis (3), V. jugularis (4) und der prävertebralen Faszie auspräpariert. Kaudal im Bereich des Venenwinkels ist rechts speziell auf den Ductus lymphaticus dexter, links auf den Ductus thoracicus zu achten und dieser im Zweifelsfall mit nicht resorbierbarem Nahtmaterial zu unterbinden. Speziell links besteht somit das Risiko von Lymphfisteln, die hartnäckig persistieren können, den Krankenhausaufenthalt beträchtlich verlängern oder auch eine technisch schwierige Revisionsoperation nach sich ziehen. Lateral der V. jugularis und unmittelbar durch die prävertrebrale Faszie durchschimmernd der N. phrenicus (5). Der M. sternocleidomastoideus ist angeschlungen mit einem Honigdrain (6) nach lateral verlagert, die Präparation wird medial des Muskels fortgesetzt. Das Lymphknotenpaket (7) ist im Trigonum colli laterale von der Gefäß-Nervenscheide bereits zur Gänze disseziert

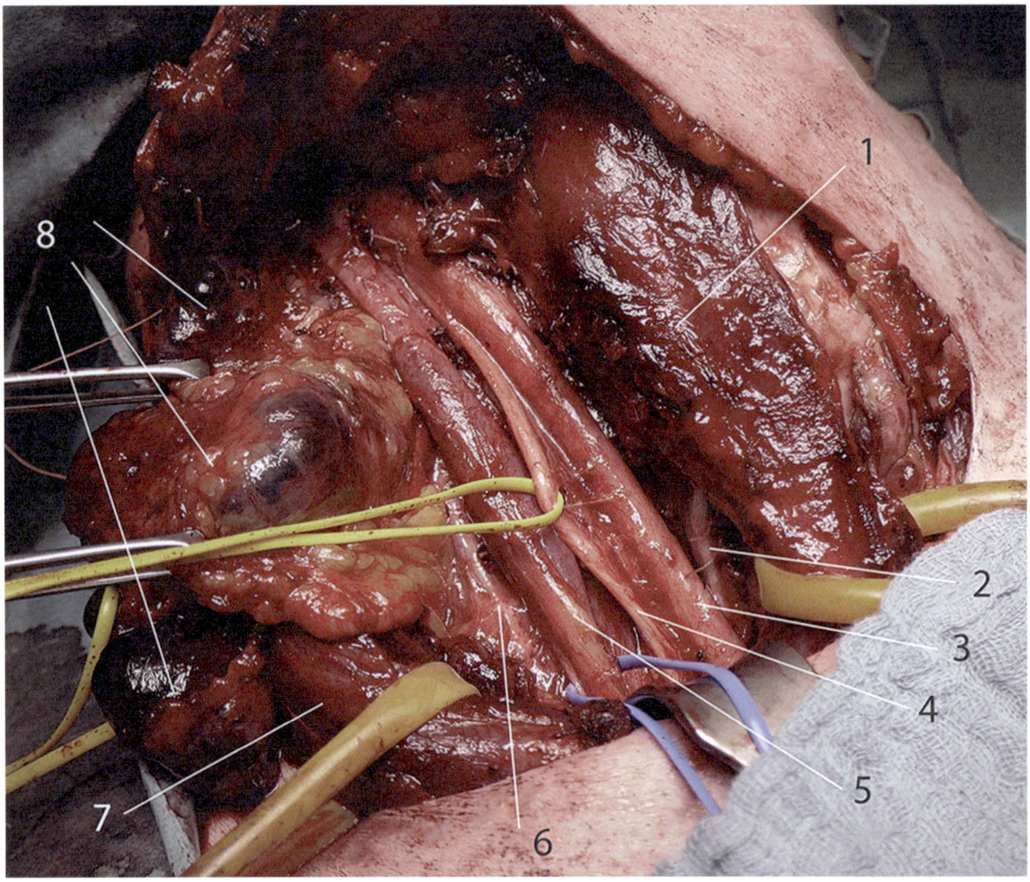

Abb. 3.19 M. sternohyoideus (1), N. recurrens (2), A. carotis (3), N. vagus (4), V. jugularis (5), N. phrenicus (6), M. sternocleidomastoideus (7), Lymphknotenmetastasen (8). Schrittweises Abheben des Lymphknoten-Fett-Blocks von der prävertebralen Faszie

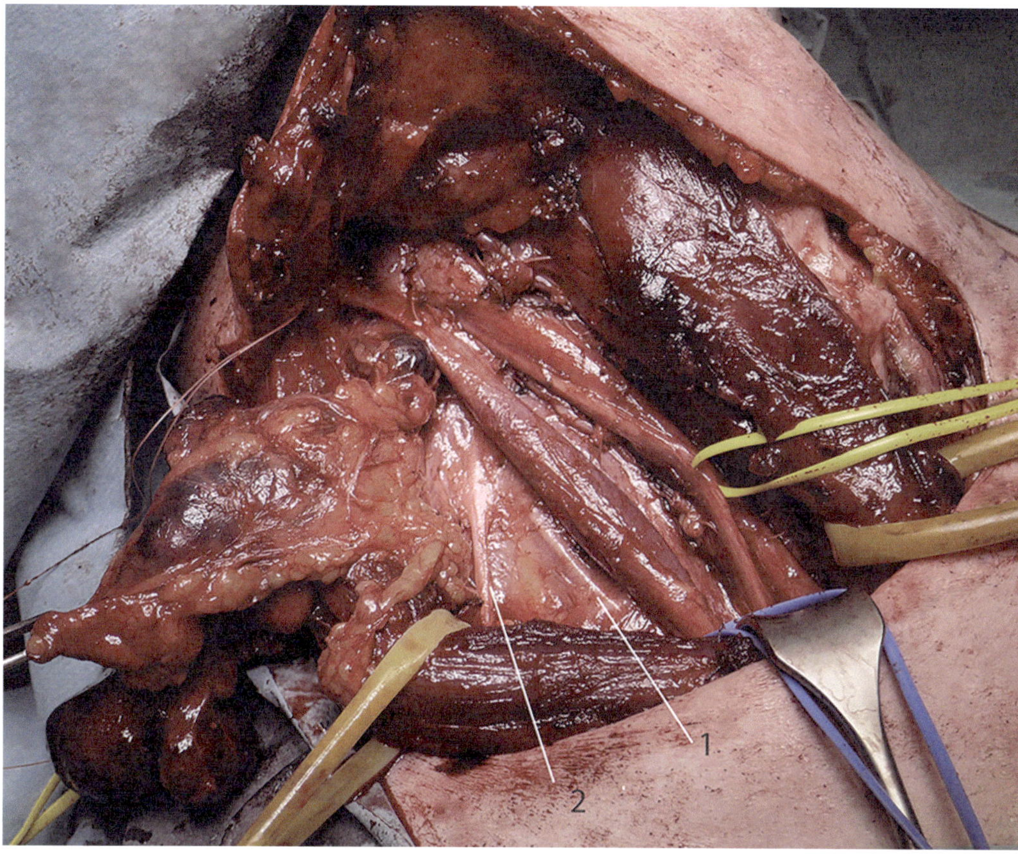

Abb. 3.20 Der N. phrenicus (1) unter der schützenden prävertebralen Faszie und lateral davon schrittweises Abpräparieren des Lymphknotenfettgewebes von den ersten Plexusfasern (2). Die prävertebrale Faszie ist eine zu beachtende Grenzlamelle, die respektiert werden muss

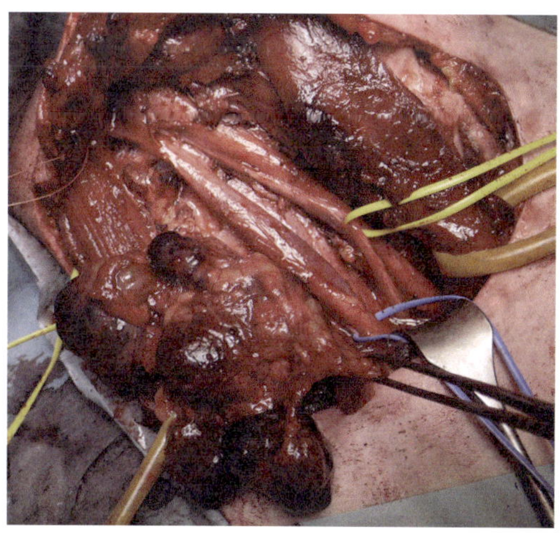

Abb. 3.21 Die Lymphknotenmetastasen im Trigonum colli laterale (Level III, IV und V)

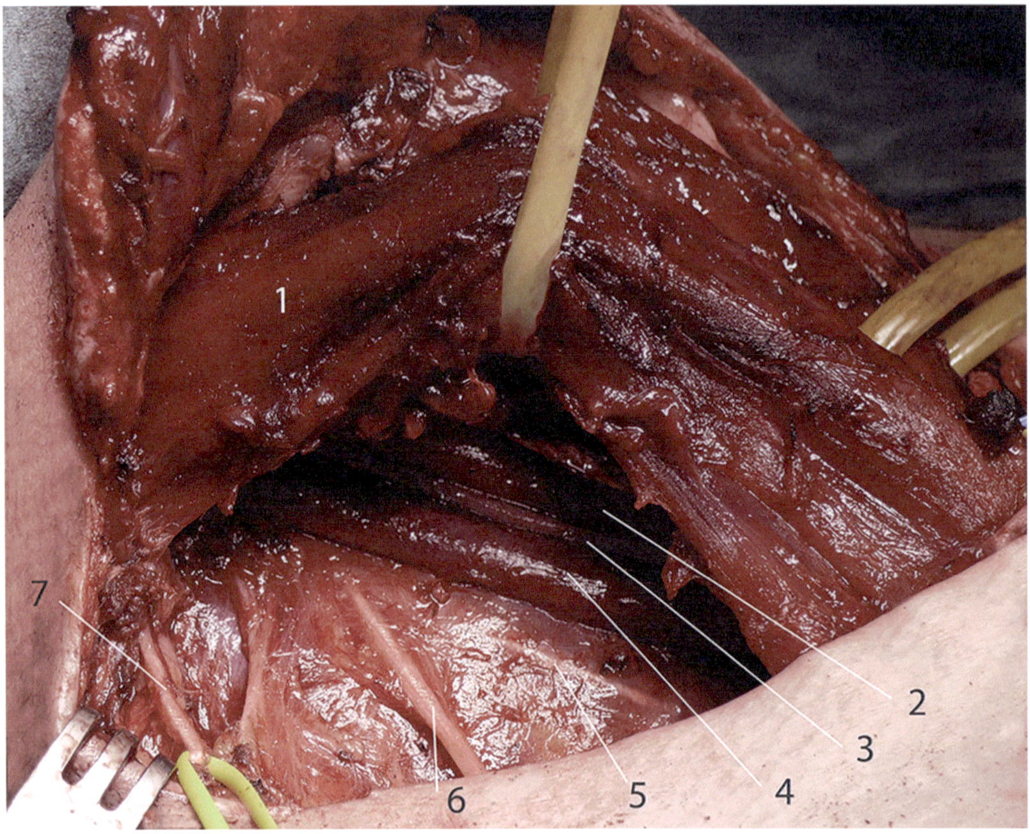

Abb. 3.22 Die Präparation des Lymphknotenpakets ist im Trigonum colli laterale vervollständigt, der M. sternocleidomastoideus (1) nach medial verlagert, A. carotis (2), N. vagus (3), V. jugularis (4), N. phrenicus (5), und der Plexus (6) kommen von lateral zur Darstellung. Die seitliche Begrenzung stellt der M. trapezius bzw. der ihn innervierende N. accessorius (7) dar, der besonders zu beachten ist. Er lässt sich mittels Neurostimulation gut lokalisieren, da dadurch eine sichtbare muskuläre Kontraktion ausgelöst wird

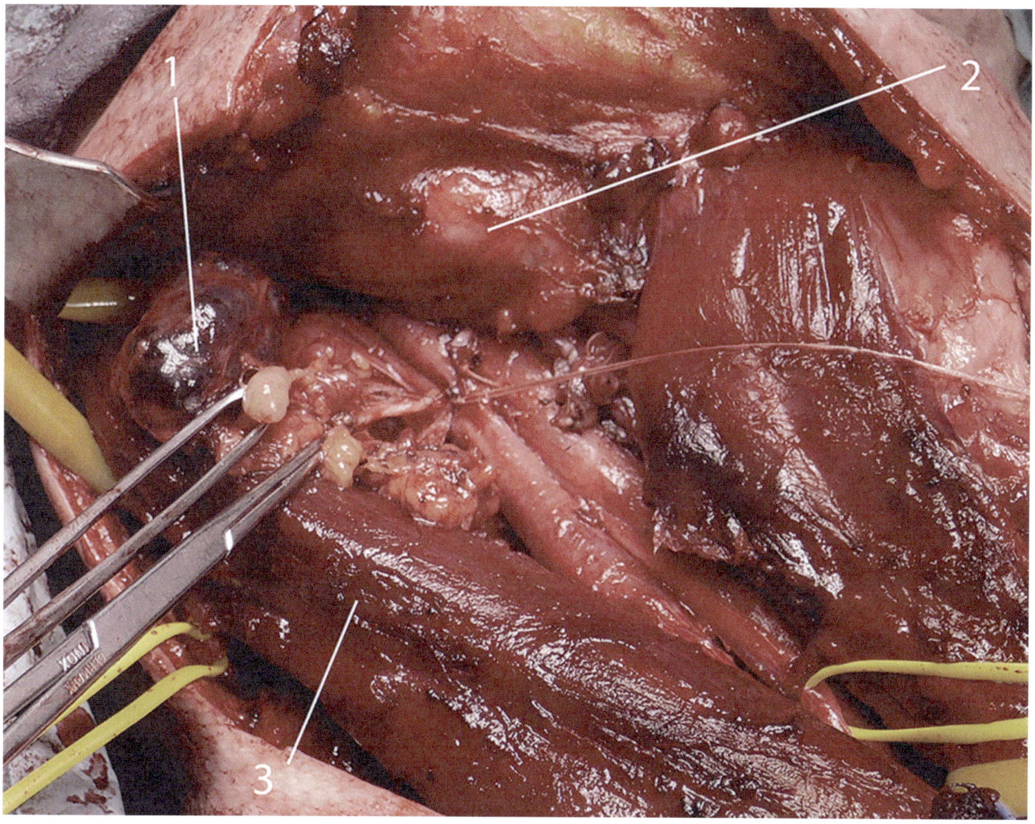

■ **Abb. 3.23** Nach Komplettierung des seitlichen Halsdreiecks Fortsetzung der Lymphadenektomie im Trigonum caroticum bis zum Kieferwinkel. Hier kommt ein weiterer makroskopisch positiver Lymphknoten (1) zur Darstellung. Es folgt die systematische Ausräumung des Trigonum caroticum. Wenngleich eine En-Bloc-Dissektion des gesamten lateralen Halslymphknotenblocks anzustreben ist, gelingt dies letztlich in der Realität nicht immer, da die Lymphknotengruppen lateral und medial der Gefäß-Nerven-Scheide nicht in breiter Verbindung stehen, sondern den anatomischen Regionen zufolge kompartimentiert sind

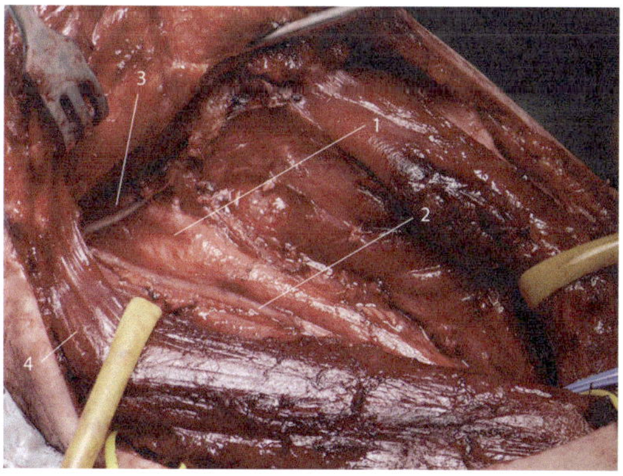

■ **Abb. 3.24** Komplettierte Lymphadenektome im Trigonum caroticum: freigelegte Carotis-Gabel (1), N. vagus (2) und der kranial konkav kreuzende N. hypoglossus (3)

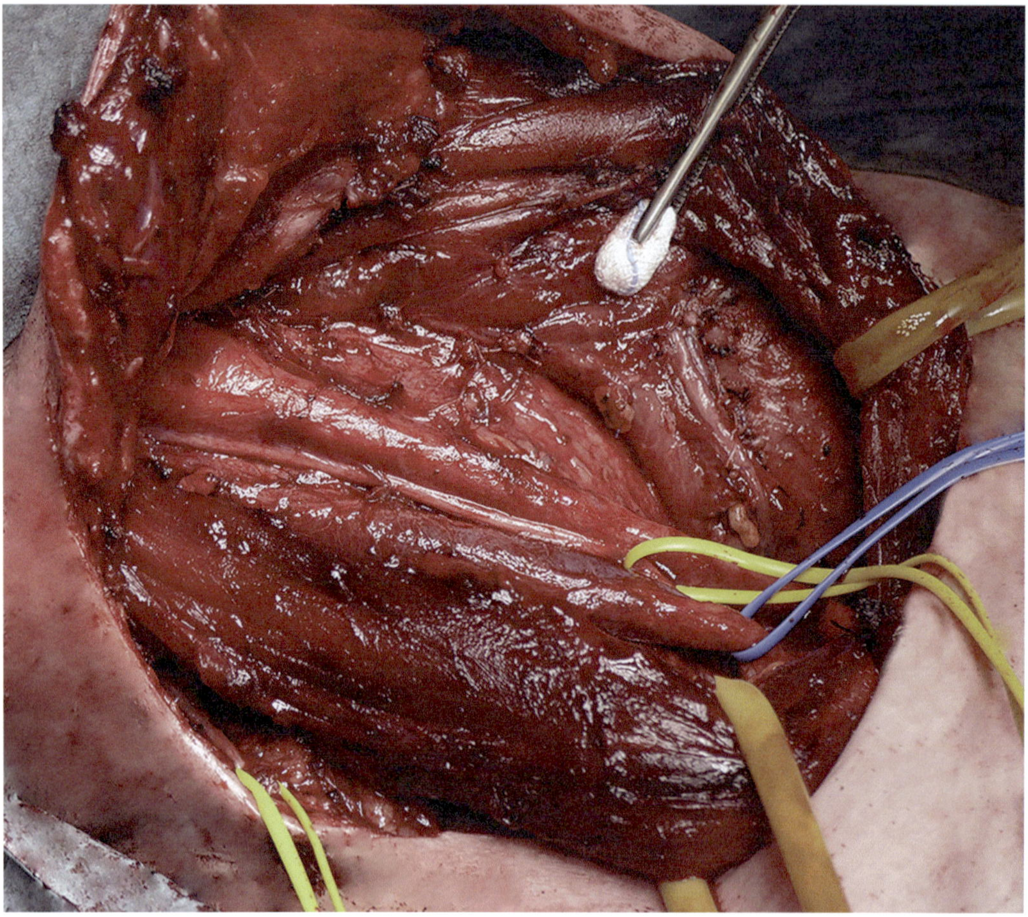

Abb. 3.25 Komplettierte Neck-Dissection: Operationssitus nach Thyreoidektomie mit zentraler und lateraler Hals-Dissektion. Das zentrale Kompartiment umfasst Level VI und VII, das laterale Kompartiment (Neck-Dissection) Level IV, III, IIa, IIb und Va, Vb. Nur im Ausnahmefall sind Level Ia und Ib betroffen

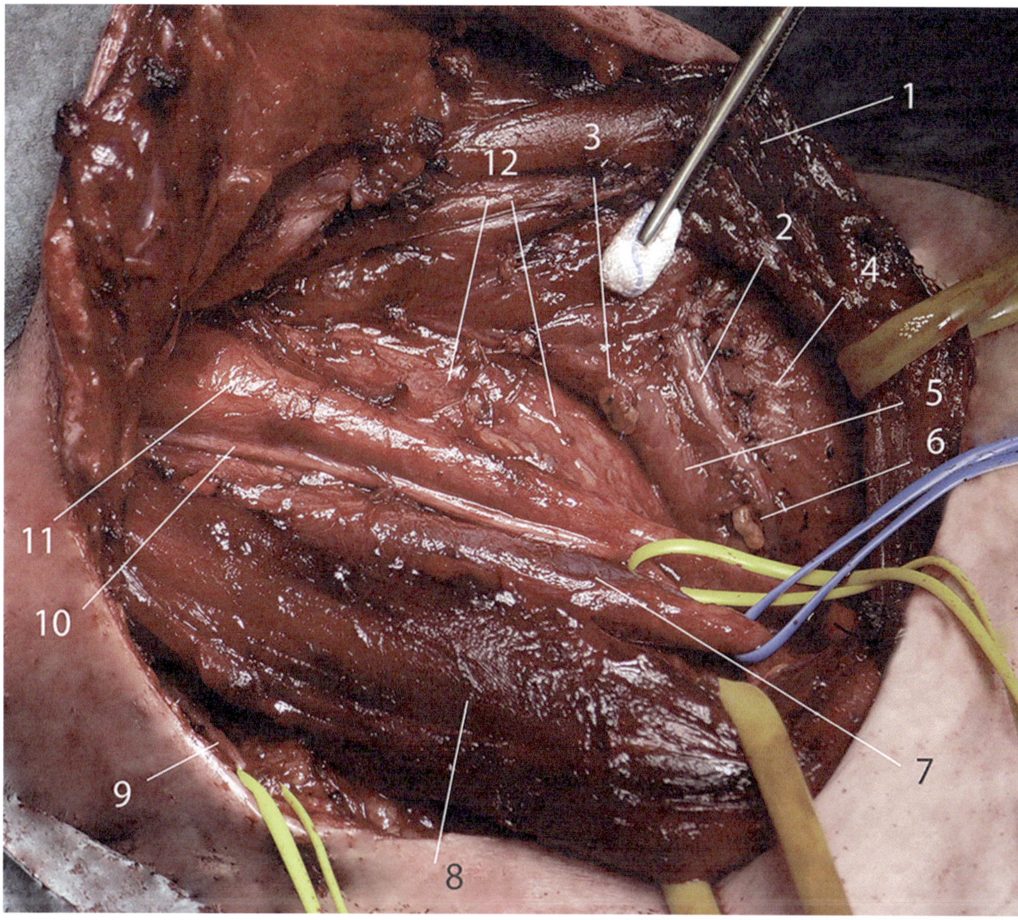

Abb. 3.26 M. sternohyoideus (1) nach medial verlagert, dadurch Ansicht des zentralen Kompartiments von rechts, N. recurrens (2), obere Nebenschilddrüse (3), Trachea (4), Ösophagus (5), untere Nebenschilddrüse (6), V. jugularis (7), M. sternocleidomastoideus (8) nach lateral verlagert, N. accessorius (9), N. vagus (10), Carotis-Gabel (11), Wirbelsäule und Truncus sympathicus unter der prävertebralen Faszie (12)

3.4.2 Laterale Hals-Dissektion (Neck-Dissection) links – Operationsschritte in Bildern (Abb. 3.27, 3.28, 3.29, 3.30, 3.31, 3.32, 3.33, 3.34)

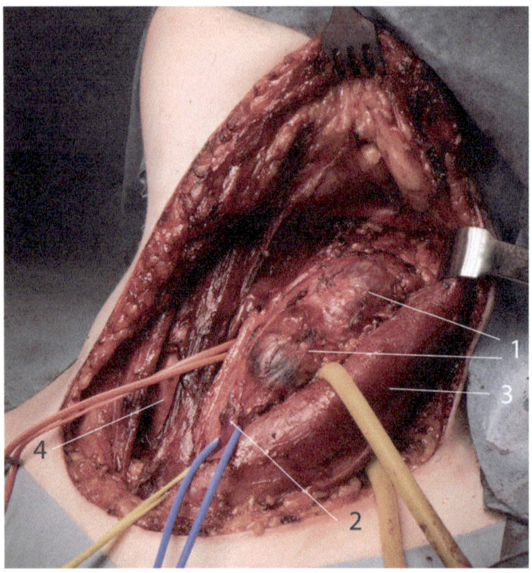

Abb. 3.27 Neck-Dissection links: Ausgedehnte Lymphknotenmetastasierung (1) eines papillären Schilddrüsenkarzinoms dorsal der Gefäß-Nerven-Scheide. Die Vena jugularis (2) ist über dem Tumorpaket ausgespannt (blaues Gummibändchen), der M. sternocleidomastoideus (3) nach lateral verlagert. Die Trachea (4) nach Thyreoidektomie und zentraler Hals-Dissektion

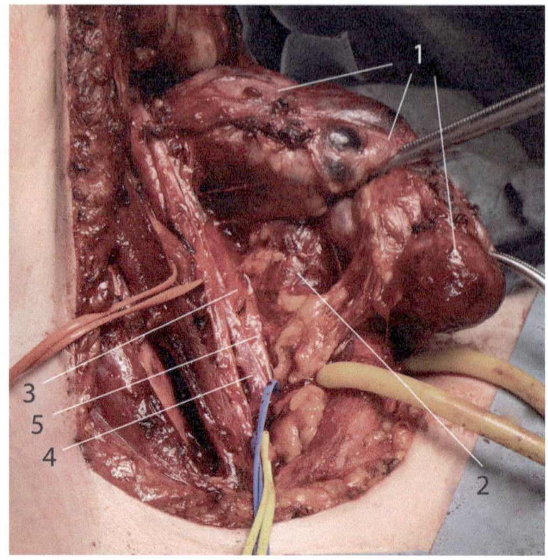

Abb. 3.28 Der Blickwinkel von der rechten Patientenseite auf das linke Trigonum colli laterale: Die ausgedehnt tumorbefallenen Lymphknoten des Level III und IV (1) sind aus der Gefäß-Nerven-Scheide herausgelöst und von der prävertebralen Faszie abpräpariert. Die Level-V-Lymphknoten (2) werden durch Vordringen in derselben Schichte (3) entfernt. Die kollabierte V. jugularis (4) und der N. phrenicus (5), der durch die Faszie bereits hindurchschimmert

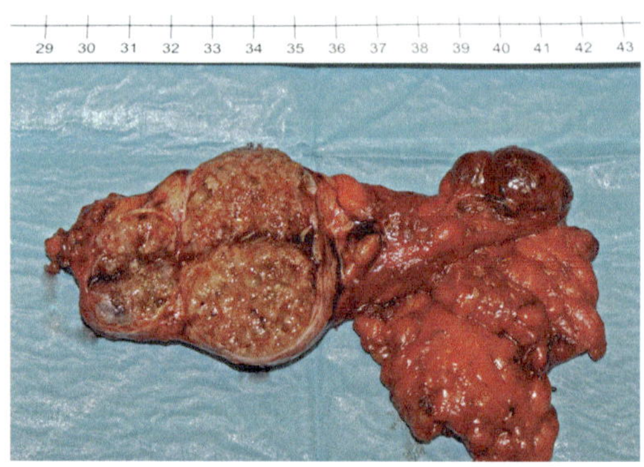

Abb. 3.29 OP-Präparat von Lymphknotenmetastasen eines soliden papillären Schilddrüsenkarzinoms: makroskopisch von außen eindeutig zu erkennen (im Bild rechts oben), auf der Schnittfläche zeigt sich das typisch gekörnte Muster eines papillären Schilddrüsenkarzinoms (im Bild links)

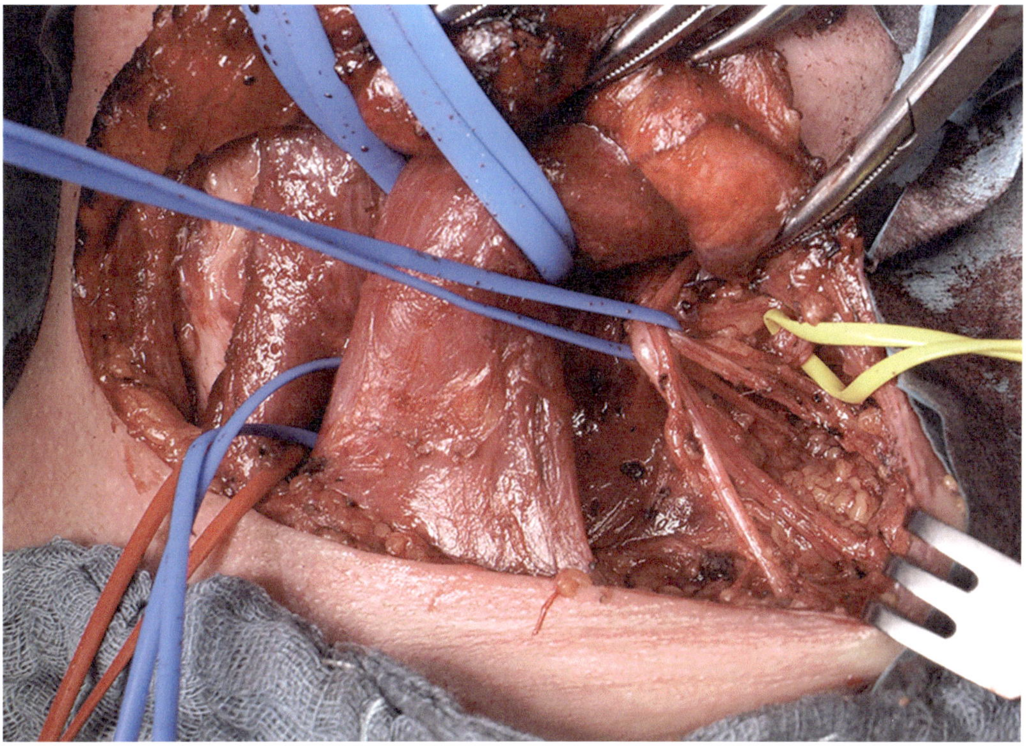

Abb. 3.30 Die kräftigen sensiblen, fächerförmigen, supraklavikulären Nervenäste des Plexus cervicalis, angeschlungen an einem blauen Bändchen im Bild rechts, dorsal davon noch Fett-Lymphknoten-Gewebe des Level V. Eine Resektion kann aus onkologischen Gründen erforderlich sein, resultiert aber in einem beträchtlichen cervikalen und infraklavikulären Sensibilitätsausfall

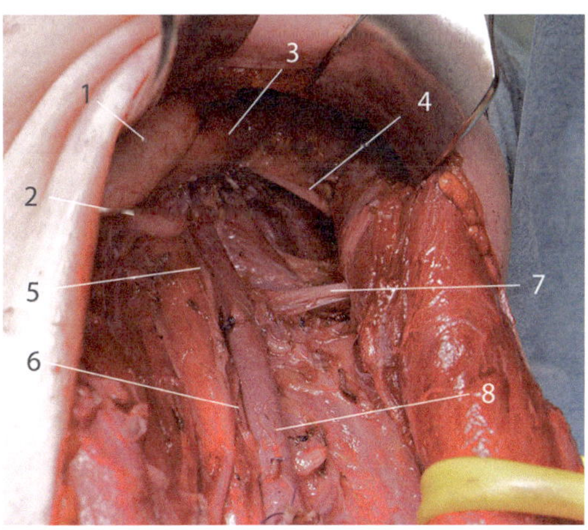

Abb. 3.31 Linke Kieferwinkelregion von kaudal gesehen am Ende der Operation: Level IIA, IIB und IB – Die Glandula submandibularis (1) freigelegt, die submandibularen Lymphknoten zwischen N. hypoglossus (2) und M. biventer (3) entfernt. Ausgeräumt auch die Lymphknoten zwischen N. accessorius (4) und Kieferwinkel. Ansa cervicalis (5), N. vagus (6) dorsal in der Gefäß-Nervenscheide. Nervenast des Plexus cervicalis (7), Vena jugularis (8)

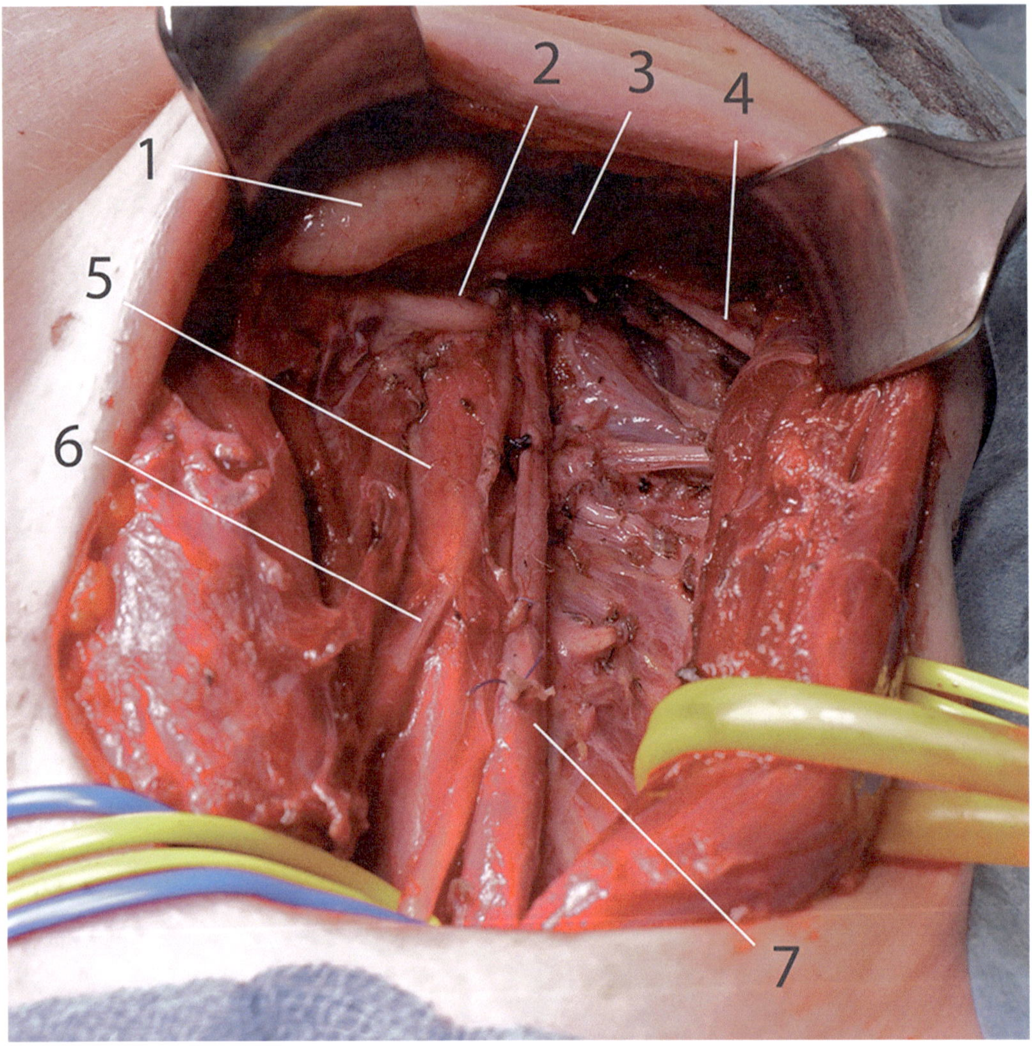

Abb. 3.32 OP-Situs nach Neck-Dissection links von vorn. Der M. sternocleidomastoideus ist mit einem Honigdrain angeschlungen, der Einblick zeigt den Bereich des Kieferwinkels, das Trigonum caroticum und submandibulare: die freigelegte Gl. submandibularis (1), der N. hypoglossus (2), wie er die Carotis-Bifurkation überkreuzt, der Venter posterior des M. digastricus (3). Der N. accessorius (4) nach seiner Austrittsstelle aus der Schädelbasis in seinem Verlauf nach kaudolateral durch den M. sternocleidomastoideus. Die A. carotis (5), die Ansa cervicalis (6) zur Innervation der infrahyoidalen Muskulatur. Die V. jugularis (7)

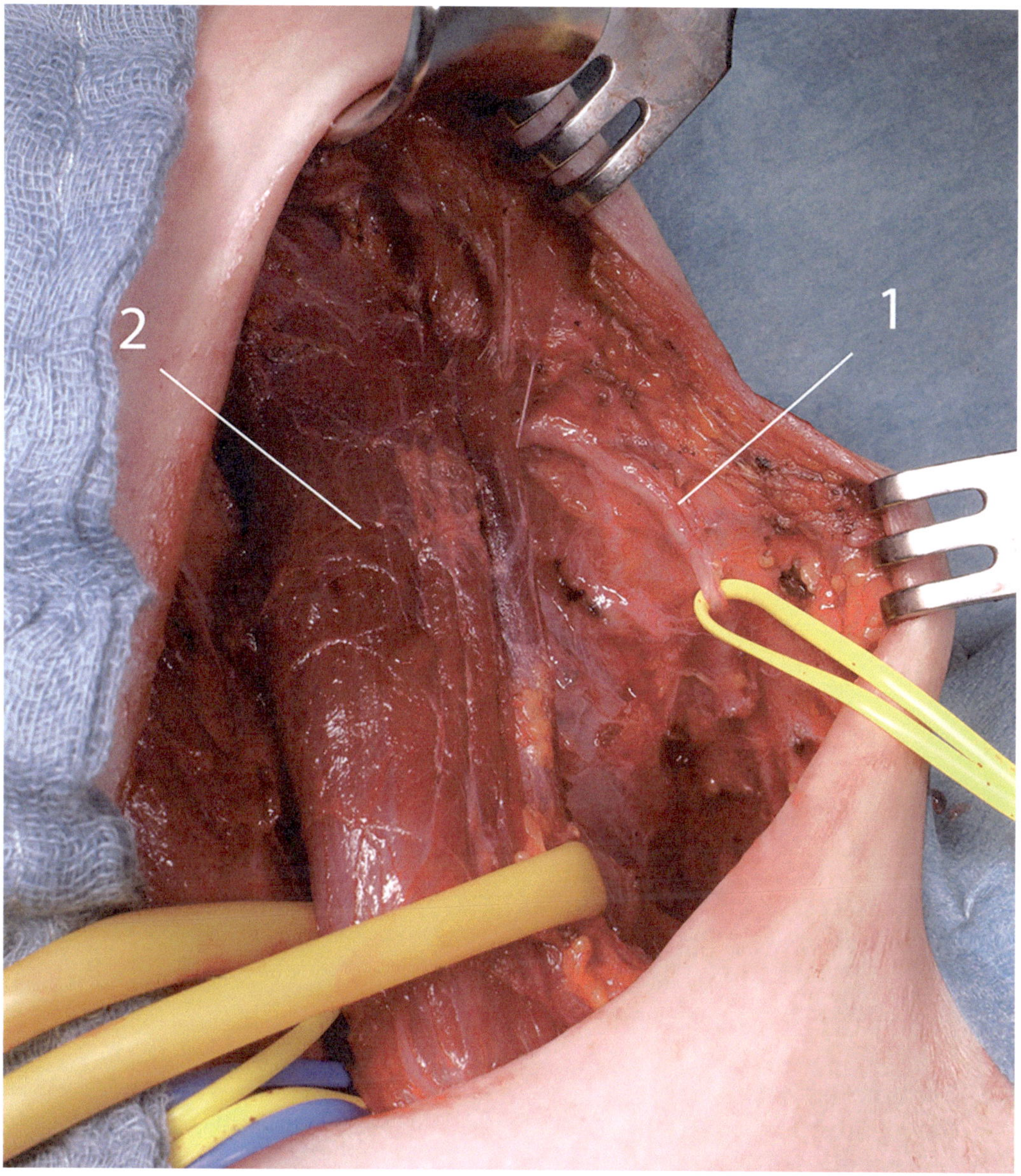

Abb. 3.33 Der Austritt des Ramus spinalis des N. accessorius (1) aus dem M. sternocleidomastoideus (2) und sein Weg nach kaudal in den M. trapezius

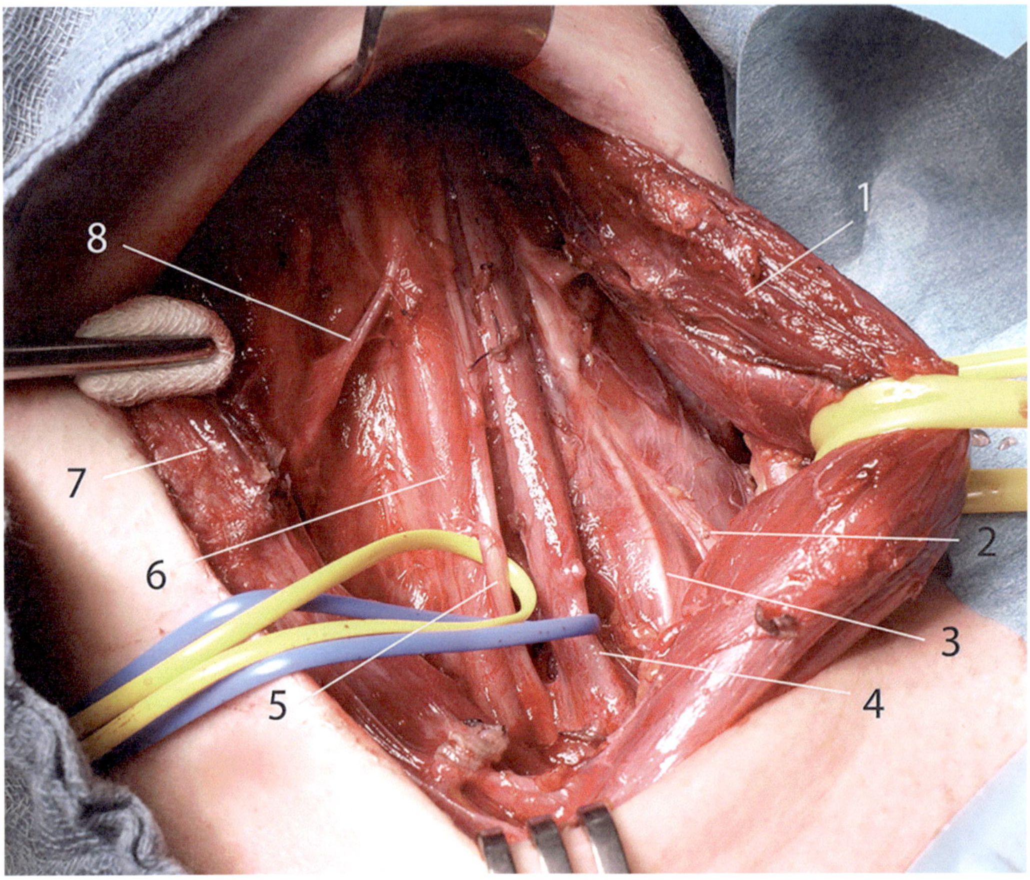

Abb. 3.34 Übersicht nach Neck-Dissection (Level II bis V) links: der M. sternocleidomastoideus (1) nach lateral verlagert, das Trigonum caroticum und teilweise das seitliche Halsdreieck einsehbar: Plexus brachialis (2), N. phrenicus (3) auf dem M. scalenus anterior, V. jugularis (4) und N. vagus (5) angeschlungen, A. carotis (6) in der Vagina carotica, M. sternohyoideus (7) als mediale Begrenzung des OP-Felds nach medial verlagert mit seiner Innervation, der Ansa cervicalis (8)

3.5 Intraoperatives Neuromonitoring (IONM) bei der Neck-Dissection

In der Schilddrüsenchirurgie hat sich das intraoperative Neuromonitoring zur Identifikation und Funktionsprüfung des N. laryngeus recurrens seit über 20 Jahren bewährt. Bei Einführung der Methode wurde zur Registrierung der Signalableitung die bipolare Nadelelektrode vom Operateur transcricoidal in den M. vocalis eingebracht, der N. recurrens in seinem Verlauf stimuliert und seine funktionierende Leitung durch ein akustisches Signal und später durch das EMG bestätigt. Die invasive Vocalis-Nadelelektrode wurde bald durch eine Tubuselektrode ersetzt, die vom Anästhesisten in Höhe der Stimmbandebene platziert wird. Das Ableitungssignal bei Stimulation des Vagus und des Recurrens wurde zu Beginn (V1, R1) und am Ende der Operation (V2, R2) aufgezeichnet und objektiviert. In den letzten Jahren hat sich zusätzlich das kontinuierliche Vagusmonitoring etabliert.

Für die Lokalisation und Verlaufserkennung des Ramus externus des N. laryngeus superior stellt die Möglichkeit der Neurostimulation einen zusätzlichen Fortschritt dar und sie trägt wesentlich zu seiner Lokalisation und Schonung bei. In diesem Fall ist der Erfolgsmuskel der M. cricothyroideus, dessen Kontraktion im Operationsfeld gut erkennbar ist und somit nicht zwingend einer elektromyographischen Registrierung bedarf, durch diese aber gut zu dokumentieren ist. Der Nerv kann die oberen Polgefäße durchkreuzen und bei Ligatur und Durchtrennung der oberen Polgefäße gefährdet sein (▶ Abschn. 3.8).

Das Neuromonitoring ist im Zuge einer Neck-Dissection auch für die Erkennung des N. vagus, des N. accessorius, des N. phrenicus, des N. hypoglossus, des Ramus marginalis mandibulae des N. facialis und den kranialen Verlauf des Ramus externus des N. laryngeus superior sehr hilfreich.

Der Ramus externus des N. accessorius durchdringt nach seiner Austrittsstelle aus der Schädelbasis den M. sternocleidomastoideus, verläuft schließlich am lateralen Rand des Operationsfeldes (Trigonom colli laterale) und tritt in den M. trapezius ein. Seine Stimulation löst die Kontraktion beider Muskel aus, die gut zu erkennen ist und somit keiner Ableitungselektrode bedarf. Dies ist insofern von Bedeutung, als die Auffindung und Schonung des N. accessorius anspruchsvoll und deshalb die Neurostimulation unterstützend sein kann.

Ebenso resultiert die Stimulation des N. hypoglossus gut erkennbar in der Kontraktion der Zungenbeinmuskulatur. Der Nerv liegt im Trigonum caroticum, kreuzt ventral in konkavem Verlauf die Carotis-Gabel und innerviert die inneren und äußeren Zungenmuskeln. Die Ansa cervicalis nervi hypoglossi versorgt die infrahyoidale Muskulatur, und ihre Stimulation ist ebenso durch die entsprechende Kontraktion des M. sternohyoideus, M. sternothyroideus und M. omohyoideus gut zu sehen. Der N. vagus liegt in der Carotis-Gefäß-Nervenscheide und durchkreuzt das Operationsfeld von der Schädelbasis bis zur oberen Thoraxapertur. Seine Darstellung ist aufgrund seiner konstanten Lage nicht schwierig. Eine Neurostimulation des Nerven belegt die Funktion der gesamten Nervenleitung des Nervus laryngeus inferior/recurrens, die ebenfalls durch die Ableitungselektrode am Tubus registriert wird. Die seltene anatomische Variante eines N. laryngeus *non* recurrens ist dadurch frühzeitig erkennbar (▶ Abschn. 3.7). Auch der Nervus phrenicus, der – geschützt durch die prävertebrale Faszie – am Musculus scalenus anterior verläuft, kann durch Neurostimulation in seiner Identität und Funktion bestätigt werden. Impulssynchrone Zwerchfellkontraktionen lassen den Thorax rhythmisch heben. Der Ramus externus des N. laryngeus superior verläuft an der Pharynxwand parallel zur A. thyroidea superior und muss bei der Präparation des Trigonum caroticum beachtet werden.

Somit ist das intraoperative Neuromonitoring, das ursprünglich für die Identifikation und Funktion des Nervus recurrens bestimmt war, auch im Zuge der Neck-Dissection zur Lokalisation und Funktionsprüfung der darin verlaufenden motorischen Nerven besonders empfehlenswert.

3.5.1 Neuromonitoring anhand einer Neck-Dissection rechts (▣ Abb. 3.35, 3.36, 3.37, 3.38, 3.39, 3.40, 3.41, 3.42)

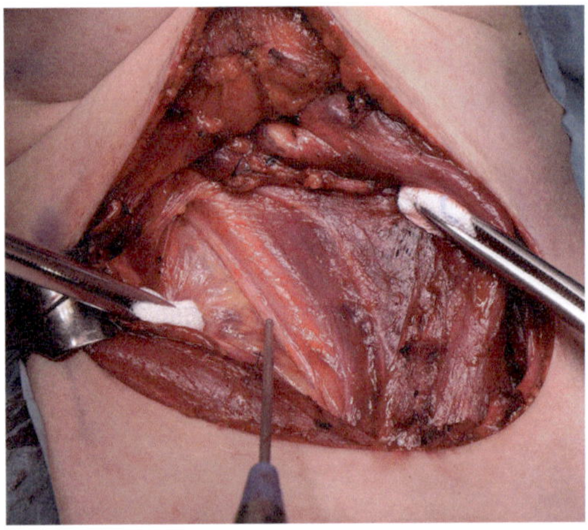

▣ **Abb. 3.35** Neck-Dissection rechts: Erste Freilegungsphase der Gefäß-Nerven-Scheide: Stimulation des N. Vagus mit der bipolar konzentrischen Kugelsonde. Durch ihren runden Kopf eignet sie sich besonders gut für das atraumatische Mapping bzw. Aufsuchen des Nerven während der Lokalisationsphase. Lateral des Nerven (im Bild links) die Lymphknotenkette im Level IV und III, unmittelbar medial des N. vagus ist die A. carotis zu erkennen

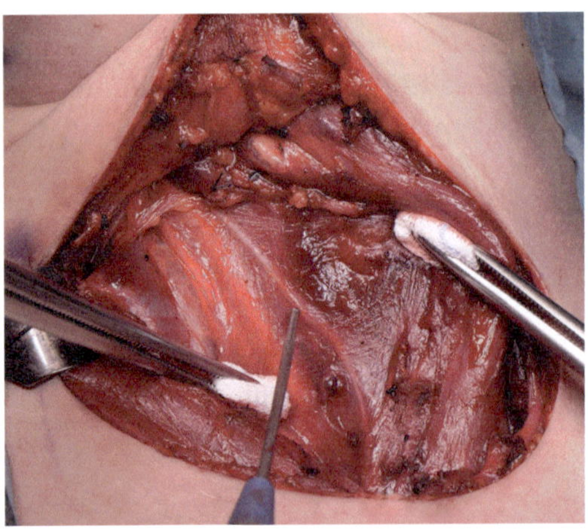

▣ **Abb. 3.36** Stimulation der Ansa cervicalis N. hypoglossi, die kaudal in die infrahyoidalen Muskeln einstrahlt

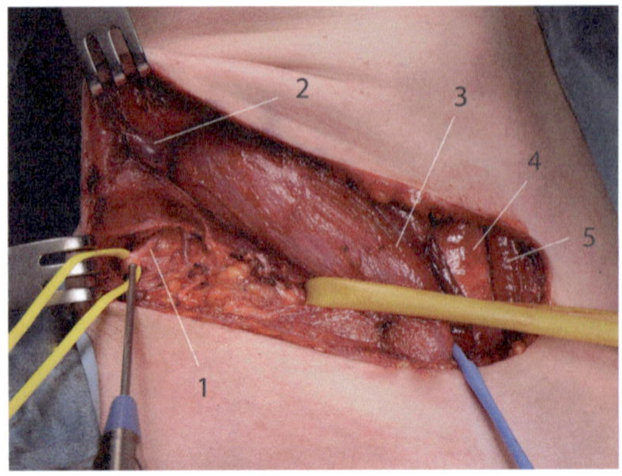

▣ **Abb. 3.37** Der N. accessorius (1) sollte in der Frühphase der Neck-Dissection lokalisiert und angeschlungen werden. Das „blinde" Mapping des Nerven ermöglicht die Früherkennung der Nervenposition und erleichtert seine Auffindung. Die Ligatur und Durchtrennung der V. jugularis externa (2) verbessert den Zugang. Der M. sternocleidomastoideus (3) ist nach medial verlagert, die Trachea (4) freiliegend nach Thyreoidektomie mit zentraler Hals-Dissektion, der linke M. sternohyoideus (5) rechts im Bild

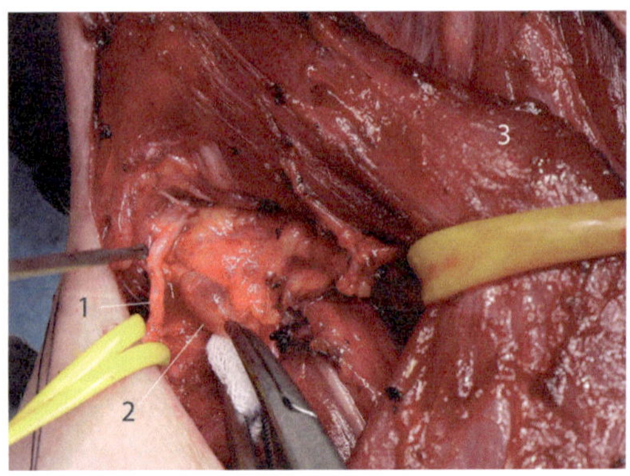

▣ **Abb. 3.38** Der N. accessorius (1) und ein kleiner positiver Lymphknoten in der Regio Va (2), der M. sternocleidomastoideus (3) nach medial verlagert

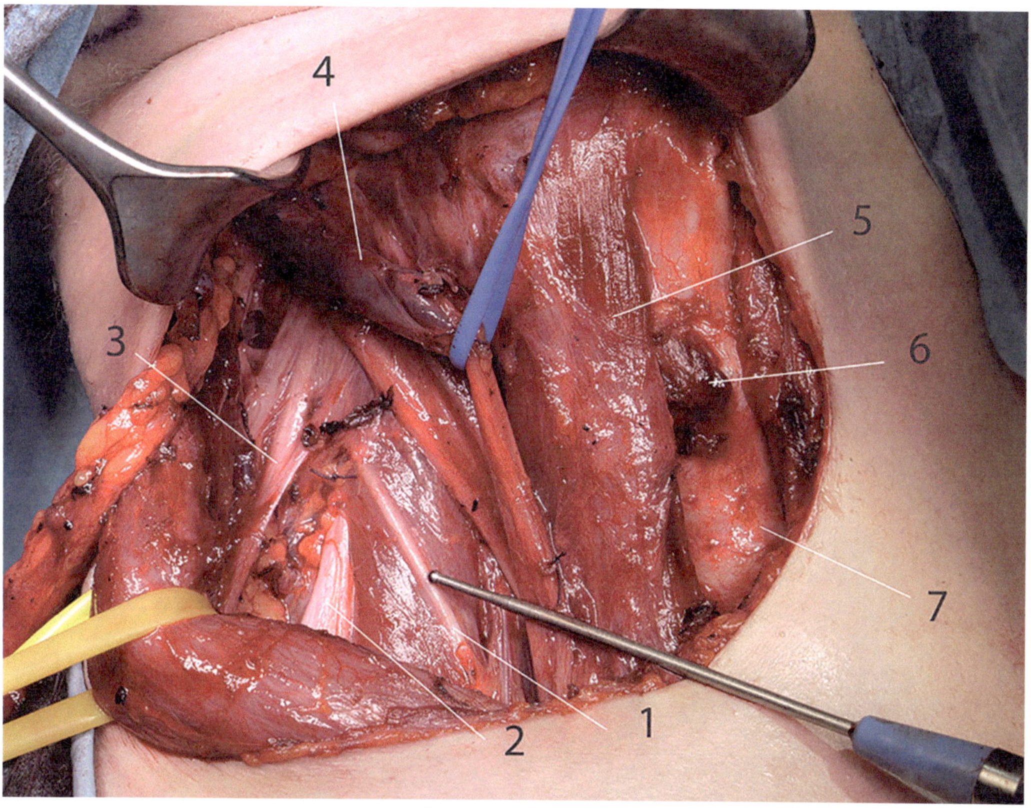

Abb. 3.39 Operationsfeld nach Komplettierung der Neck-Dissection rechts – der M. sternocleidomastoideus ist mit dem Honigdrain nach lateral verlagert. Der N. phrenicus (1) wird – am M. scalenus anterior verlaufend – durch die Neurostimulation geprüft, die rhythmischen Zwerchfellkontraktionen sind deutlich spürbar. Lateral davon der Plexus brachialis (2) und der Plexus cervicalis (3) mit den Nn. supraklavikulares. Die V. jugularis (4) über den gesamten Verlauf am Hals freigelegt und angeschlungen, dorsal davon die A. carotis und der N. vagus. Die infrahyoidale Muskulatur (5), die die Schilddrüsenloge bedeckt, der M. cricothyroideus (6) und die freiliegende Trachea (7) nach Thyreoidektomie und zentraler Kompartimentresektion

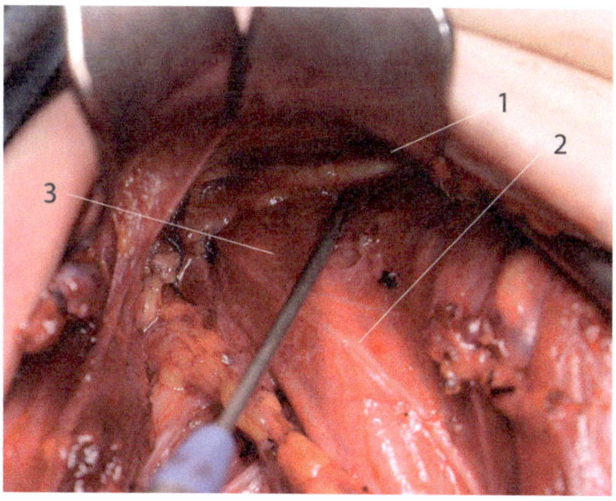

Abb. 3.40 Trigonum caroticum: Nervus hypoglossus (1) und die Ansa cervicalis N. hypoglossi (2), wie sie die Carotis-Bifurkation (3) kreuzen, die noch in der Gefäß-Nerven-Scheide eingehüllt ist

3

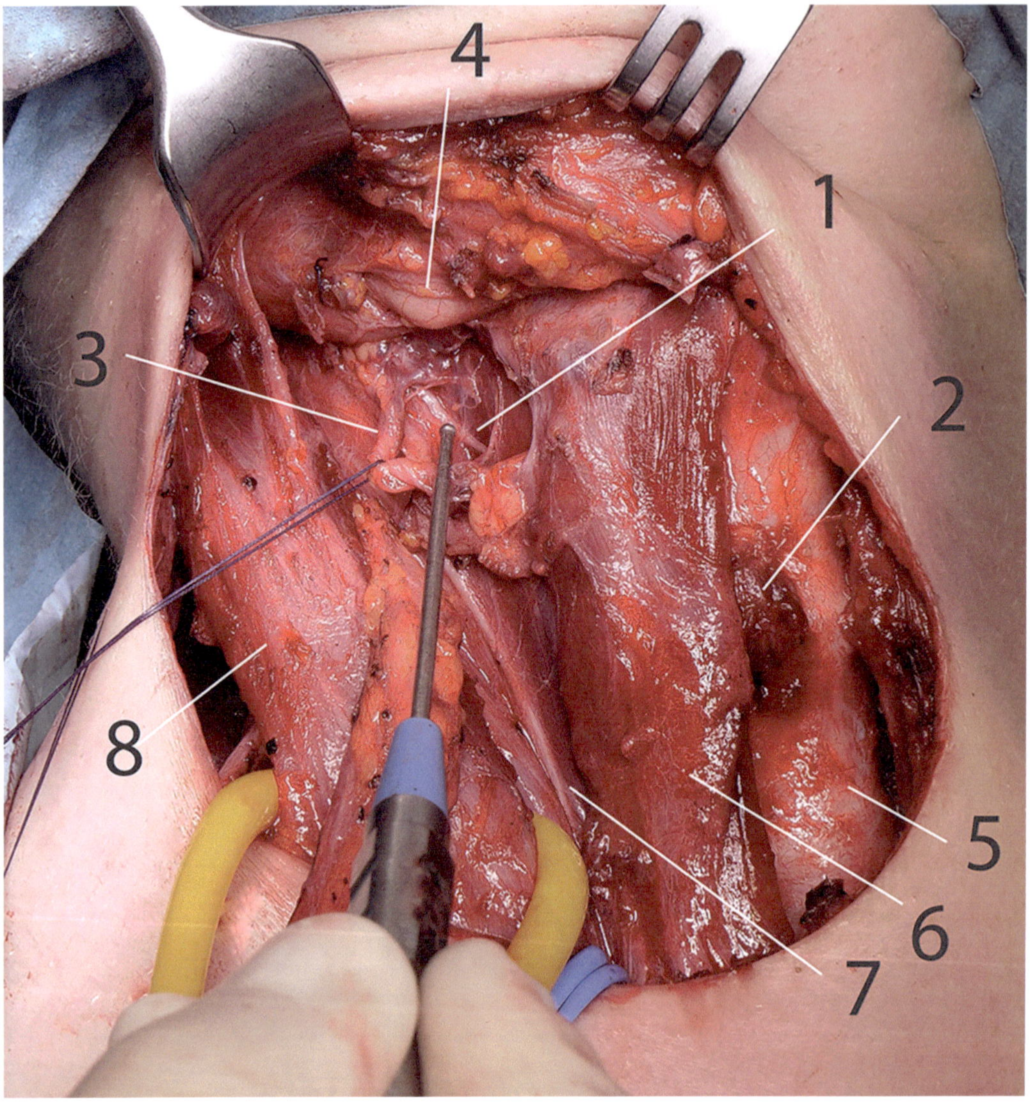

Abb. 3.41 Trigonum caroticum: Der Ramus externus des N. laryngeus superior (1) in seinem Verlauf an der Pharynxwand zum M. cricothyroideus (2), den er versorgt. Er spannt die Stimmbänder und ist für hohe Töne und Stimmvolumen zuständig. Bei Neurostimulation zeigt sich eine im OP-Feld gut erkennbare Muskelkontraktion. Auch eine EMG-Ableitung kann dargestellt werden. Der Nerv ist besonders bei gefäßnahem Verlauf und hoher Ligatur der A. thyroidea superior (3) gefährdet, die hier mir einem Haltefaden nach lateral verzogen wird. Die Gl. submandibularis (4) begrenzt das OP-Feld nach kranial. Trachea (5), Mm. sternohyoideus und sternothyroideus (6) mit ihrer Innervation, der Ansa cervicalis N. hypoglossi (7). Der M. sternocleidomastoideus (8) mit dem Honigdrain angeschlungen

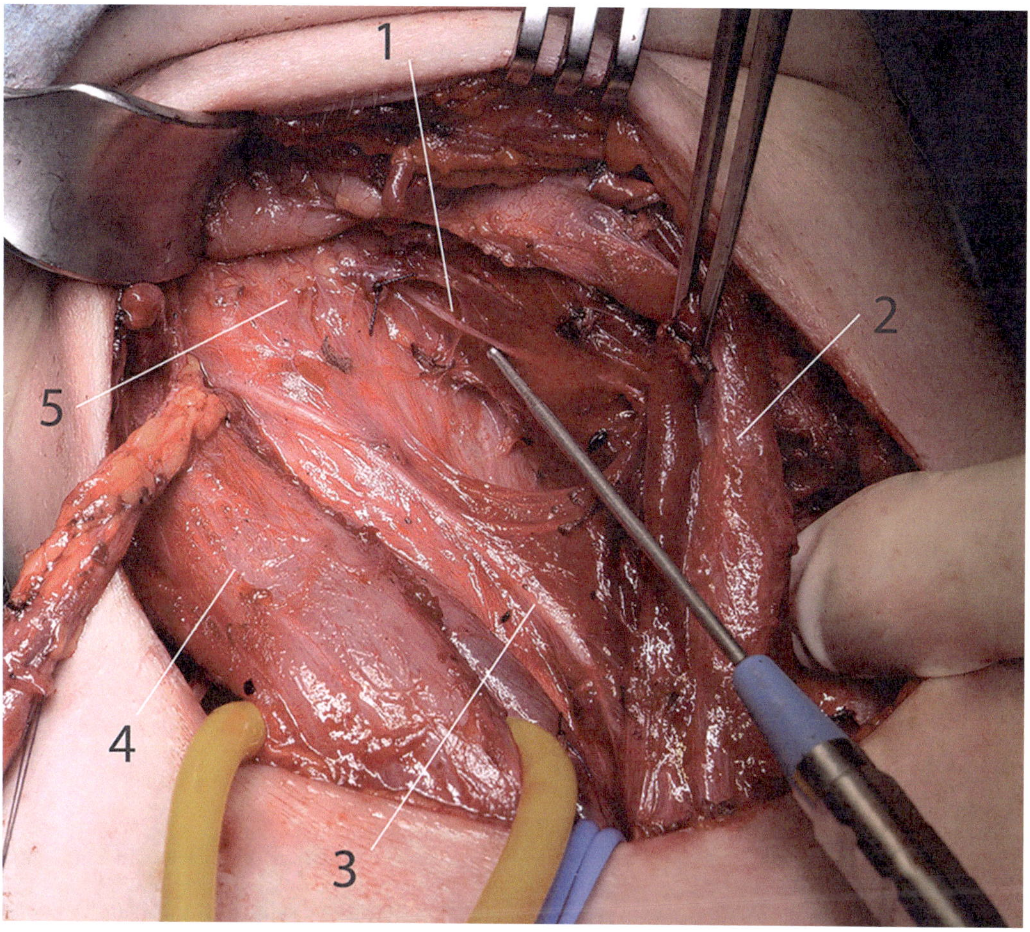

Abb. 3.42 Der Ramus externus des N. laryngeus superior (1) freiliegend nach abgangsnaher Ligatur der A. thyroidea superior. Die infrahyoidale Muskulatur (2) nach medial verlagert, die Ansa cervicalis N. hypoglossi (3), der M. sternocleidomastoideus (4), die noch nicht freigelegte Carotis-Gabel (5)

3.6 Nervus recurrens – spezielle Situationen

Anhand ausgesuchter Operationsbilder werden kritische Verlaufsvarianten von exponierten Nerven bei substernaler Struma, beim Rezidiv und beim Karzinom dargestellt. Besonders unter diesen operationstechnisch erschwerten Bedingungen ist das Neuromonitoring unverzichtbar.

3.6.1 Zugspannung eines ventral verlaufenden Nerven nach Luxation einer substernalen Struma (◻ Abb. 3.43, 3.44)

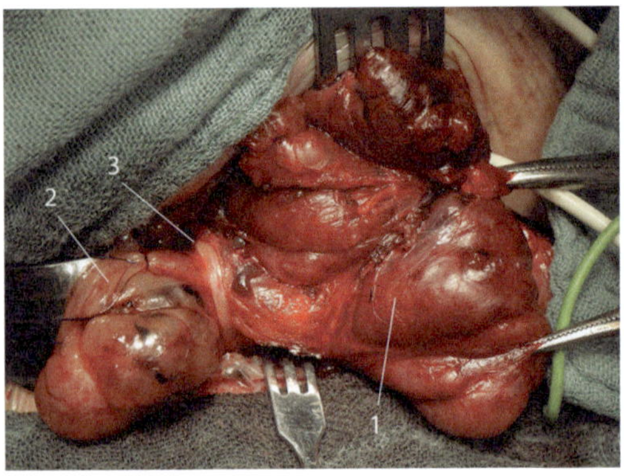

◻ **Abb. 3.43** Der rechte Schilddrüsenlappen ist luxiert und vorgelagert (1). Bei der Exploration des Substernalraums zeigt sich ein retrotrachealer Ausläufer der Struma (2). Erst nach seiner Luxation wird evident, dass dieser dorsal des N. recurrens (3) vorgewachsen ist und den Nerv durch die Luxation in Zugspannung versetzt

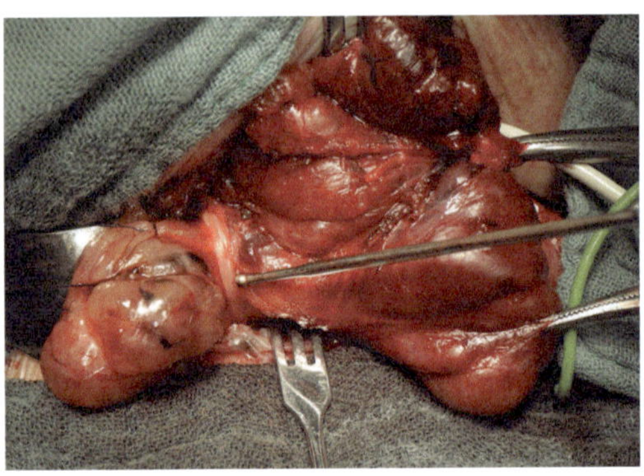

◻ **Abb. 3.44** Die Neurostimulation des N. recurrens zeigt ein LOS Typ I, einen traktionsbedingten lokalen Leitungsverlust bei anatomisch intaktem Nerv

3.6.2 Scheinbar enkapsulierter ventral verlaufender Recurrens bei Rezidivstruma (◻ Abb. 3.45, 3.46, 3.47)

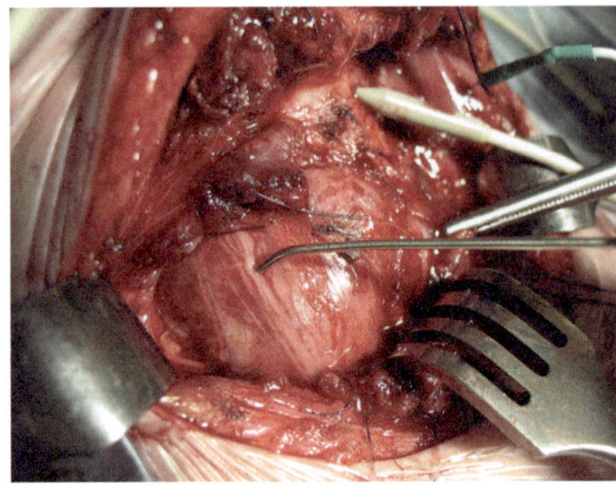

◻ **Abb. 3.45** Bei der Rezidivstruma (rechte Seite) kann der N. recurrens auch an der lateralen oder ventralen Konvexität des Schilddrüsenrestlappens verlaufen, das Mapping ist zu seiner sicheren Auffindung und Schonung unverzichtbar. Mit der Neurostimulationssonde wird der an der Schilddrüsenkapsel adhärente Nerv lokalisiert. Im Hintergrund ist die bipolare Nadelelektrode zu erkennen (weiß), die durch die Membrana cricothyroidea in den M. vocalis eingebracht wurde. Dahinter die Neutralelektrode (grün). Die transcricoidal gestochene Ableitungselektrode ist eine Alternative bei nicht korrigierbarer Fehllage oder Fehlfunktion der Tubuselektrode

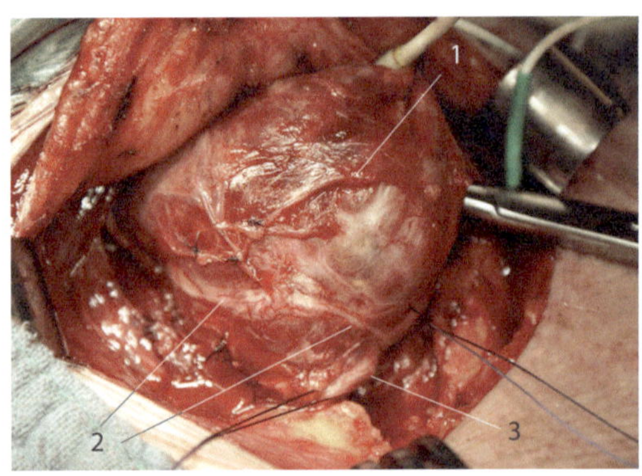

◻ **Abb. 3.46** Eine Rezidivstruma rechts (1) mit ausgeprägter Narbenbildung im Retrothyroidalraum. Der N. recurrens (2) fixiert an der Schilddrüsenkapsel. Die A. thyroidea inferior (3) mit Ligaturen angeschlungen. Die frühzeitige Erkennung des Nervenverlaufs ist essenziell

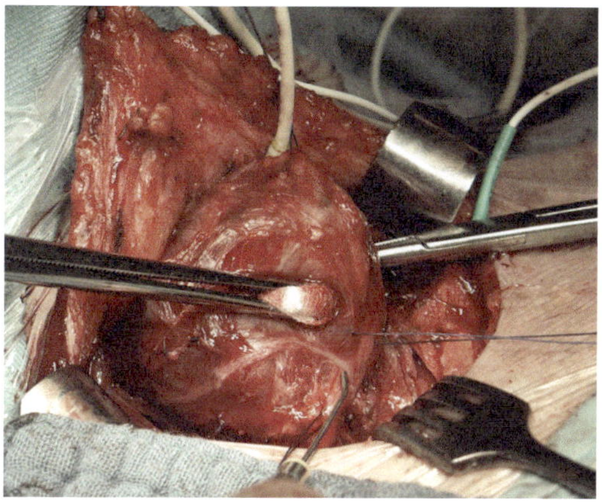

Abb. 3.47 Die Identifikation mit der Neurostimulationssonde bestätigt den exponierten Verlauf des Nerven in der vernarbten Schilddrüsenkapsel des Rezidivlappens. Die mikrochirurgische Präparation beginnt mit der Ligatur und Durchtrennung der A. thyroidea inferior medial des Nervenverlaufs. Im Zuge des Ablösens des Nerven ist eine schützende Bindegewebshülle für die Sicherung der Nervenleitung unerlässlich

3.6.3 Tumorinfiltration des Nerven (Abb. 3.48)

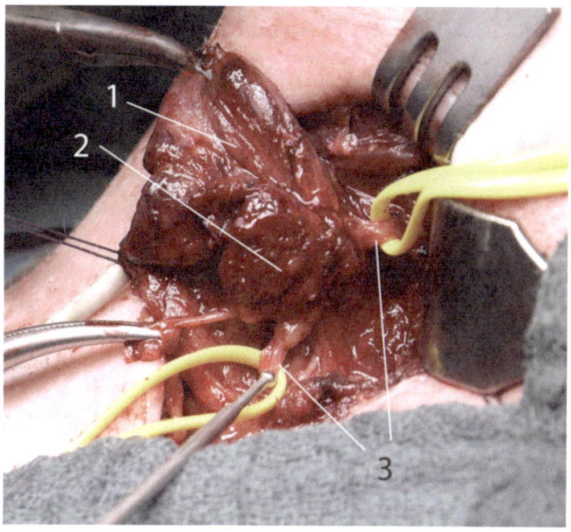

Abb. 3.48 Luxierter linker Schilddrüsenlappen (1), dorsal ein papilläres Schilddrüsenkarzinom (2), das die Organkapsel durchbricht und den N. recurrens (3) infiltriert. Dieser ist vor Eintritt in den Tumor und nach seinem Austritt mit einem gelben Gummibändchen angeschlungen. Dennoch zeigte der präoperative Larynxbefund eine normale Motilität des Stimmbands und die Prüfung des gesamten Nervenverlaufs mittels intraoperativer Neurostimulation ein reguläres Ableitungssignal im Elektromyogramm. Der Nerv musste schließlich aus onkologischen Gründen am Tumor belassen und reseziert werden

3.6.4 Tumoradhärenz des Nerven (◘ Abb. 3.49, 3.50, 3.51)

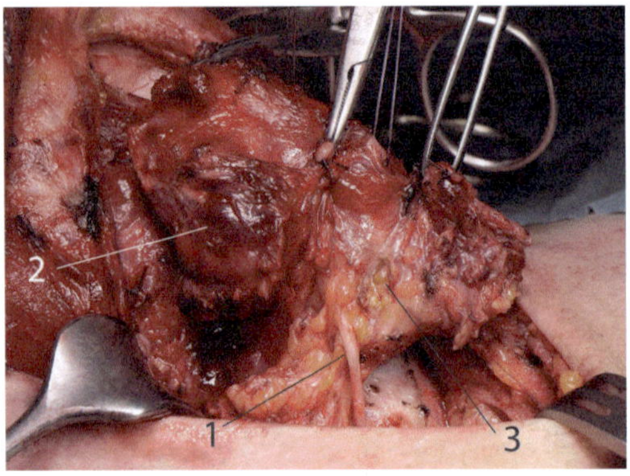

◘ **Abb. 3.49** Der rechte Schilddrüsenlappen ist mobilisiert und vor die Trachea gelagert. Der N. recurrens (1) ist kaudal freipräpariert und scheint in den Tumor (2) zu laufen. Es liegt ein ausgedehntes papilläres Schilddrüsenkarzinom vor. Abgebildet ventral davon das untere Epithelkörperchen (3), dessen Gefäßversorgung aufgrund der notwendigen Radikalität nicht geschont werden konnte. Eine Autotransplantation wurde durchgeführt

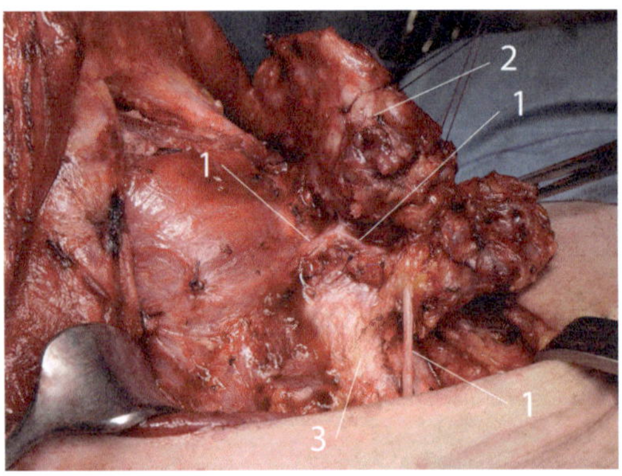

◘ **Abb. 3.50** Zur Klärung der Nerveninfiltration wird nun der N. recurrens (1) auch von seiner Einmündungsstelle weg zur Darstellung gebracht. Tumor (2), Trachea (3)

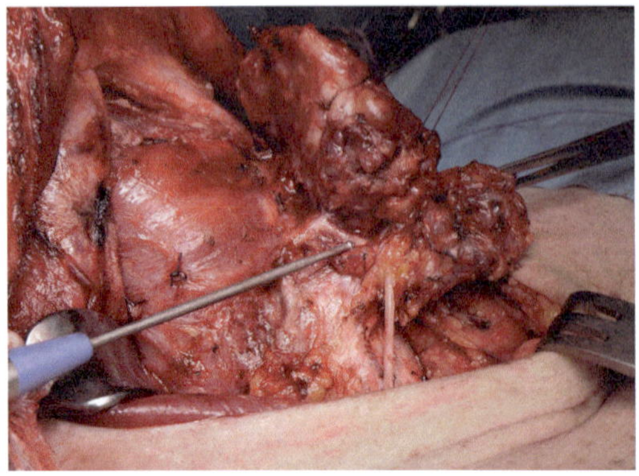

◘ **Abb. 3.51** Die Neurostimulationssonde bestätigt die anatomische und funktionelle Integrität des N. recurrens. Wider Erwarten war der Nerv nicht tumorinfiltriert. Er konnte erhalten werden

3.7 Nervus laryngeus non recurrens

Eine anatomische Variante des N. laryngeus inferior stellt der N. laryngeus non recurrens dar, der durch eine Gefäßanomalie bedingt ist: Die rechte Arteria subclavia entspringt dabei nicht aus dem Truncus brachiocephalicus, sondern als letzter Ast aus dem Aortenbogen und kreuzt dorsal der Trachea zum rechten Arm (Arteria lusoria). Somit entfällt in der embryologischen Entwicklung die durch die Subclavia bedingte Verlagerung der N.-laryngeus-inferior-Schleife in den Thorax. Er zweigt somit in der Mitte des Halses vom N. Vagus ab und tritt auf direktem Weg in den Kehlkopf ein. Man unterscheidet hier eine deszendierende, eine horizontale und eine aszendierende Variante.

Auch kombinierte Verlaufsvarianten eines Recurrens und Non Recurrens wurden gefunden (N. laryngeus inferior divisus). Bereits präoperativ kann im Zuge der Schilddrüsensonographie durch Darstellung des Truncus brachiocephalicus die fehlende Aufteilung in die Arteria carotis communis und die Arteria subclavia auf einen N. laryngeus non recurrens hinweisen. Auch im Thorax-CT ist diese atypische Anatomie gut erkennbar und gibt dem Operateur sogleich den Hinweis, dass ein nicht rekurrierender Nerv vorliegen muss (◘ Abb. 3.52, 3.53, 3.54).

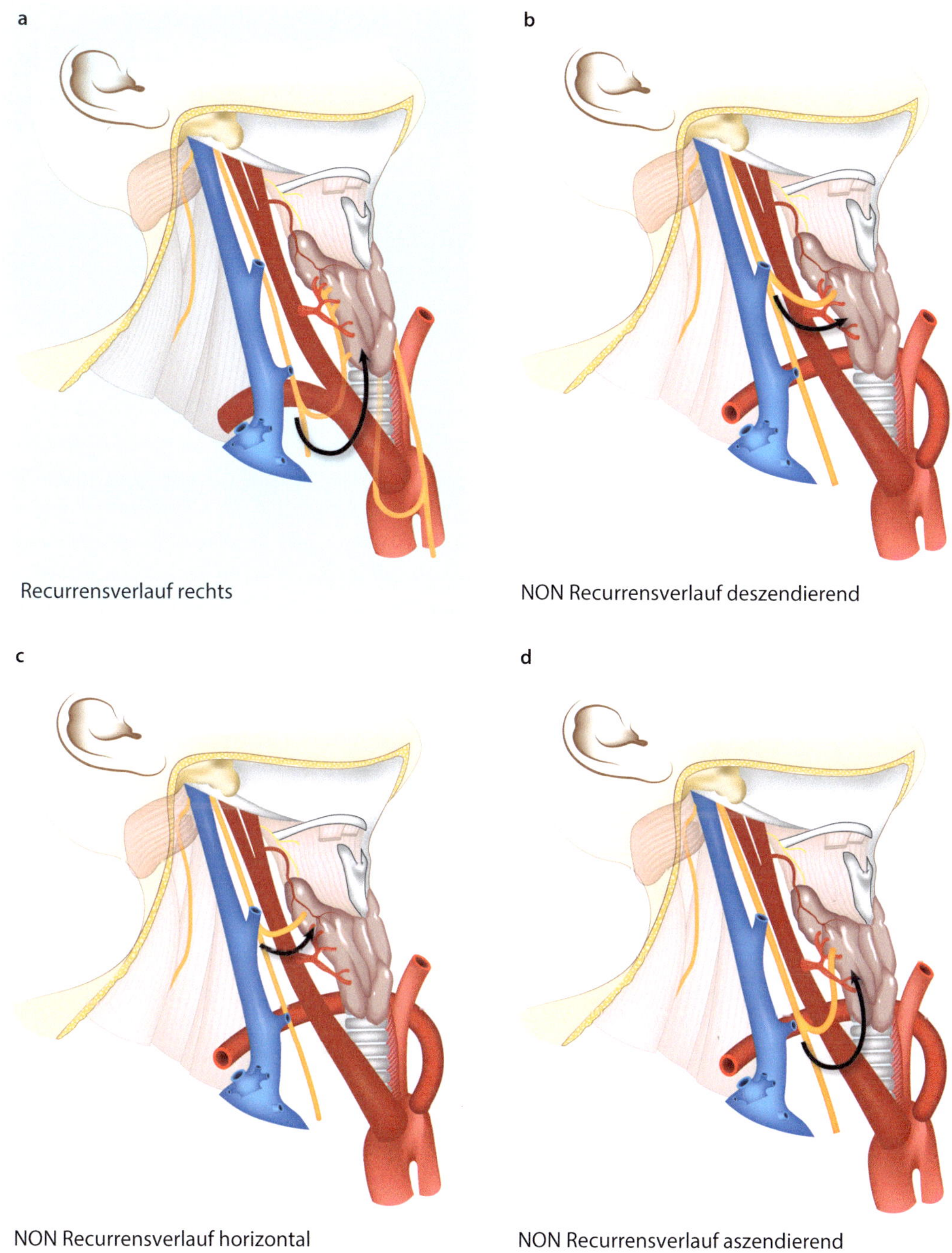

Abb. 3.52 Nervus laryngeus inferior – recurrens/non recurrens. **a** regulärer rekurrierender Verlauf des Stimmbandnerven: rechts schlingt sich der Stimmbandnerv – nach seinem Abgang aus dem N. vagus – um die A. subclavia, links um den Aortenbogen: daher der Name „Recurrens". **b–d** Nicht rekurrierender Verlauf des Stimmbandnerven. Bei Vorliegen einer Gefäßvariante der rechten A. subclavia – der Abgang als letzter Ast aus dem Aortenbogen statt aus dem Truncus brachiocephalicus – zieht der Stimmbandnerv direkt in den Kehlkopf und rekurriert nicht, also non recurrens. Man unterscheidet eine deszendierende, eine horizontale und eine aszendierende Variante

3

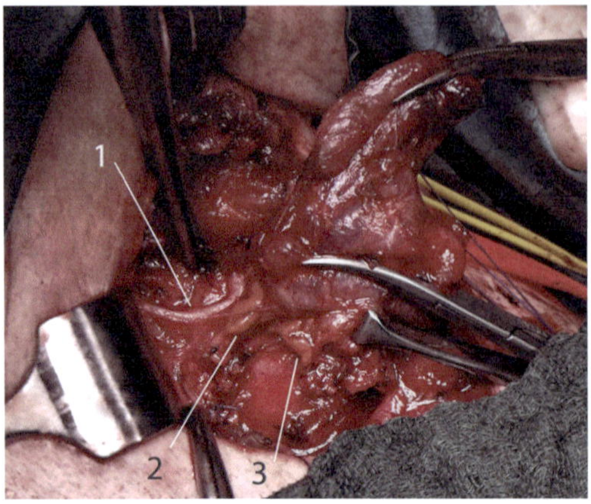

Abb. 3.53 Ein horizontal konkaver Verlauf des N. laryngeus non recurrens (1) bei luxiertem rechten Schilddrüsenlappen und Darstellung beider Nebenschilddrüsen: das obere Epithelkörperchen (2) liegt hier untypisch ventral der Nerveneinmündungsstelle im Gegensatz zu seiner üblichen Position dorsal des Nervenverlaufs. Dadurch ist das untere Epithelkörperchen (3) in unmittelbarer Nähe

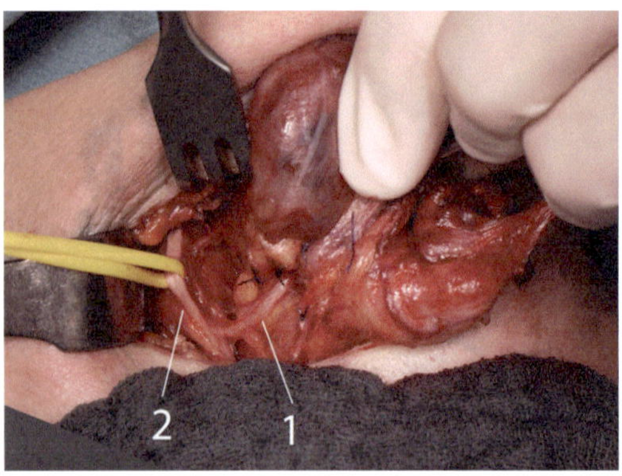

Abb. 3.54 Luxierter rechter Schilddrüsenlappen, horizontal konkaver Abgang eines N. laryngeus non recurrens (1) vom N. vagus (2)

3.7.1 Nervus laryngeus non recurrens – Verlauf bei Neck-Dissection rechts (Abb. 3.55, 3.56, 3.57, 3.58, 3.59, 3.60, 3.61, 3.62)

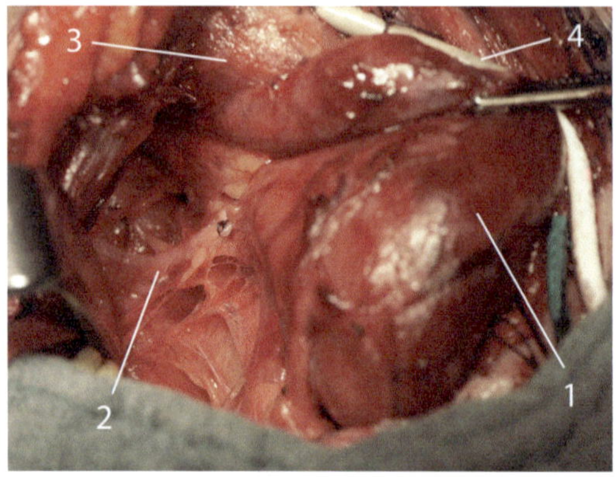

Abb. 3.55 Der rechte Schilddrüsenlappen luxiert (1). Bei Eröffnung des Retrothyreoidalraums zeigt sich eine horizontal leicht konkav verlaufende Struktur, die dem N. laryngeus non recurrens entspricht (2). Hier besteht Verwechslungsgefahr mit den üblicherweise quer verlaufenden Ästen der Arteria thyroidea inferior. M. cricothyroideus (3); die Nadelelektrode (4) ist durch die Membrana cricothyroidea in den M. vocalis eingestochen. Sie eignet sich nach wie vor als Ableitungselektrode, sollte die Tubuselektrode einen Funktionsdefekt aufweisen oder fehlplatziert sein

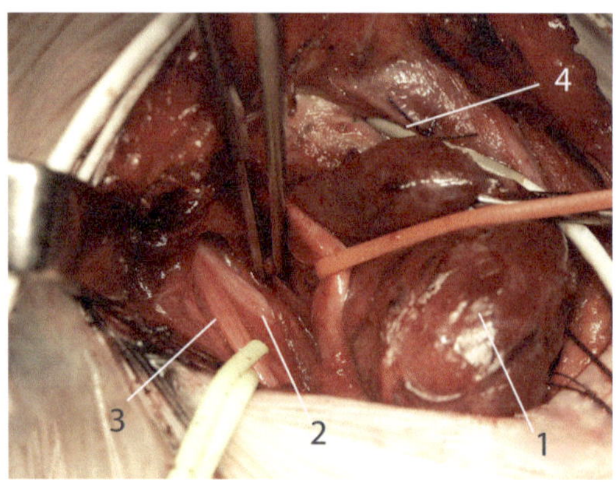

Abb. 3.56 Der rechte Schilddrüsenlappen mobilisiert (1), die Arteria carotis communis ist mit einem roten Gummibändchen angeschlungen und nach medial verlagert, sodass der deszendierende Abgang des N. laryngeus non recurrens (2) vom N. vagus (3) gut erkennbar ist. Die transcricoidal gestochene bipolare Ableitungselektrode (4)

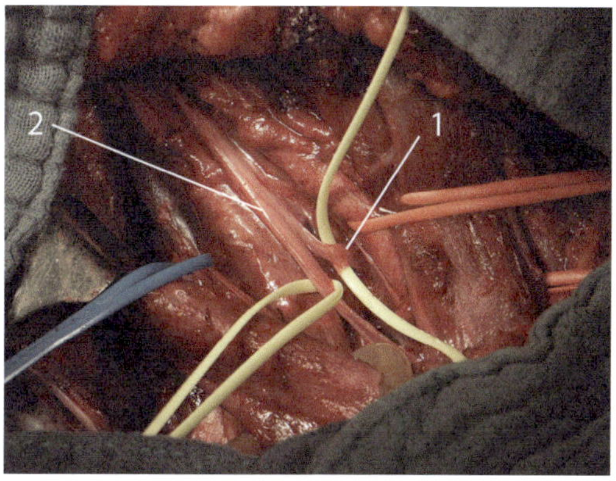

Abb. 3.57 Neck-Dissection rechts: Die Abzweigung des N. laryngeus non recurrens (1) vom N. vagus (2) auf Höhe des Level III erkennbar nach komplettierter lateraler Hals-Dissektion wegen eines medullären Schilddrüsenkarzinoms. An einem gelben Gummibändchen angeschlungen der N. vagus distal des Abgangs des N. laryngeus non recurrens, der ebenfalls gelb markiert ist. Mit einem blauen Gummibändchen nach lateral verlagert die Vena jugularis. Die A. carotis rot angeschlungen

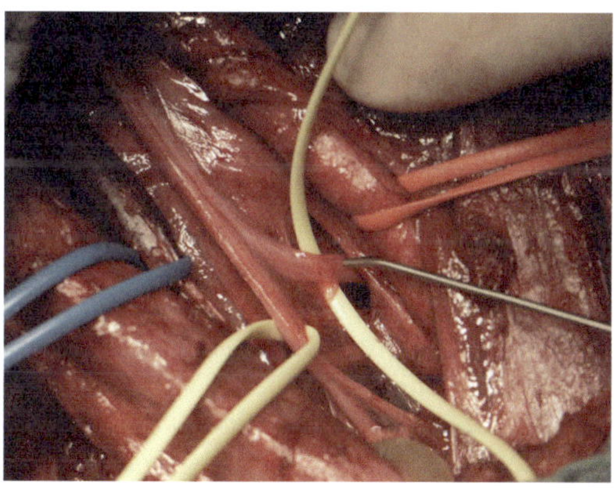

Abb. 3.58 Die Stimulation des N. laryngeus non recurrens zeigt aufgrund der kurzen Wegstrecke zum Larynxeintritt ein Ableitungssignal mit kurzer Latenzzeit

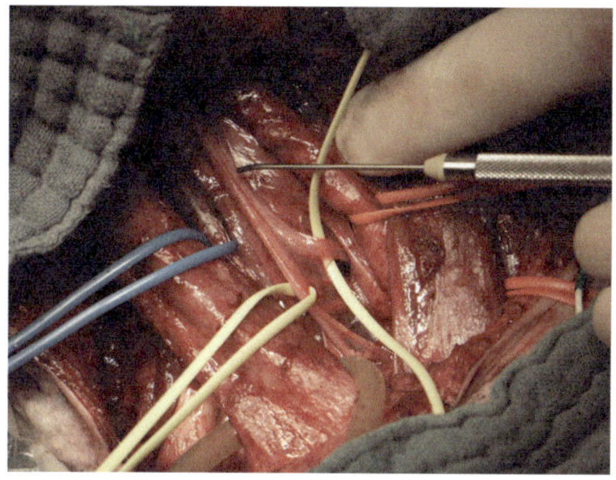

Abb. 3.59 Wird der N. vagus kranial des Abgangs des N. laryngeus non recurrens stimuliert, so ergibt sich ein reguläres Ableitungssignal mit einer für den N. vagus ungewöhnlich geringen Latenzzeit, da der Weg zum Eintritt in den Larynx im Gegensatz zu einem rekurrierenden Nerv kurz ist

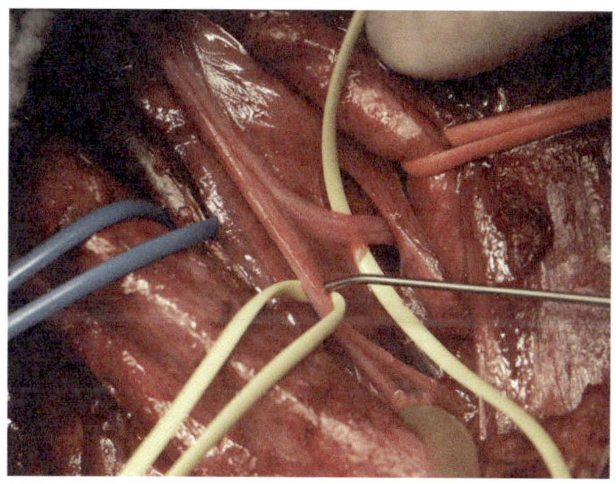

Abb. 3.60 Die Stimulation kaudal der Abgangsstelle zeigt keine Signalantwort. Lässt sich der N. vagus bei der Initialstimulation (V1) nicht ableiten, so muss neben einem frühen Nervenausfall auch an das Vorliegen eines N. laryngeus non recurrens gedacht werden. In diesem Fall ist eine hohe, möglichst proximale Vagusstimulation klärend

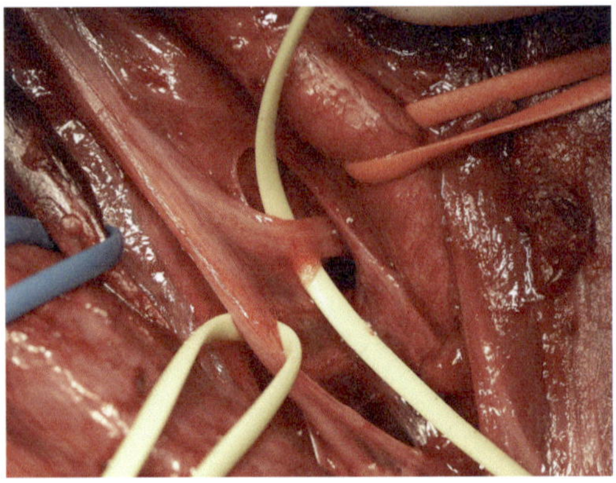

Abb. 3.61 Großaufnahme der Abgangsstelle des N. laryngeus non recurrens aus dem N. vagus

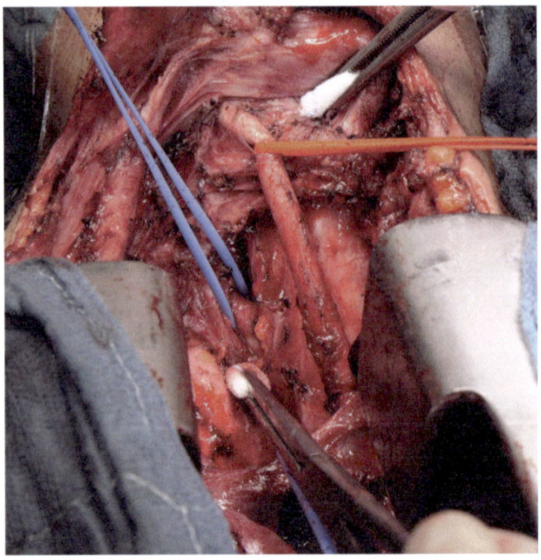

Abb. 3.62 Transsternaler Revisionseingriff wegen mediastinalen Rezidivs eines papillären Schilddrüsenkarzinoms – der typische Abgang der rechten A. subclavia fehlt. Rot angeschlungen die A. carotis communis rechts, ein Truncus brachiocephalicus findet sich nicht. Die A. lusoria entspringt links als letzter Ast aus der Aorta ascendens (am Bild nicht sichtbar) und quert hinter Trachea und Ösophagus nach rechts (blaues Gummibändchen)

3.8 Der Ramus externus des Nervus laryngeus superior

Der Ramus externus des Nervus laryngeus superior versorgt den Musculus cricothyroideus und den M. constrictor pharyngis inferior. Vor allem Ersterer ist für die Spannung der Stimmlippen zuständig. Sein Ausfall zieht Heiserkeit, vor allem aber eine Reduktion der Stimmhöhe und des Stimmvolumens nach sich. Auch eine Ermüdbarkeit der Sprache ist damit verbunden. Bei Sprechberufen oder auch Sängern kann dies zu einer beträchtlichen beruflichen Einschränkung führen.

Seine Neurostimulation resultiert gut sichtbar in der Kontraktion dieser Muskel. Sie ist auch in der Ableitungskurve darstellbar. Der Nerv liegt in seinem kaudalen Verlauf nahe der Pharynxwand oder auch intramuskulär in unterschiedlicher Distanz zum oberen Schilddrüsenpol und seinen oberen Polgefäßen. So kann er bei der Versorgung der Äste der A. thyroidea superior gefährdet sein. Sein kranialer Abschnitt liegt im Trigonum caroticum, somit ist der Ramus externus, aber auch der Ramus internus des N. laryngeus superior auch bei der Neck-Dissektion exponiert (▶ Abschn. 3.5).

Es existieren unterschiedliche Verlaufsvarianten, die von zahlreichen Autoren klassifiziert wurden, die bekannteste Einteilung stammt von Cernea und beschreibt drei Typen (dazu Abb. 3.63). Typ 2b stellt für die Schilddrüsenchirurgie den risikoreichsten Verlauf dar, der aber mittels frühzeitiger Neurostimulation (vor Versorgung und Durchtrennung der oberen Polgefäße) gut erkannt werden kann (Abb. 3.64, 3.65, 3.66). Das intraoperative Neuromonitoring spielt hier eine entscheidende Rolle zur Verhinderung einer Laryngeus-superior-Parese.

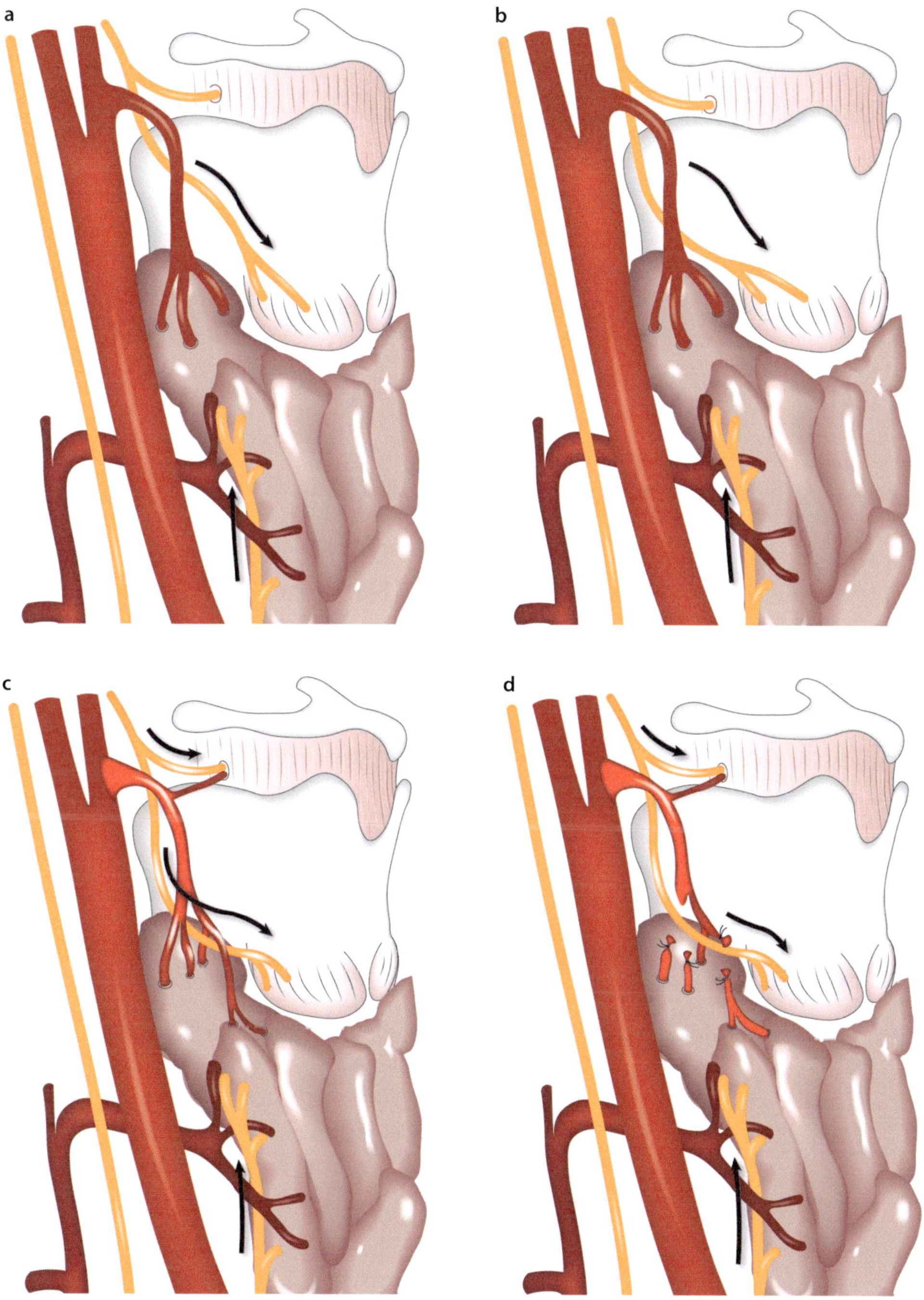

Abb. 3.63 Einteilung der Verlaufsvarianten nach Cernea. **a** Typ 1: Der Nerv verläuft an der Pharynxwand entlang in sicherer Distanz zum oberen Schilddrüsenpol. **b** Typ 2: Der Nerv verläuft in einem Abstand von weniger als einem Zentimeter zum oberen Schilddrüsenpol. Typ 2a: Bis zu einem Zentimeter Distanz. **c** Typ 2b: Unmittelbar am oberen Schilddrüsenpol oder zwischen den oberen Polgefäßen hindurch. **d** Typ 2b: Die oberen Polgefäße müssen unter Sichtkontrolle des Nervenverlaufs superselektiv mit besonders feinen Ligaturen versorgt und durchtrennt werden

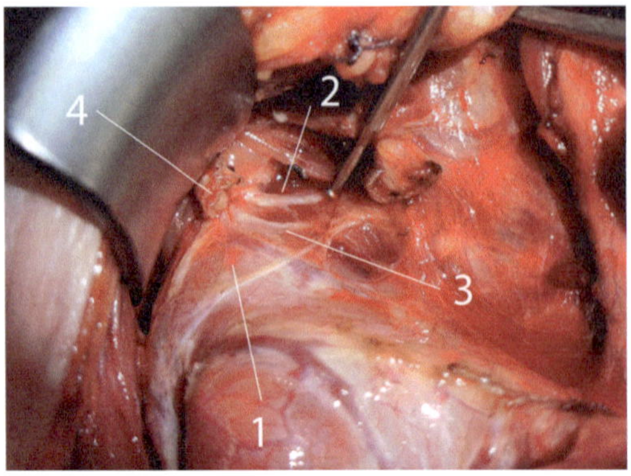

Abb. 3.64 Cernea 2a: Der obere Schilddrüsenpol rechts ist mobilisiert (1 Ansicht von ventral), die Stimulationssonde zeigt auf den N. laryngeus superior (2), der unmittelbar parallel zu einem zarten oberen Polgefäß verläuft. Das Neuromonitoring unterscheidet den Nerv vom Ramus cricothyroideus der A. thyroidea superior (3) und beweist seine korrekte Identität durch sichtbare Kontraktion des M. cricothyroideus oder die EMG-Ableitung. Der vordere Ast der A. thyroidea superior wurde zuvor selektiv mit Ligasure durchtrennt (4)

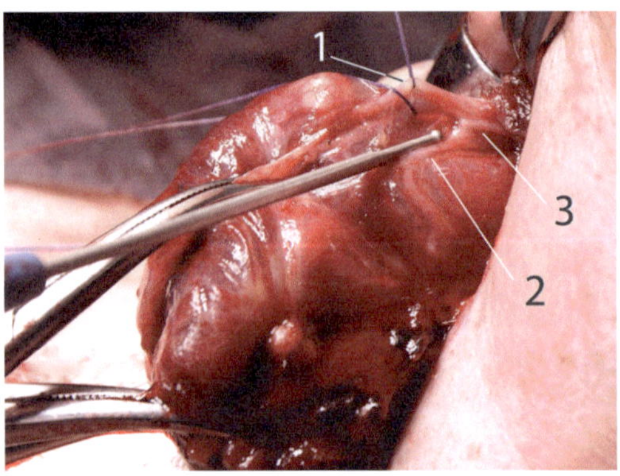

Abb. 3.65 Cernea 2b: Der rechte Schilddrüsenlappen ist mobilisiert. Ein Blick von medial – von der linken Patientenseite: An einer Ligatur angeschlungen und hochzogen ist der ventrale Ast der A. thyroidea superior (1), ein medialer Ast zeigt sich unmittelbar neben der Neurostimulationssonde (2). Der R. externus des N. laryngeus superior läuft hier zwischen der Gefäßgabel beider Äste hindurch (3) – ein typischer Verlauf Cernea 2b. Bei routinemäßiger Anwendung der Neurostimulation vor der Ligatur und Durchtrennung der oberen Polgefäße kann dieser risikoreiche Verlauf rechtzeitig erkannt und der Nerv geschont werden

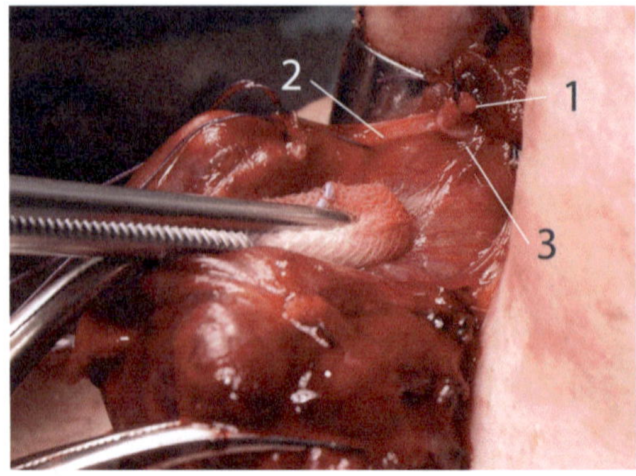

Abb. 3.66 Superselektive Ligatur des ventralen Gefäßastes (1), der dorsale Ast angeschlungen (2), Befreiung und Sichtschonung des exponiert in einem konkaven Bogen verlaufenden Ramus externus des Nervus laryngeus superior (3)

3.9 Die Autofluoreszenz der Nebenschilddrüsen – eine neue Technologie zur Erkennung und Schonung

Der postoperative Hypoparathyreoidismus nach Thyreoidektomie stellt – speziell nach zentraler Neck-Dissection (Level VI, VII) – eine systemimmanente Operationsfolge dar, seine Persistenz eine folgenschwere Komplikation. Ursächlich ist eine fehlende Erkennung, unbeabsichtigte Entfernung oder Devaskularisierung der Nebenschilddrüsen. Endokrin versierte Chirurgen erkennen die Epithelkörperchen durch subtile Präparationstechnik und optimierte Sicht durch die Lupenbrille in den meisten Fällen, doch auch ihnen entgehen die 3–5 mm kleinen Organe bei okkulter Position, intrakapsulärer oder intrathyreoidaler Lage oder fehlender Farbdifferenzierung zur Schilddrüse, wie es bei Kindern oft der Fall ist.

Kürzlich wurde erkannt, dass Epithelkörperchen durch Laserlicht autofluoreszieren können und dadurch besser zur Darstellung kommen. Eine Laserlichtkamera ermöglicht die Sichtbarmachung durch natürliche Autofluoreszenz mittels *Near Infrared Fluorescence Imaging*, die Vaskularisierung kann durch Injektion von Indocyaningrün (ICG) am Bildschirm visualisiert werden. Unsere ersten Ergebnisse sind vielversprechend, die Detektionsrate kann im Vergleich zur visuellen Identifikation um ca. 20 % verbessert werden. Ob dadurch der Hypoparathyreoidismus signifikant gesenkt werden kann, wird erst die laufende prospektiv randomisierte multizentrische Studie zeigen, an der wir teilnehmen.

Nach einer Exposition der Epithelkörperchen mit Infrarot-Wellenlängen um 785 nm liegt die Emissionswellenlänge bei 820 nm. Das Nebenschilddrüsengewebe strahlt mit einer hohen Intensität, die Schilddrüse weist eine niedrige, hingegen Fett-, Muskel- und Trachealgewebe eine unwesentliche Autofluoreszenz auf. Die wissenschaftliche Grundlage der gesteigerten Nebenschilddrüsenautofluoreszenz ist derzeit noch nicht restlos geklärt.

Während der Operation wird der NIR-Laser auf die freigelegte Schilddrüse gerichtet, es kommt zur Autofluoreszenz, die Nebenschilddrüsen erscheinen 2,5 bis 8,5-mal heller als das Schilddrüsengewebe. Dadurch wird die Lokalisierung sowohl in situ als auch am entfernten Schilddrüsenpräparat erleichtert. Die Autofluoreszenz wird nicht von der Durchblutung beeinflusst und kann auch noch eine Stunde nach der Resektion nachgewiesen werden. Die Eindringtiefe der Strahlen ins Gewebe beträgt allerdings nur einige wenige Millimeter, sodass dystop liegende Epithelkörperchen auch mit dieser Methode nicht erkennbar sind (◘ Abb. 3.67, 3.68, 3.69, 3.70, 3.71, 3.72, 3.73, 3.74, 3.75, 3.76, 3.77, 3.78, 3.79, 3.80, 3.81, 3.82, 3.83, 3.84, 3.85, 3.86, 3.87, 3.88, 3.89, 3.90, 3.91, 3.92, 3.93).

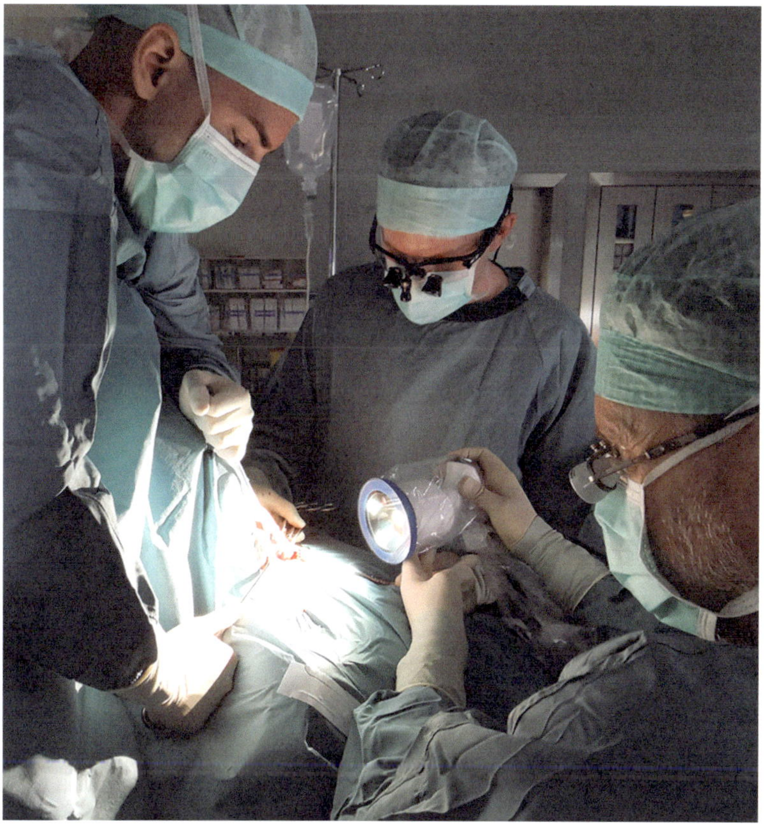

◘ **Abb. 3.67** Die Laserlichtkamera wird auf den luxierten Schilddrüsenlappen gerichtet. Das Laserlicht induziert die Autofluoreszenz, die drei LED-Spots beleuchten das OP-Feld. Die OP-Leuchten müssen kurzfristig abgeschaltet sein

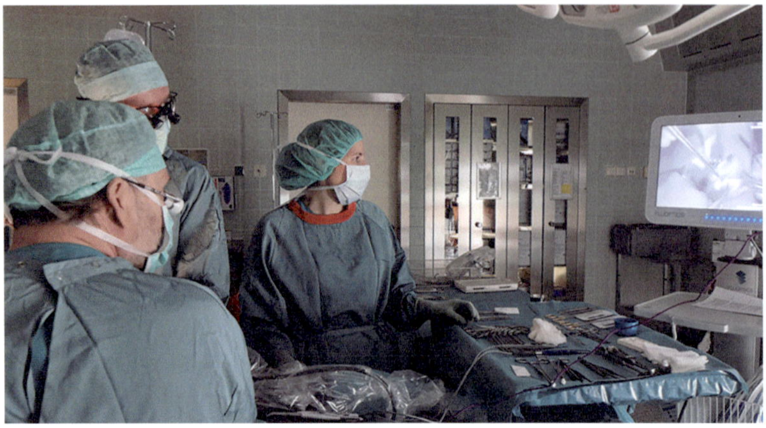

Abb. 3.68 Die intensive Autofluoreszenz der Nebenschilddrüse wird am Monitor dargestellt, die Lokalisation mit der Pinzette markiert und anschließend im OP-Feld visualisiert

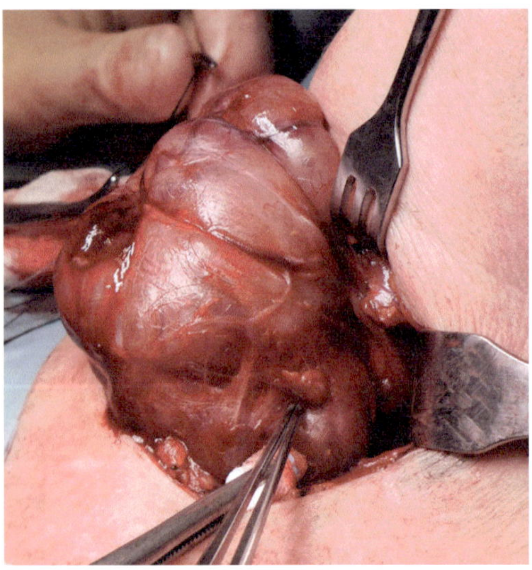

Abb. 3.69 Der linke Schilddrüsenlappen ist luxiert, die Pinzette zeigt auf die sehr exponierte, an der Schilddrüsenkapsel fixierte Nebenschilddrüse, die keine typische Farbgebung aufweist

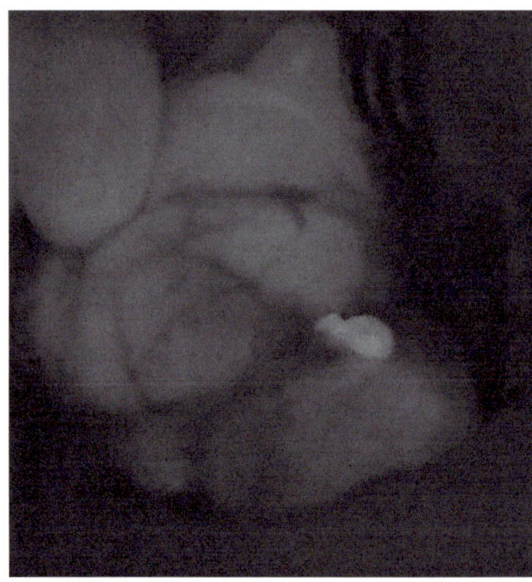

Abb. 3.70 Die Autofluoreszenz aus gleicher Perspektive zeigt die deutliche Signalantwort der Nebenschilddrüse im Vergleich zum Schilddrüsengewebe und beweist somit deren Identität

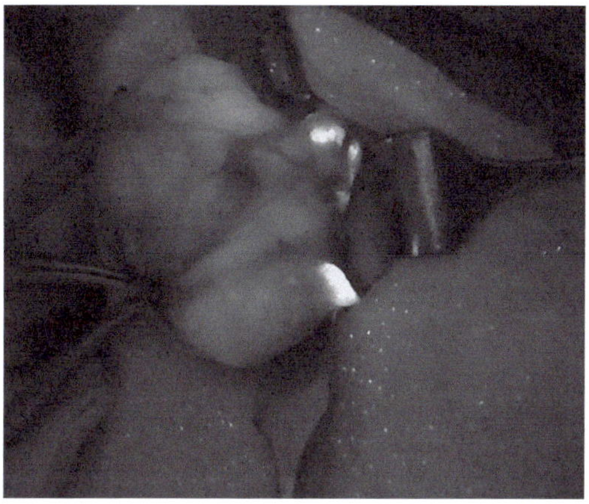

◘ **Abb. 3.71** Nach Luxation des linken Schilddrüsenlappens kommen beide Nebenschilddrüsen mit intensiver Autofluoreszenz (weiß) zur Darstellung

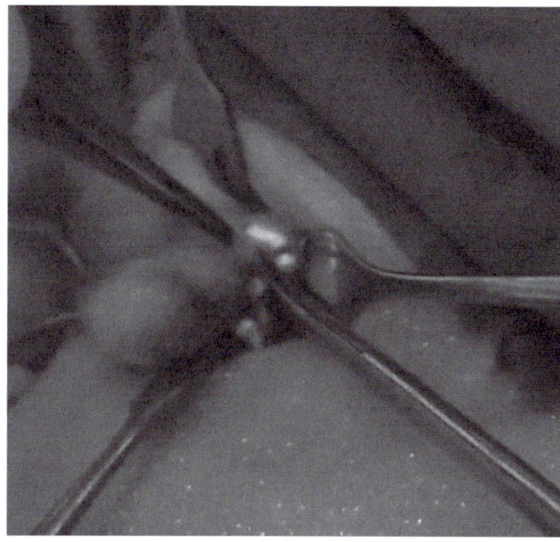

◘ **Abb. 3.72** Unter Sicht wird die obere Nebenschilddrüse von der Schilddrüsenkapsel abpräpariert, die Schonung der unteren folgt

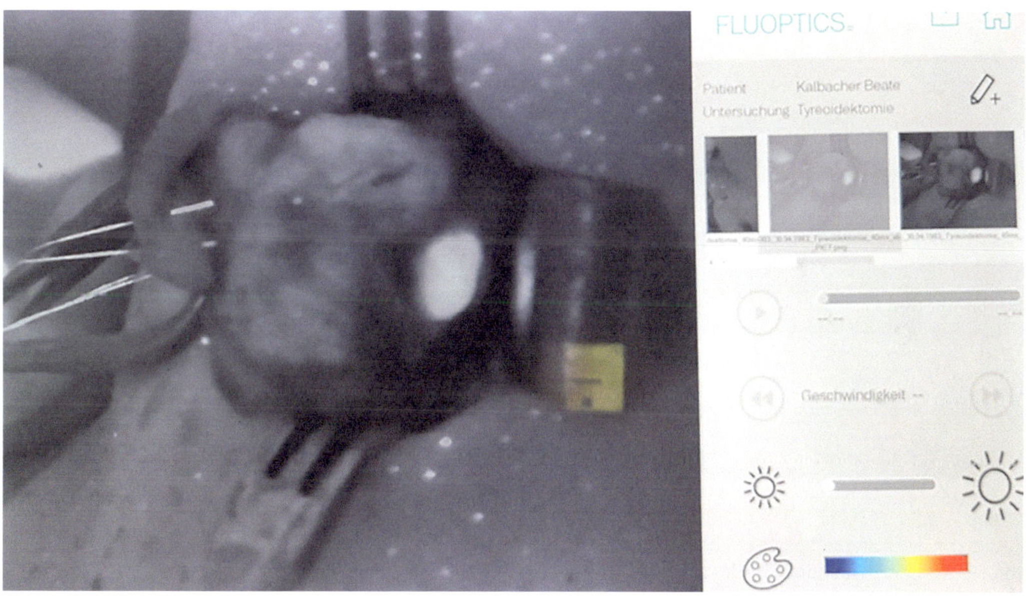

◘ **Abb. 3.73** Die linke Nebenschilddrüse ist durch intensives Signal dargestellt

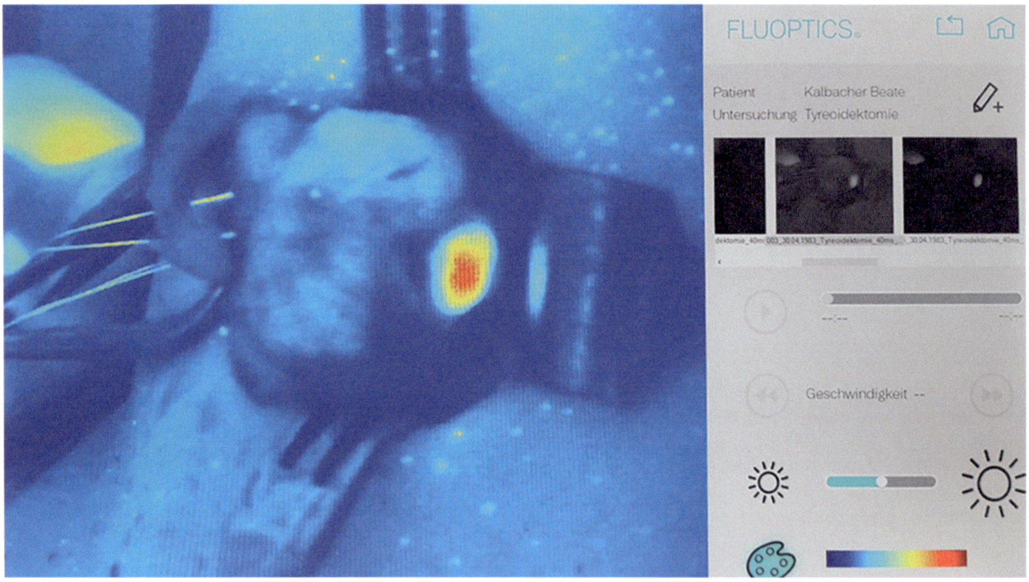

■ **Abb. 3.74** Die gleiche Nebenschilddrüse farbig dargestellt

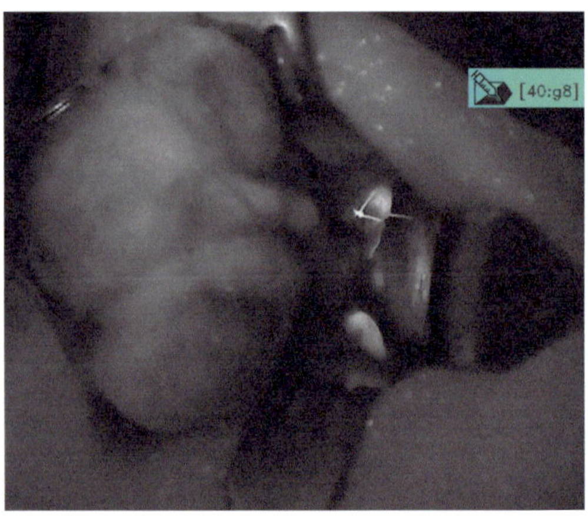

■ **Abb. 3.75** Linker Schilddrüsenlappen: Autofluoreszenzdarstellung beider Nebenschilddrüsen, die von der Schilddrüsenkapsel abgelöst sind

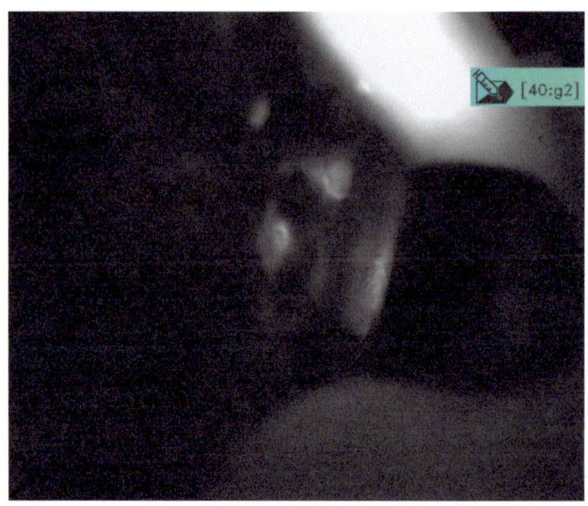

■ **Abb. 3.76** Derselbe Situs nach ICG-Injektion: das obere Epithelkörperchen ist durchblutet, das untere offensichtlich nicht vaskularisiert (in der Mitte ein ICG-dargestelltes Blutgefäß)

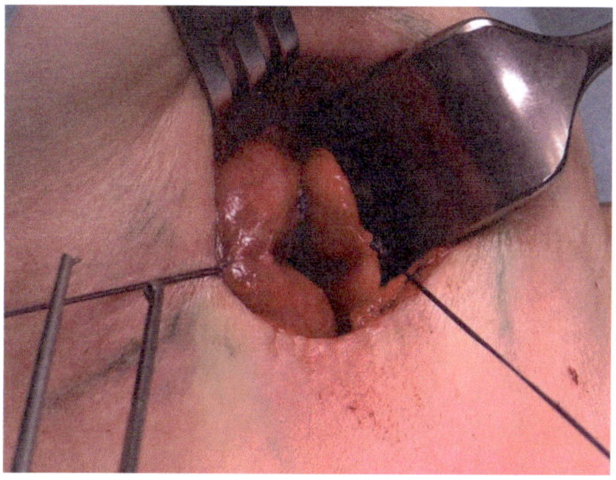

Abb. 3.77 OP-Situs eines großen Nebenschilddrüsenadenoms (rechts im Bild), links der Schilddrüsenlappen

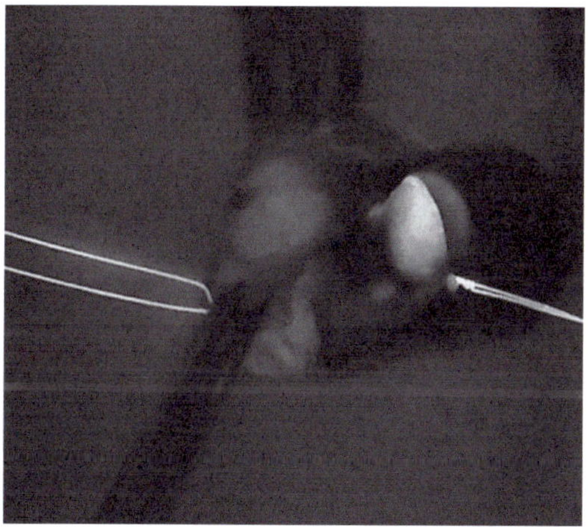

Abb. 3.78 In der Autofluoreszenzdarstellung zeigt sich die intensive Speicherung, die sich bei Nebenschilddrüsenadenomen nicht immer so eindrucksvoll darstellt wie bei regulären Epithelkörperchen

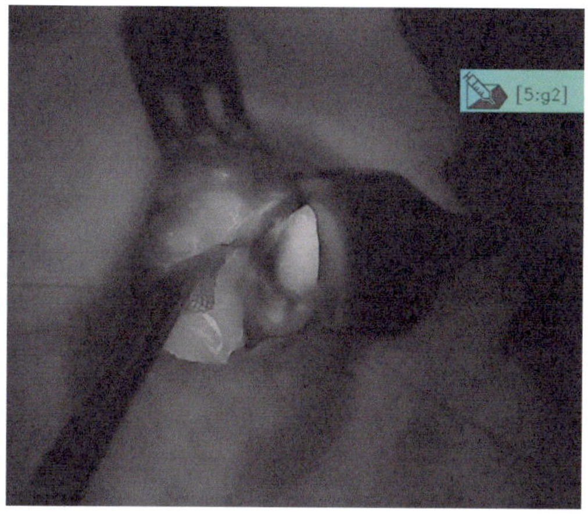

Abb. 3.79 Durch intravenöse ICG-Injektion lässt sich die Gefäßversorgung der Schilddrüse und der Nebenschilddrüse gut darstellen

3

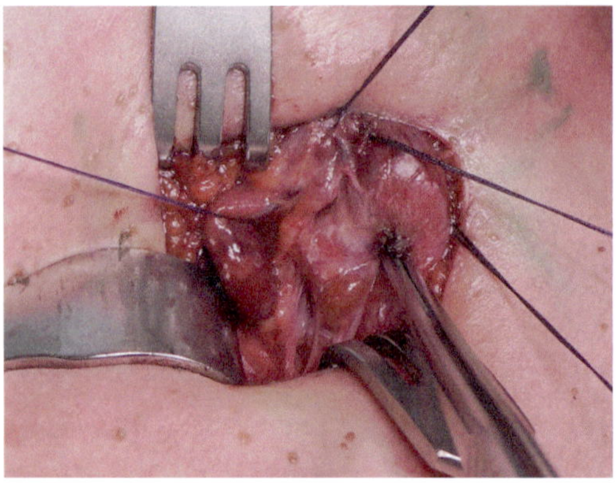

Abb. 3.80 OP-Situs: Rechter Schilddrüsenlappen luxiert, kranial ein Nebenschilddrüsenadenom (mit Faden angeschlungen), kaudal eine reguläre Nebenschilddrüse (links der Pinzette)

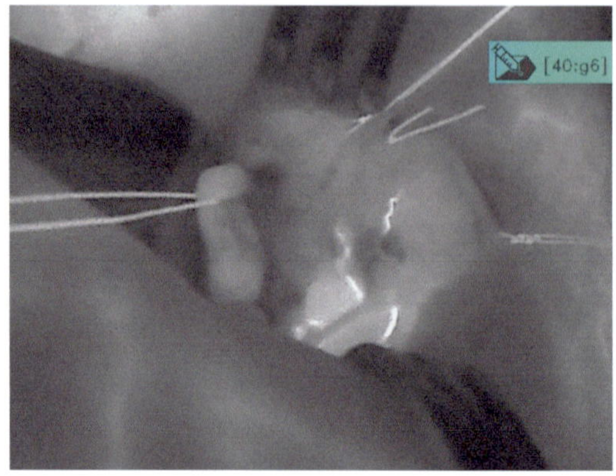

Abb. 3.82 Autofluoreszenzdarstellung mit ICG, die untere Nebenschilddrüse weist eine gute Durchblutung auf, das obere pathologische Epithelkörperchen wurde durch das Präparationsmanöver bereits devaskularisiert

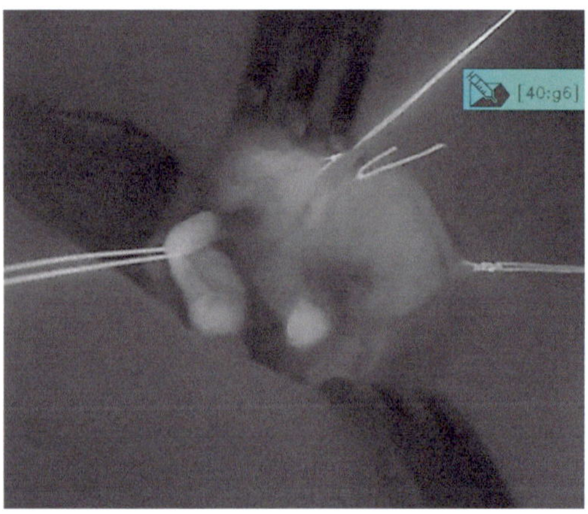

Abb. 3.81 Autofluoreszenzdarstellung ohne ICG

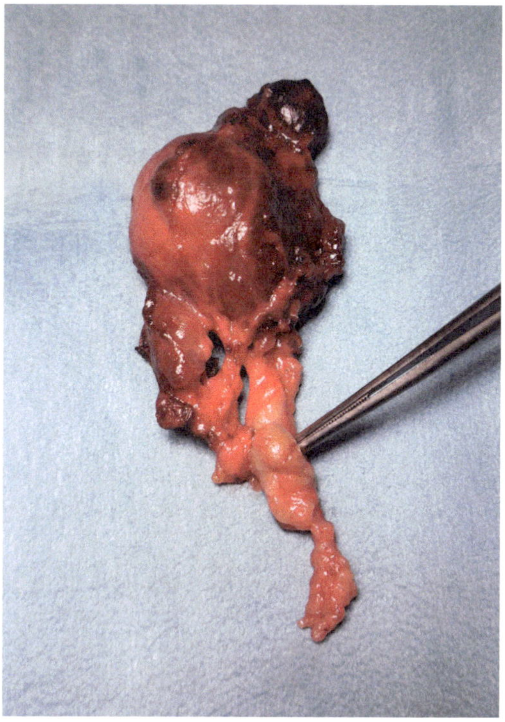

■ **Abb. 3.83** Ein papilläres Schilddrüsenkarzinom (linker Lappen) entfernt en bloc mit zentralen Lymphknoten (Level VI-Hals-Dissektion): Da die kaudale Nebenschilddrüse in situ nicht gefunden werden konnte, wurde das Resektat genau untersucht. Die Pinzette zeigt auf eine Struktur, die den Aspekt einer Nebenschilddrüse aufweist und selbst unter Sicht der Lupenbrille nicht eindeutig erkennbar ist

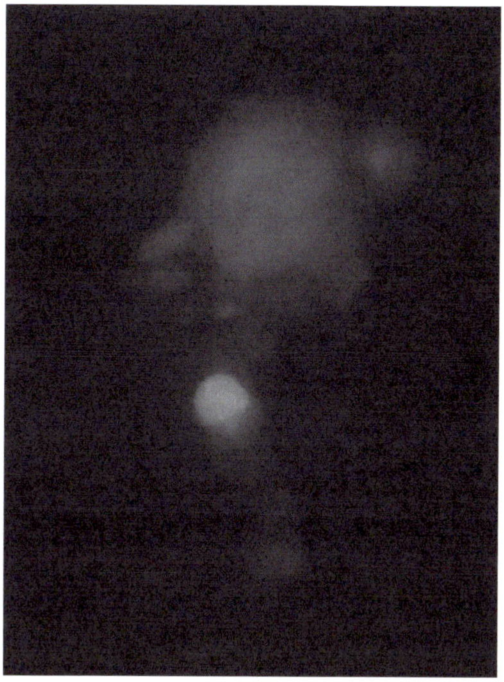

■ **Abb. 3.84** Nach Bestrahlung mit dem Laserlicht zeigt die Autofluoreszenz die Identität einer regulären Nebenschilddrüse, die isoliert und autotransplantiert wird

■ **Abb. 3.85** Linker Bildschirm: das videoendoskopische Bild kombiniert mit der Infrarotbildgebung zur Overlay-Darstellung von Live-Bild und Autofluoreszenz

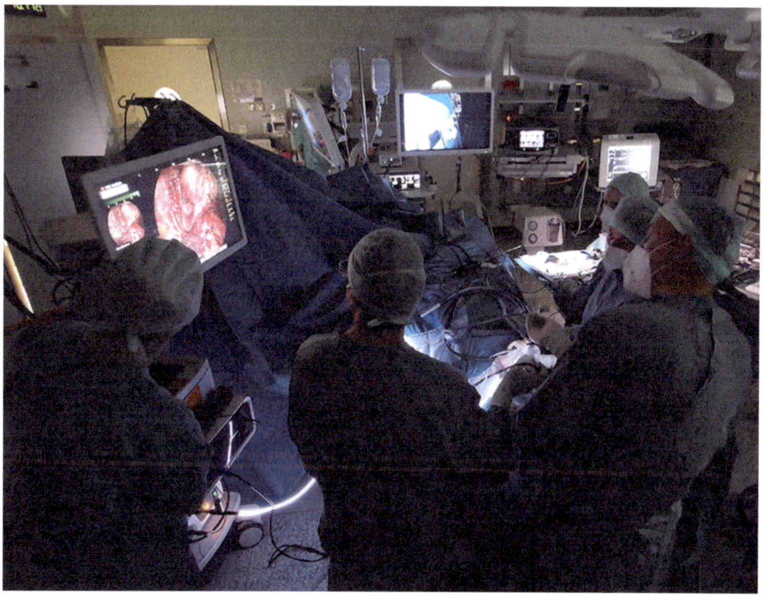

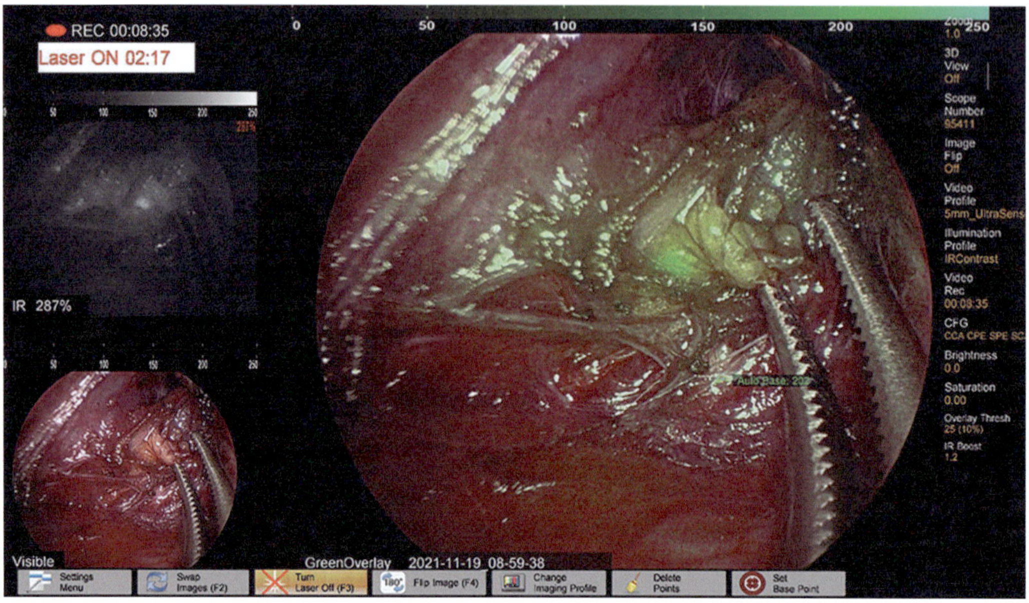

Abb. 3.86 Der dreigeteilte Bildschirm kann wahlweise den endoskopischen Blick, die Infrarotdarstellung der Nebenschilddrüse in schwarz-weiß oder das fusionierte Overlay-Bild darstellen

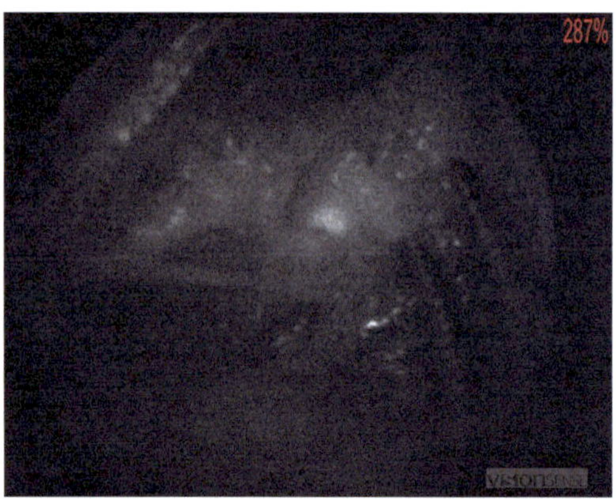

Abb. 3.87 Infrarotbild schwarz-weiß

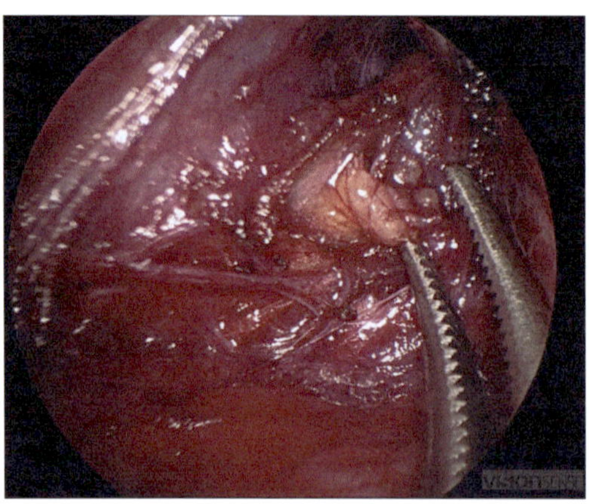

Abb. 3.88 Endoskopische Sicht

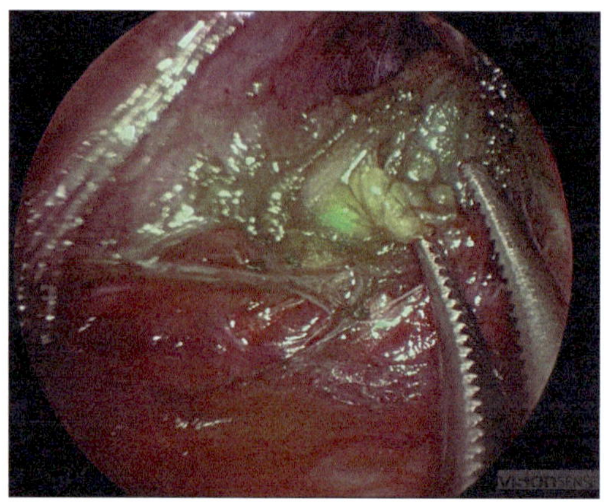

Abb. 3.89 „Green Overlay" – die Autofluoreszenz der Nebenschilddrüse wird grün überlagert und ermöglicht die frühzeitige Lokalisation

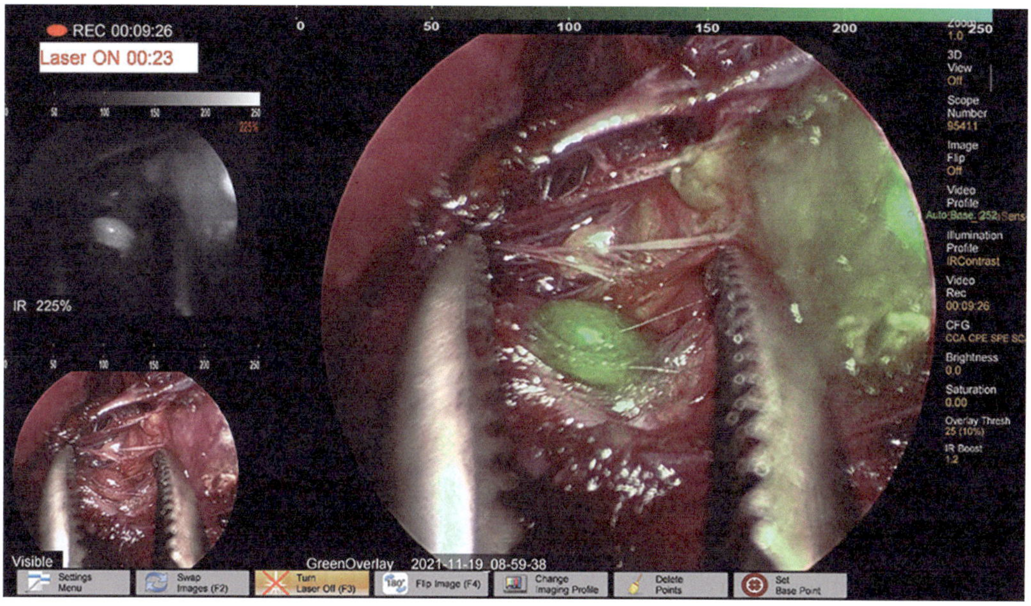

Abb. 3.90 Links oben: Infrarotdarstellung in schwarz-weiß, links unten: endoskopisches OP-Bild: Die Nebenschilddrüse ist nicht eindeutig als solche erkennbar. Rechts: Die Overlay-Technik ermöglicht eine gezielte Auffindung

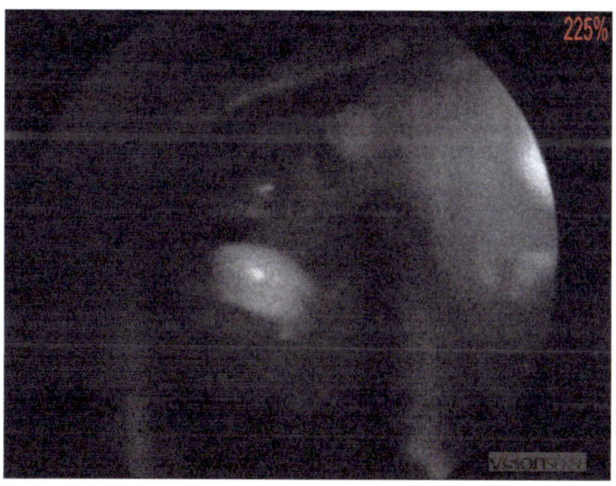

Abb. 3.91 Infrarotbild schwarz-weiß

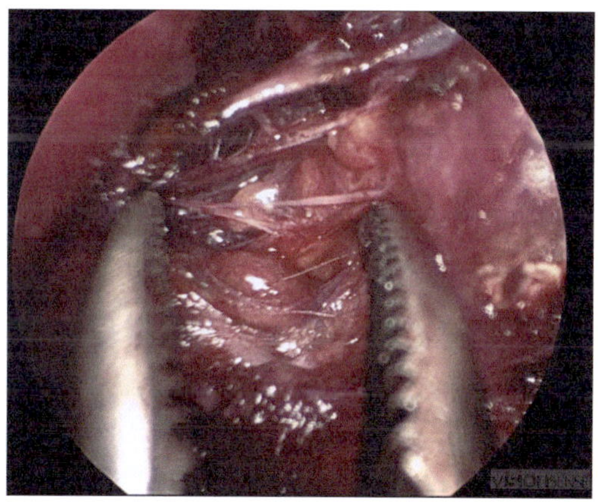

Abb. 3.92 Endoskopische Sicht

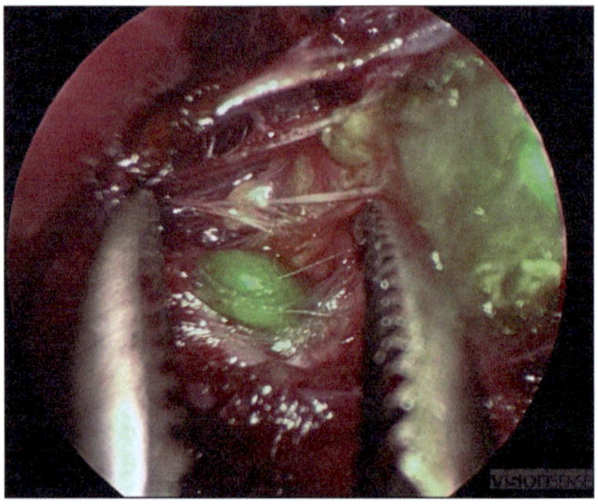

Abb. 3.93 Grüne „Markierung" der Nebenschilddrüse – das OP-Bild wird von der Autofluoreszenz der Nebenschilddrüse grün überlagert

Derzeit sind zwei Systeme am Markt: Der von Fluoptics© entwickelte Fluobeam® LX (Fluoptics© Fluobeam® LX Integrated Solution – Fa. Inomed) – bestens geeignet für die offene Schilddrüsenchirurgie – und das Visionsense™ VS3 Iridium-System – EleVision™ IR-Plattform (Fa. Medtronic), das High-Definition-Visualisierung mit Infrarot-Fluoreszenzbildgebung kombiniert und mit der Overlay-Technik für endoskopische Operationen besonders geeignet ist.

Literatur

Cernea CR, Ferraz AR, Nishio S, Dutra A Jr, Hojaij FC, dos Santos LR (1992) Head Neck. Surgical anatomy of the external branch of the superior laryngeal nerve 14(5):380–3

Konschake M, Zwierzina ME, Pechriggl EJ, Moriggl B, Brenner E, Hörmann R, Prommegger R (2016) Surgery. The nonrecurrent laryngeal nerve: A clinical anatomic mapping with regard to intraoperative neuromonitoring 160(1):161–168

HNO-Tumoren

Inhaltsverzeichnis

B. M. Erovic, M. Hermann, *Halslymphknotenentfernung – Neck-Dissection*,
https://doi.org/10.1007/978-3-662-62566-8_4

4

Alle Raumforderungen, welche zwischen der Schädelbasis und dem Schlüsselbein lokalisiert sind, werden zu den so genannten HNO-Tumoren gezählt. Eine Ausnahme bilden dabei die Schilddrüse und die Nebenschilddrüse. Es können gutartige, aber auch bösartige Tumoren in alle Organen und Lokalisationen dieser Region auftreten. Zum Teil sind es sehr seltene Tumoren, die in den Speicheldrüsen, Nasennebenhöhlen, Nase und Nasenrachen gefunden werden. Im Gegensatz dazu sind Tumoren der Mundhöhle, Rachen und Larynx weitaus häufiger und zählen zu den fünfthäufigsten aller Tumoren im Menschen.

4.1 Gutartige Läsionen

Wie bereits in der Einleitung erwähnt, können gutartige Läsionen zwischen der Schädelbasis und dem Schlüsselbein auftreten. Die Behandlung beschränkt sich im Wesentlichen auf die vollständige chirurgische Entfernung, und in seltenen Fälle, z. B. Glomus- oder rezidivierenden Speicheldrüsen Tumoren, ist eine weitere adjuvante Therapie erforderlich.

4.1.1 Submandibulektomie

Bei chronisch rezidivierenden Entzündungen der Glandula submandibularis wird die Indikation zur Entfernung der Unterkieferspeicheldrüse gestellt. Der Schlüssel zur erfolgreichen Entfernung der Drüse ist die Darstellung und Schonung des R. marginalis n. facialis. Danach kann die Gld. submandibularis sehr einfach und schnell entfernt werden.

- Entweder in Sedoanalgesie oder in Vollnarkose möglich.
- Nicht eine kleine OP Fläche offen lassen, sondern großflächig Waschen und Abdecken.
- **Wichtig:** In allen Abbildungen markiert der Pfeilkopf die Position des Kopfes und zeigt zur Nasenspitze. Dies dient zur besseren Orientierung (■ Abb. 4.1).
- Tasten und genaue Lokalisation der Gld. submandibularis (Kreismarkierung).

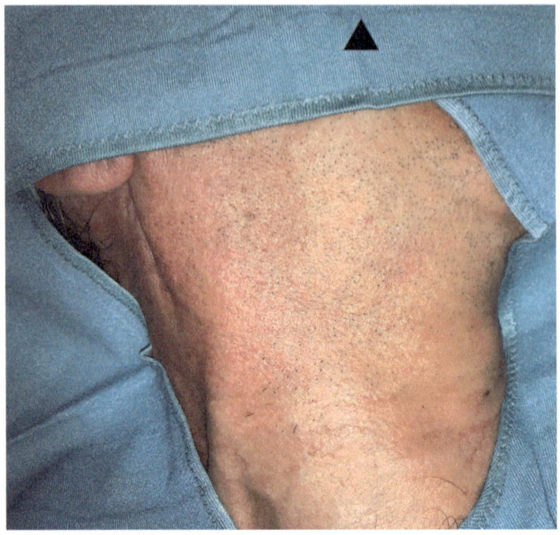

■ **Abb. 4.1** Hals wird so weit wie möglich überstreckt, Einsatz von Nackenrollen unterhalb der Schultern kann manchmal die Überstreckung und somit die Exposition erleichtern

- **Wichtig:** Der R. marginalis mandibulae nervi facialis verläuft (gepunktete Linie) zwei Querfinger ventral vom Kiefergelenk, in der Mandibula-Einbuchtung (Pfeil), und kreuzt dort die A. facialis.

  Erst dann zieht der Nerv Richtung Mundwinkel nach kranial. (■ Abb. 4.2, 4.3, 4.4)
- **Wichtig:** Sollte aber nicht mehr als 1 cm die Speicheldrüsengröße überschreiten
- Durchtrennen des Platysmas (■ Abb. 4.5, 4.6, 4.7, 4.8)
- Mit der bipolaren Kaustik wird nun vorsichtig in Richtung Gld. submandibularis präpariert (■ Abb. 4.9).
- Die Speicheldrüse wird mit der Pinzette angehoben und mit der bipolaren Kaustik wird das Bindegewebe, welches die Gld. submandibularis umgibt, durchtrennt (■ Abb. 4.10).
- **Wichtig:** Die Gld. submandibularis sollte nicht mit der chirurgischen Pinzette angefasst werden, da diese sehr leicht zerfallen kann und dadurch die Resektion erschwert wird. Darüber hinaus wird auch eine Zellaussaat in das umliegende Bindegewebe begünstigt! (■ Abb. 4.11, 4.12)
- **Wichtig:** Der Nervenverlauf des R. marginalis n. facialis wird immer im Auge behalten

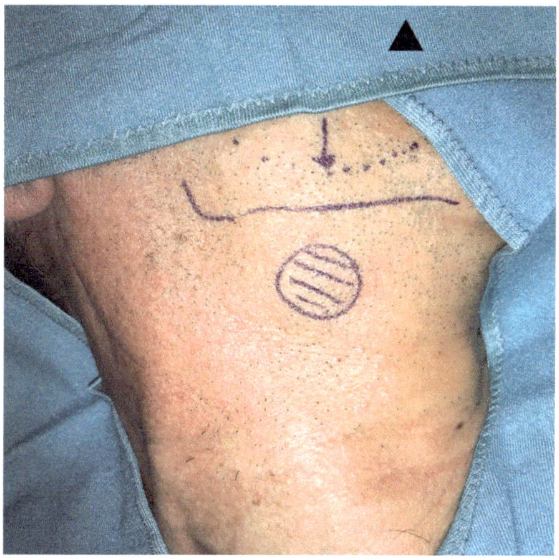

◘ Abb. 4.2 Einkreisen der Raumforderung und Einzeichnen der Hautinzision auf einer Hautspannungslinie, aber mindestens zwei Querfinger unterhalb der Mandibula-Unterkante (durchgehende Linie)

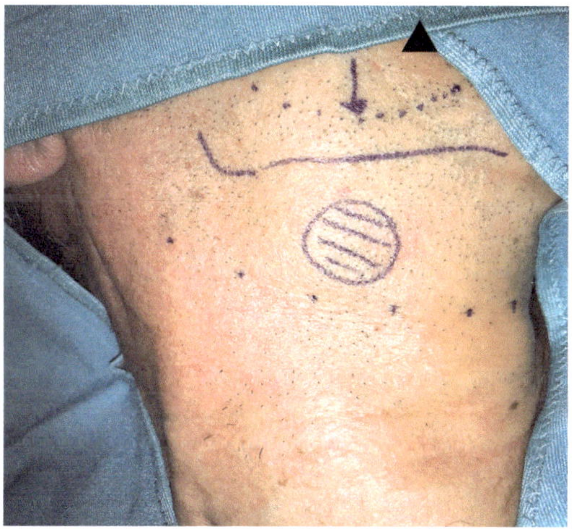

◘ Abb. 4.3 Somit liegt der Hautschnitt (einzelne Punkte am Hals rechts) weit kaudal vom R. marginalis mandibulae nervi facialis

und nach jedem Präparationsschritt wird dessen Kontinuität und Funktion geprüft!

Immer wieder vorsichtige und genaueste Blutstillung.

Bevor die Gld. submandibularis entfernt wird, muss die Blutversorgung der Drüse mehrfach koaguliert werden.

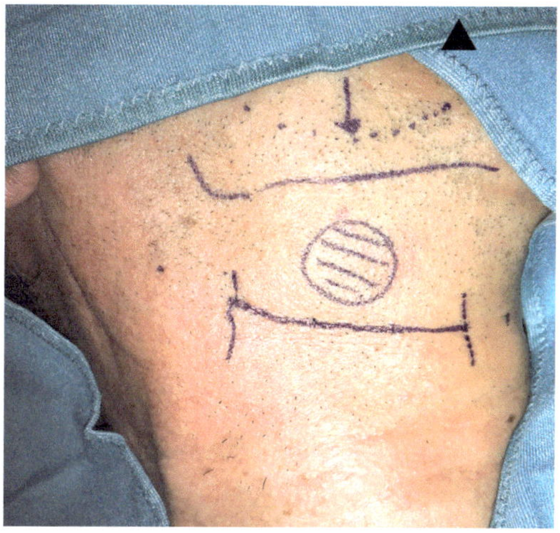

◘ Abb. 4.4 Länge des Hautschnittes (durchgehende Markierung am Hals rechts) richtet sich nach der Größe der Gld. submandibularis

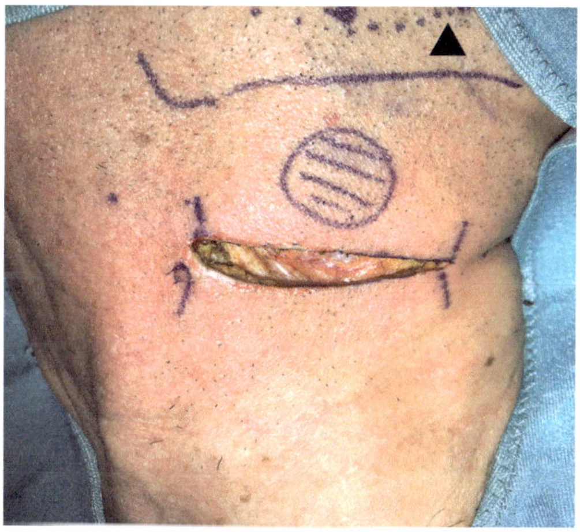

◘ Abb. 4.5 Hautschnitt mit der monopolaren Kaustik

- **Wichtig:** Der Processus uncinatus der Gld. submandibularis muss ebenfalls mit entfernt werden (◘ Abb. 4.13, 4.14).
- Valsalva auf 25 mmHg kann bei der Suche nach Blutungen behilflich sein
- Bei trockenen Verhältnisse ist keine Lasche oder Drainage erforderlich (◘ Abb. 4.15, 4.16, 4.17, 4.18)

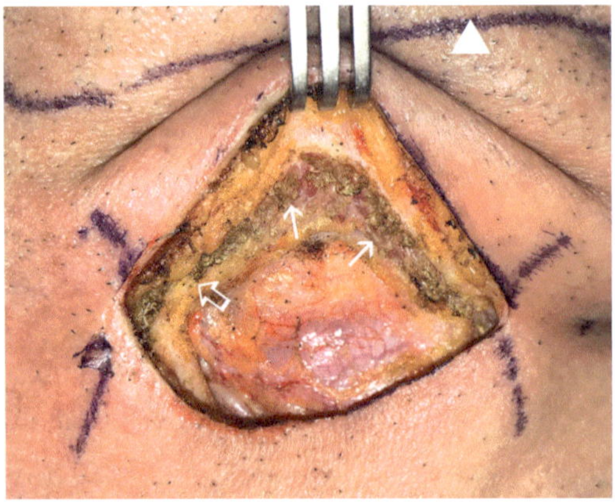

Abb. 4.6 Anlage eines kranialen und kaudalen Hautplatysmalappens. Das dünne Platysma ist gut erkennbar (dünne Pfeile). Lateral am Hals zeigt der dicke Pfeil auf das Ende des Platysmas

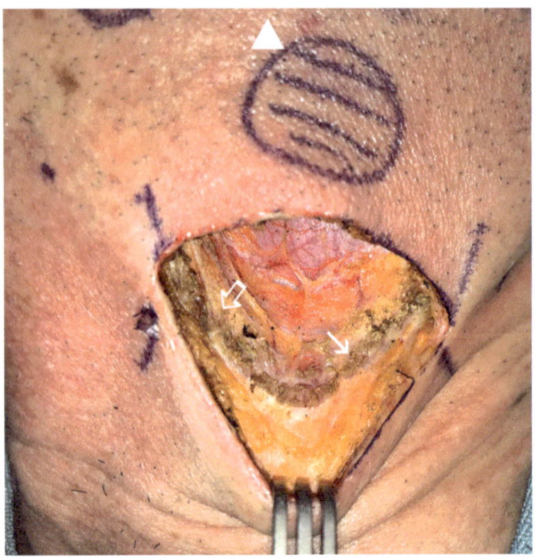

Abb. 4.7 Der dünne Pfeil zeigt kaudal auf das Platysma und der dicke Pfeil ist auf die laterale Kante des Platysmas gerichtet. Mit Hilfe eines scharfen 2-oder 3-Zinker-Hakens werden die Hautlappen weggehalten oder mit zwei Ethibond-2-0-Fäden an der Abdeckung angenäht

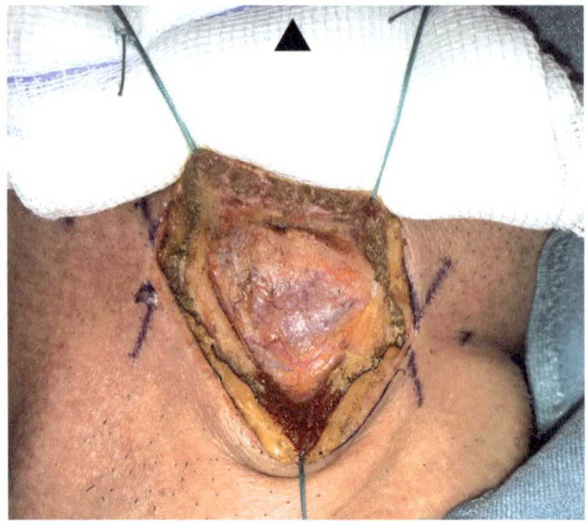

Abb. 4.8 Immer einen gelegten Tupfer unterhalb der Ethibond-Fäden legen, um einerseits keine Druckstellen zu erzeugen und anderseits den Druck auf den R. marginalis mandibulae nervi facialis zu minimieren

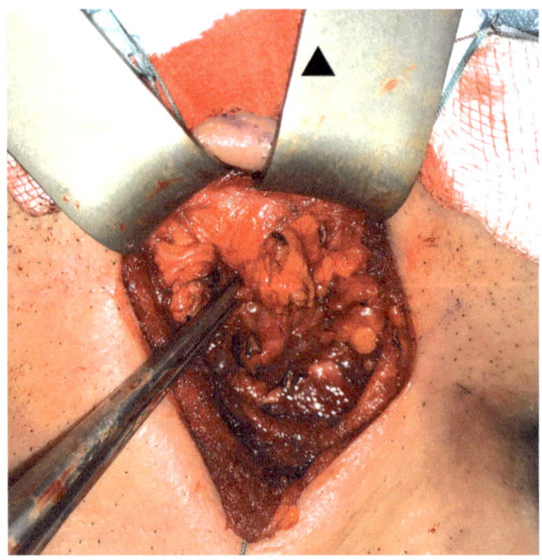

Abb. 4.9 Mit der anatomischen Pinzette wird Bindegewebe, welches an der Gld. submandibularis anliegt, vorsichtig gefasst

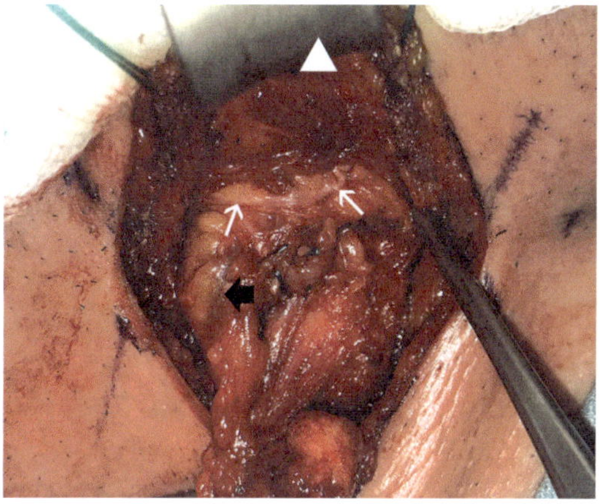

Abb. 4.10 Am oberen Rand der Gld. submandibularis verläuft der ca. 1 mm dicke R. marginalis n. facialis (Pfeile). Unterhalb des Nerven verläuft die V. facialis (dicker Pfeil)

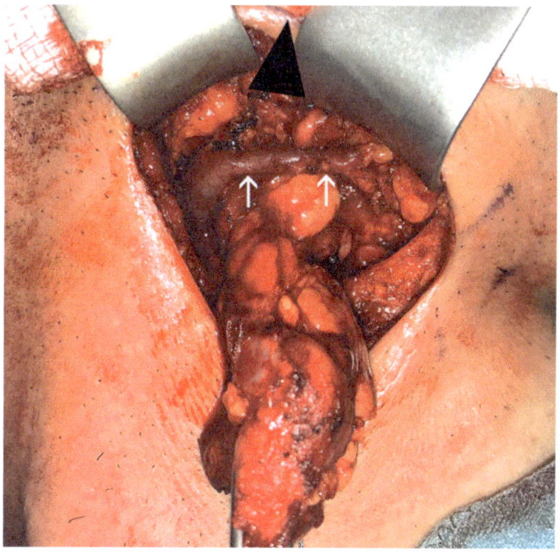

Abb. 4.12 Weitere zirkuläre Präparation mit der bipolaren Kaustik. Man erkennt auch hier gut den Verlauf der V. facialis (Pfeile)

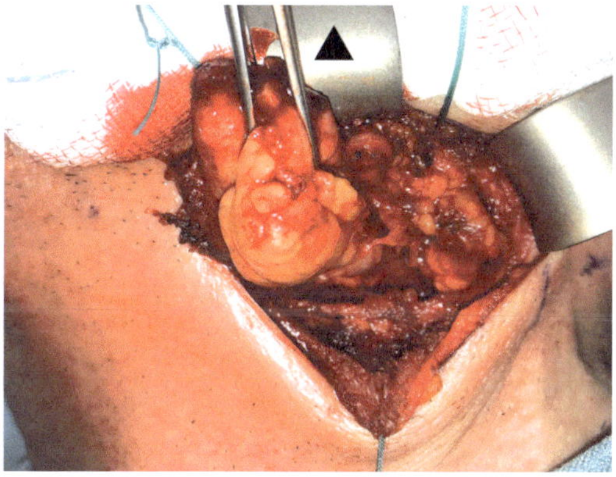

Abb. 4.11 Danach wird mit einer Ellis-Klemme die Drüse geklemmt und kontrolliert aus dem OP-Bett herausgehoben

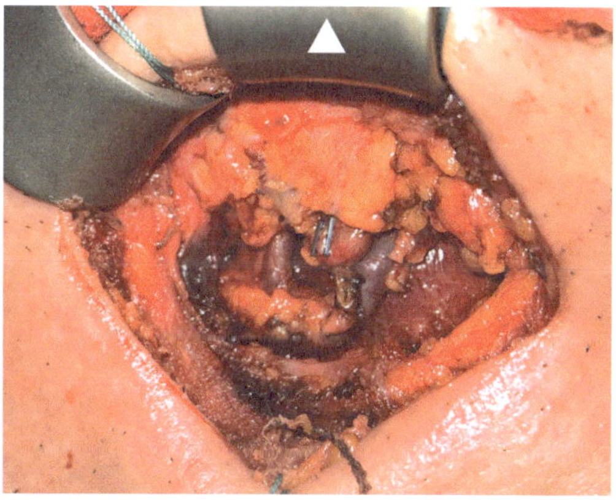

Abb. 4.13 Nach Entfernung der Speicheldrüse Inspektion, ob eine Blutungsquelle gesichtet werden kann

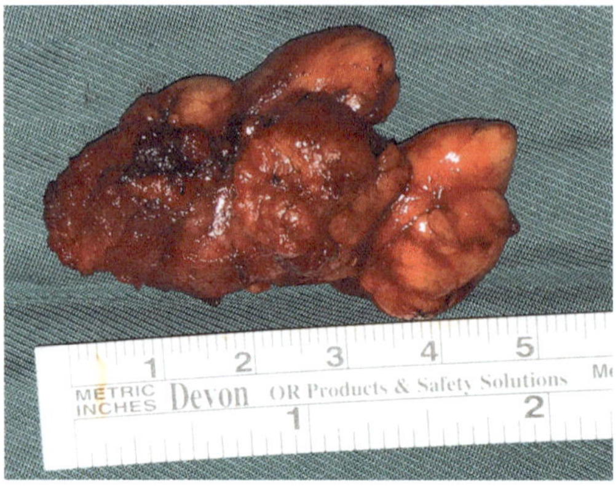

Abb. 4.14 Nun abgebildet die gesamte Gld. submandibularis

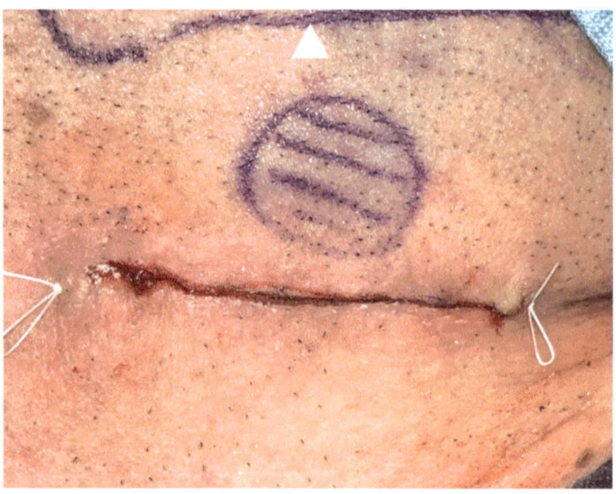

Abb. 4.15 Zweischichtiger Wundverschluss mit Vicryl 3-0 als Subkutannaht und Vicryl 4-0 rapid als Intrakutannaht

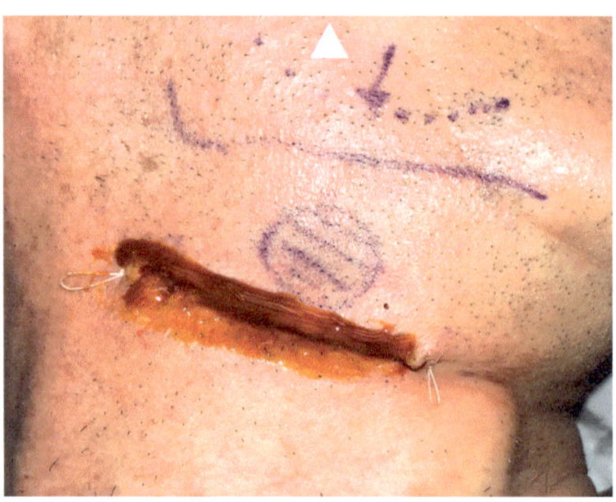

Abb. 4.16 Ein schmaler Streifen von Betaisodona-Gel wird genau über den Hautschnitt aufgetragen

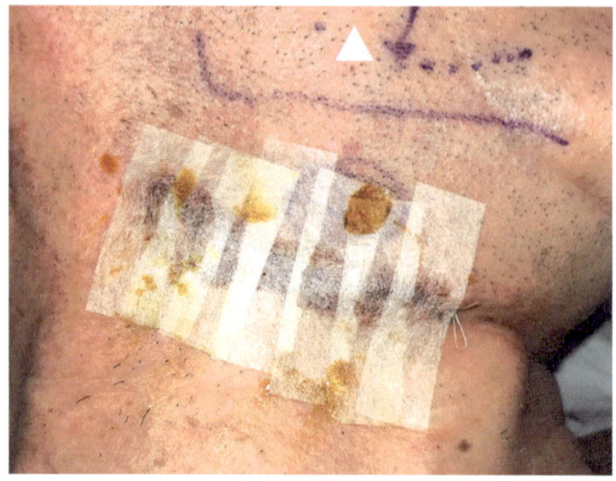

Abb. 4.17 Über den schmalen Betaisodona-Streifen werden Steristrips geklebt

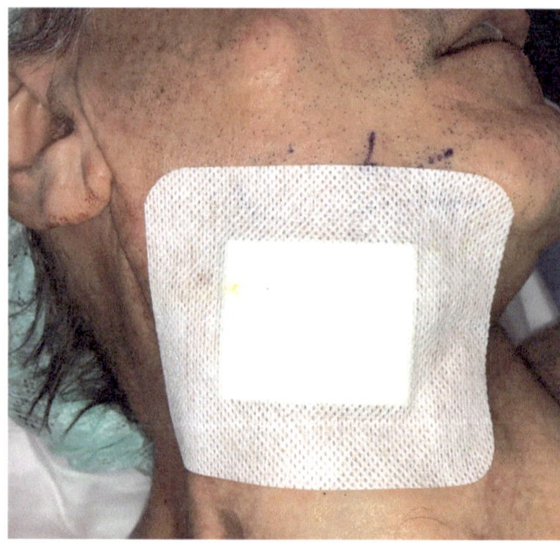

Abb. 4.18 Hautpflaster

4.1.2 Mediane Halszyste

Beim Entfernen von medianen Halszysten darf die Zystenwand nicht eröffnet werden, um keine Zystenreste, wie Epithelien, zurückzulassen. Insbesondere ist bei dieser Zyste zu erwähnen, dass eine adäquate Entfernung ohne Durchtrennung und Mitnahme eines Teiles des Os hyoideums nicht State of the Art ist und unvermeidlich zu Rezidiven führt. Der Grund liegt darin, dass die medianen Halszysten embryologisch durch das Os hyoideum ziehen. Daher sollte ein Belassen des Zungenbeins unbedingt vermieden werden. Die mediane Halszyste kann bis in den Zungengrund reichen, und sollte dessen Eröffnung zur vollständigen Entfernung der Zyste notwendig werden, muss der Patient für mindestens 14 Tage mit einer Nasogastralsonde versorgt werden.

- Nur in Vollnarkose möglich.
- Nicht eine kleine OP Fläche offen lassen, sondern großflächig waschen und abdecken (◘ Abb. 4.19).
- **Wichtig:** In allen Abbildungen markiert der Pfeilkopf die Position des Kopfes und zeigt zur Nasenspitze. Dies dient zur besseren Orientierung
- Tasten und genaue Lokalisation der Zyste.
- **Wichtig:** Zystische Raumforderungen sind oft schwer tastbar nach der Überstreckung des Halses. Hier muss man in gerader Position die Raumforderung markieren und danach den Patienten entsprechend lagern (◘ Abb. 4.20).
- **Wichtig:** Es hilft, das Os hyoideum einzuzeichnen, um immer die Lagebeziehung zwischen Zyste und Zungenbein im Überblick zu behalten (◘ Abb. 4.21).
- **Wichtig:** Dieser sollte aber nicht mehr als 1 cm die Zystengröße überschreiten (◘ Abb. 4.22)
- **Wichtig:** Vorsichtig den Hautschnitt ausführen, um ja nicht in die Zyste hineinzufallen. Ist die Zyste eröffnet, läuft man Gefahr, Epithelzellen zurückzulassen, und somit ist das Risiko, ein Rezidiv zu bekommen, erheblich erhöht (◘ Abb. 4.23, 4.24).
- **Wichtig:** Immer einen gelegten Tupfer unterhalb der Ethibond-Fäden legen, um keine Druckstellen zu erzeugen (◘ Abb. 4.25)
- **Wichtig:** Mit der bipolaren Kaustik immer wenige Millimeter Resektionsabstand halten um die Zyste nicht zu eröffnen (◘ Abb. 4.26, 4.27, 4.28)

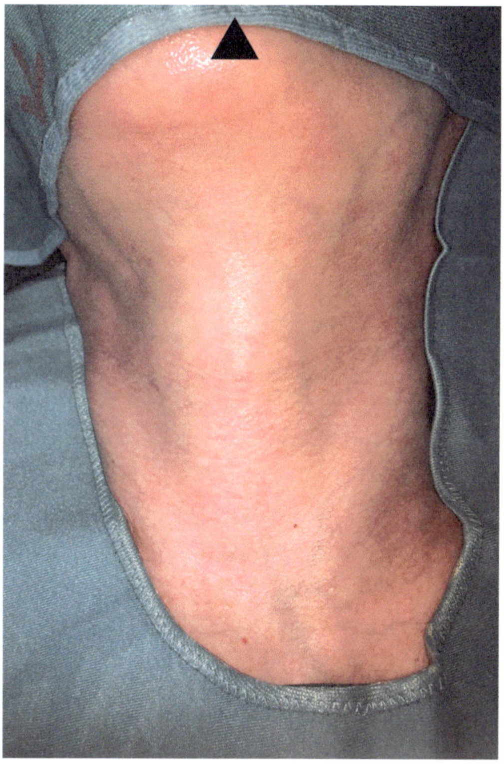

◘ **Abb. 4.19** Der Hals wird so weit wie möglich überstreckt, Einsatz von Nackenrollen unterhalb der Schultern kann manchmal die Überstreckung und somit die Exposition erleichtern

- **Wichtig:** Streng an der Kapsel, welche in Bindegewebe eingebettet ist, präparieren. Damit verhindert man die Eröffnung des Larynx und Pharynxschlauches (◘ Abb. 4.29, 4.30, 4.31, 4.32, 4.33).
- **Wichtig:** Die weitere Präparation wird wesentlich erleichtert, wenn man das gesamte Präparat (+) mit der Ellis-Klemme fasst und nach kranial zieht. Es ist wichtig, dass die Ellis-Klemme das Hyoid fasst, um die Zyste nicht zu zerreißen (◘ Abb. 4.34)

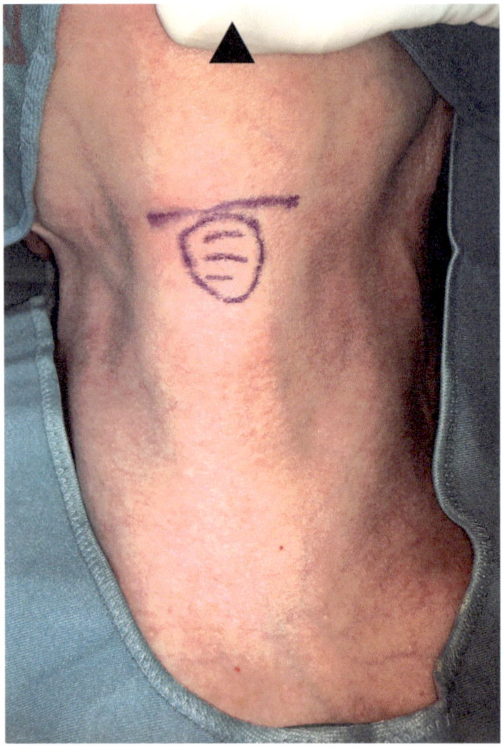

■ **Abb. 4.20** Einkreisen der Raumforderung und Einzeichnen der Hautinzision auf einer Hautspannungslinie

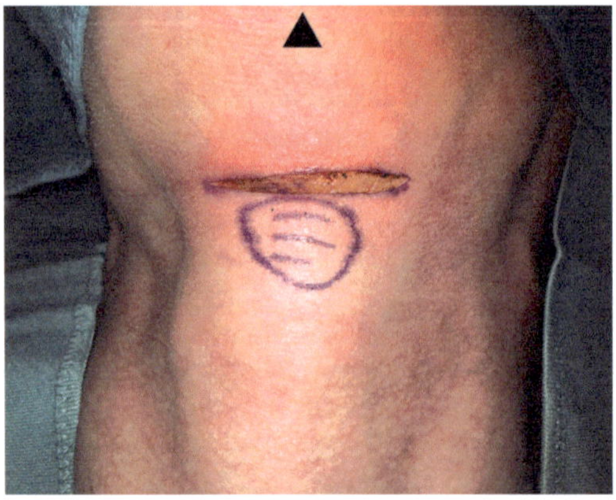

■ **Abb. 4.21** Länge des Hautschnittes richtete sich nach der Größe der Zyste

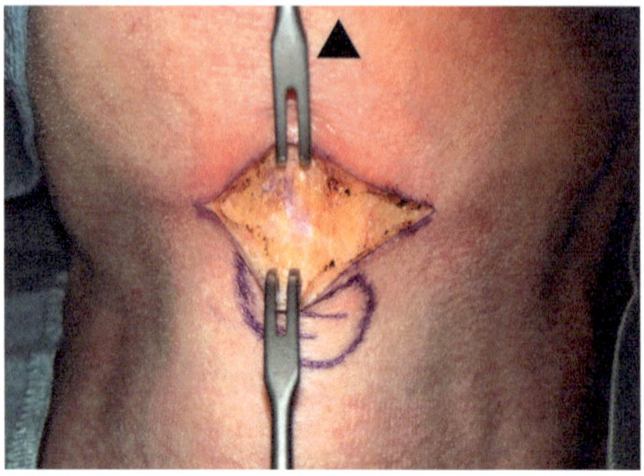

■ **Abb. 4.22** Hautschnitt mit der monopolaren Kaustik

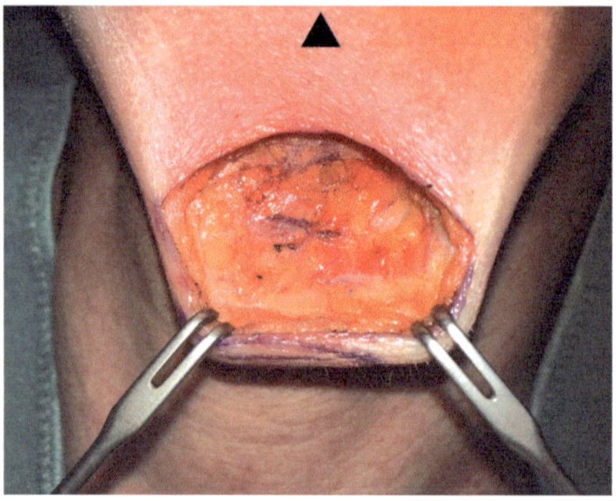

■ **Abb. 4.23** Anlage eines kranialen und kaudalen Hautlappens. Hierbei erkennt man, dass in der Medianen des Halses kein Platysma vorhanden ist

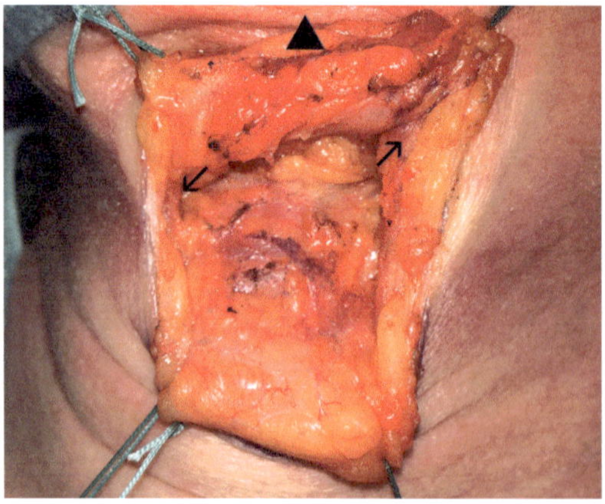

■ **Abb. 4.24** Mit Hilfe eines scharfen 2-oder 3-Zinker-Haken werden die Hautlappen weggehalten oder mit zwei Ethibond-2-0-Fäden an der Abdeckung angenäht. Durch eine Erweiterung des Hautschnittes erkennt man die ersten Millimeter des Platysmas (Pfeile)

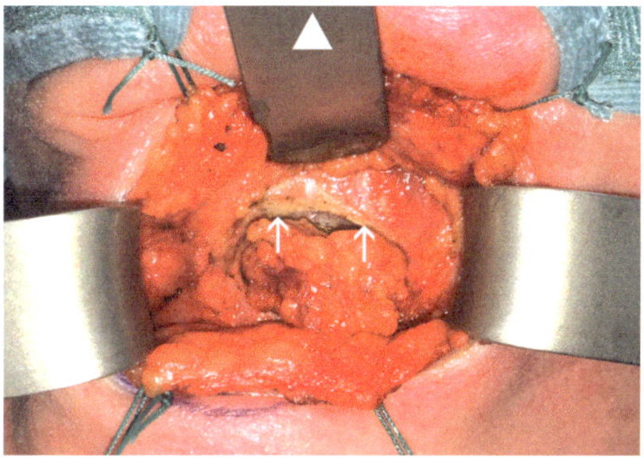

Abb. 4.25 Zuerst wird mit Daumen und Zeigefinger das Os hyoideum ertastet und fixiert und mit einem Markierstift eingezeichnet. Mit der bipolaren Kaustik wird vorsichtig in Richtung Os hyoideum präpariert und schließlich die Unterkante des Zungenbeins dargestellt (Pfeile)

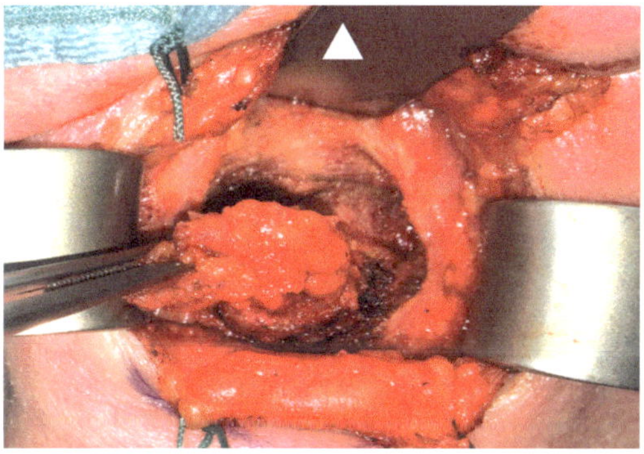

Abb. 4.26 Darstellen der Zyste

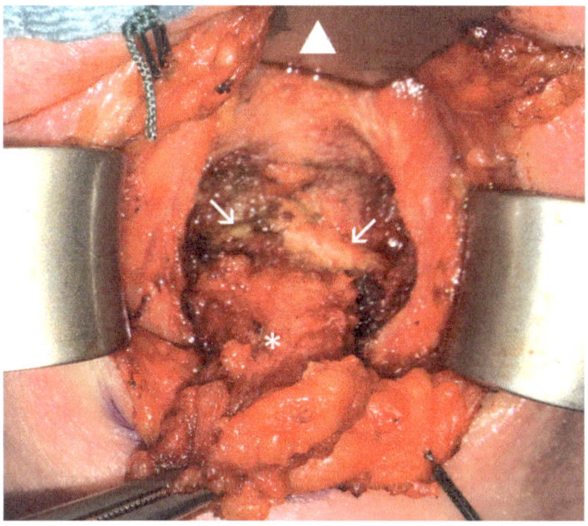

Abb. 4.27 Diese ist in einem Fettmantel eingebettet, danach vorsichtiges Fassen der Zyste (Stern) (Pfeile zeigen auf das Os hyoideum)

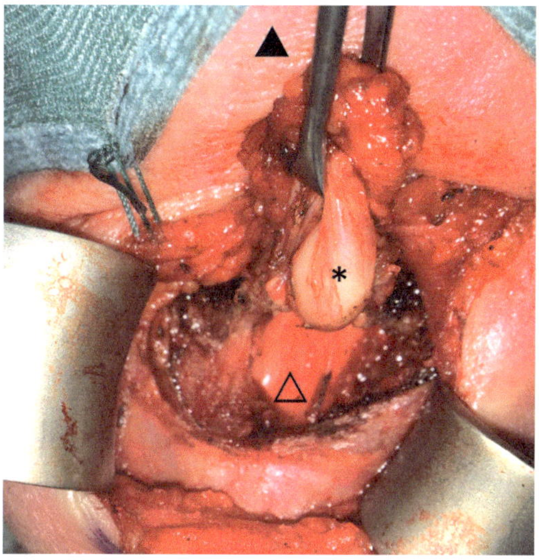

Abb. 4.28 Diese wird schließlich nach ventral gezogen. In der Tiefe (Dreieck) erkennt man das prälaryngeale Bindegewebe. Die Epiglottis und den Schildknorpel kann man in der Tiefe sehr leicht ertasten

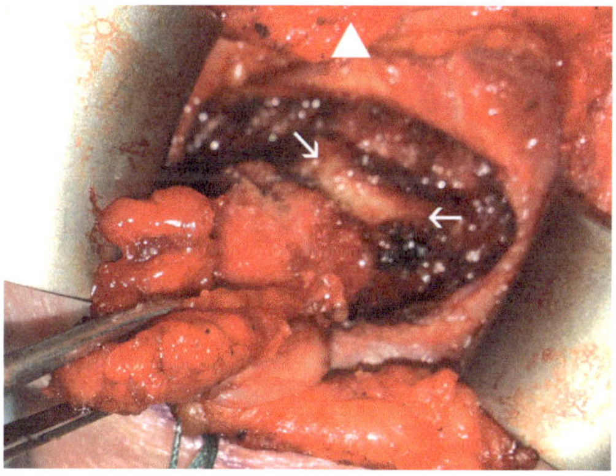

Abb. 4.29 Auf beiden Seiten wird das Os hyoideum (Pfeile) vollständig dargestellt

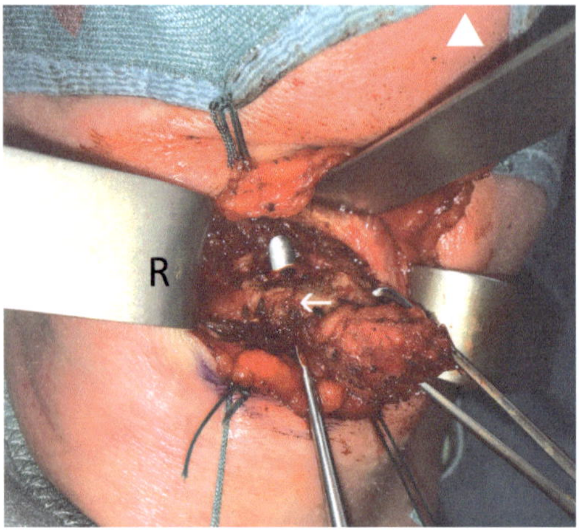

Abb. 4.30 Zuerst wird rechts (R) mit dem Freer das Os hyoideum (Pfeil) zirkulär freipräpariert und ein kleiner Tunnel angelegt. Dies ermöglicht ein problemloses Einfädeln der unteren Branche der Knochenschere. Analoges Vorgehen auf der linken Seite

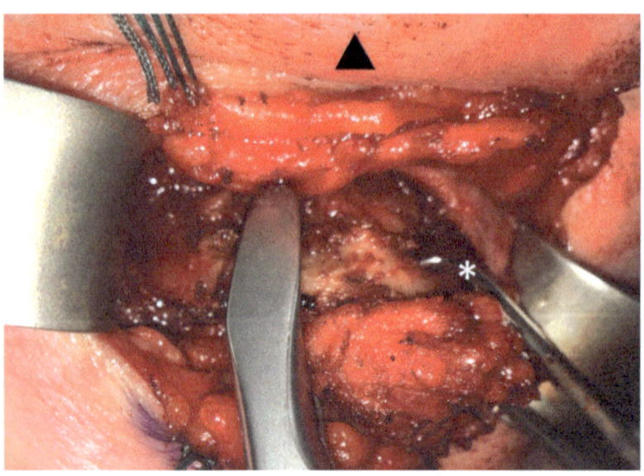

Abb. 4.31 Die untere Branche der Knochenschere wird vorsichtig unterhalb des Os hyoideum eingeführt. Mit der Ellis-Klemme (Stern) wird das Hyoid nach ventral gezogen und somit besser exponiert

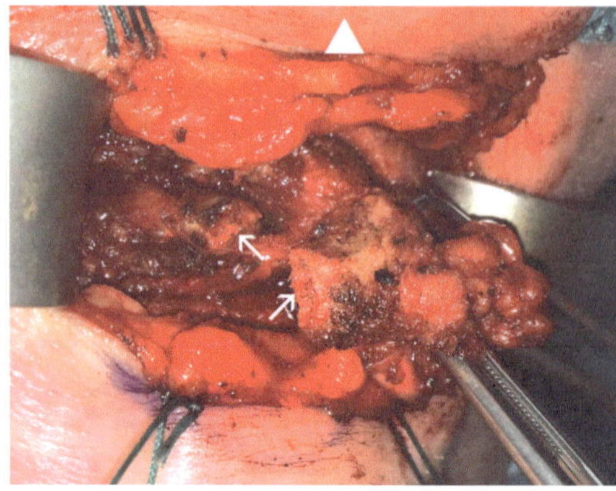

Abb. 4.32 Der Knochen kann mit einem glatten Schnitt durchtrennt werden. Beide Pfeile zeigen auf die Schnittflächen des Os hyoideums

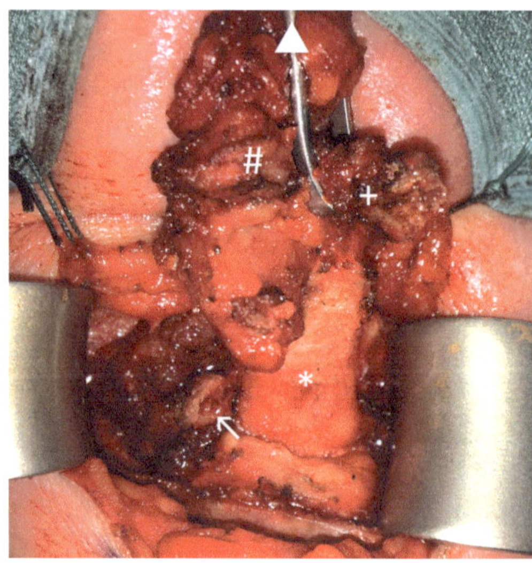

Abb. 4.33 Analoges Vorgehen auf der linken Seite und Hochziehen der Zyste (#) gemeinsam mit dem Knochen. Weitere Präparation an der Zyste Richtung Zungengrund (*), wobei das Ende der Zyste mit der Lupenbrille leicht erkennbar ist. Der Pfeil zeigt den durchtrennten Knochen auf der rechten Seite

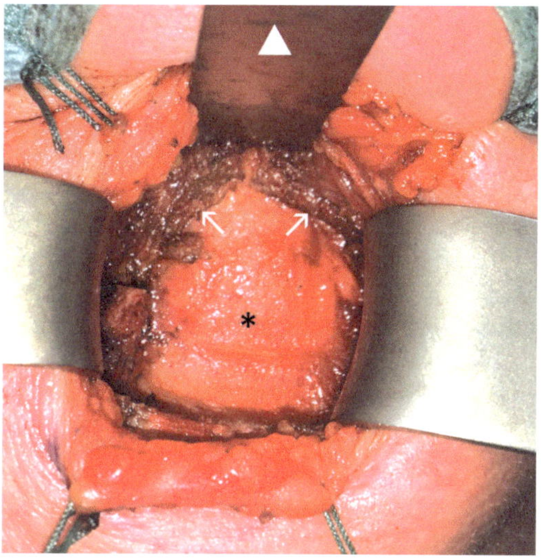

Abb. 4.34 Die Zyste wird erst dann abgesetzt, wenn man ganz sicher in der Zungengrundmuskulatur (Pfeile) angelangt und keine Zystenwand mehr erkennbar ist. Der Stern markiert das Areal Pharynxschlauch/Valleculae

- **Wichtig:** Sollte man in den Zungengrund so weit präpariert haben, dass man den Pharynx eröffnet hat, muss eine Tabaksbeutelnaht gesetzt werden, um den Pharynxschlauch zu verschließen. Danach muss der Patient mit einer Nasogastralsonde für 14 Tage versorgt werden.
- Nach Entfernung des Knoten Inspektion, ob eine Blutungsquelle gesichtet werden kann (Abb. 4.35)
- Bei trockenen Verhältnisse ist keine Lasche oder Drainage erforderlich (Abb. 4.36).
- Ein schmaler Streifen Betaisodona-Gel wird genau über den Hautschnitt aufgetragen.
- Über den schmalen Betaisodona-Streifen werden Steristrips geklebt.
- Hautpflaster.

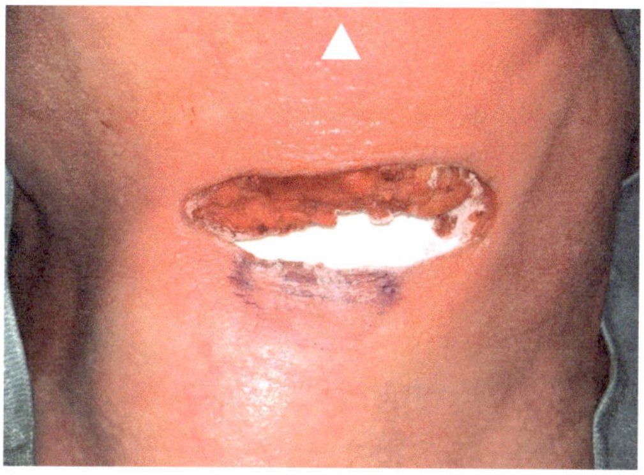

Abb. 4.35 Spülung des OP-Gebietes mit Aqua bidestillata, ein Valsalva auf 25 mmHg kann bei der Suche nach Blutungen behilflich sein. Applikation von 3 g DryField©

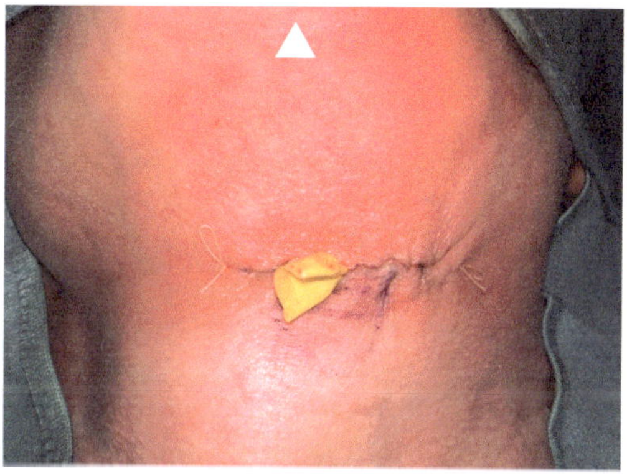

Abb. 4.36 2-schichtiger Wundverschluss mit Vicryl 3-0 als Subkutannaht und Vicryl 4-0 rapid als Intrakutannaht

4.1.3 Mediane Halsfistel

Das operative Vorgehen bei einer medianen Halsfistel stellt eine besondere Herausforderung dar. Der wichtigste Schritt ist, dass man die Zystenkapsel und den Fistelgang auffindet und darstellt. Um ja keine Epithelzellen zurückzulassen, sollte immer ein Sicherheitsabstand von einigen Millimeter zur Zyste bzw. Fistelgang eingehalten werden.

Nur in Vollnarkose möglich

Nicht eine kleine OP-Fläche offen lassen, sondern großflächig waschen und abdecken.

Hals wird so weit wie möglich überstreckt, Einsatz von Nackenrollen unterhalb der Schultern kann manchmal die Überstreckung und somit die Exposition erleichtern

- **Wichtig:** In allen Abbildungen markiert der Pfeilkopf die Position des Kopfes und zeigt zur Nasenspitze. Dies dient zur besseren Orientierung (◘ Abb. 4.37)
- **Wichtig:** Zystische Raumforderungen sind oft schwer nach der Überstreckung des Halses tastbar. Hier muss man in gerader Position die Raumforderung markieren und danach den Patienten entsprechend lagern (◘ Abb. 4.38).
- **Wichtig:** Die Sonde darf nicht mit übermäßigen Druck in den Fistelgang eingeführt werden, da dieser sehr leicht einreißen kann. Liegt die Sonde nicht mehr im Fistelgang, läuft man Gefahr, von der Operationsrichtung abzukommen und somit Fistel-, oder Zystenreste zurückzulassen.
- **Wichtig:** Es hilft, das Os hyoideum einzuzeichnen, um immer die Lagebeziehung zwischen Zyste und Zungenbein im Überblick zu behalten.

Länge des Hautschnittes richtete sich nach der Größe der Zyste (◘ Abb. 4.39)

- **Wichtig:** Dieser sollte aber nicht mehr als 1 cm die Zystengröße überschreiten

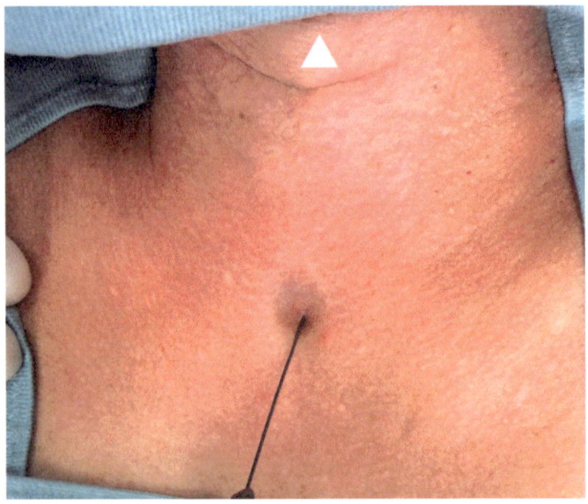

◘ **Abb. 4.38** Mit einer Hartmann-Sonde wird zuerst der Fisteleingang sondiert, um diese danach vorsichtig einzuführen

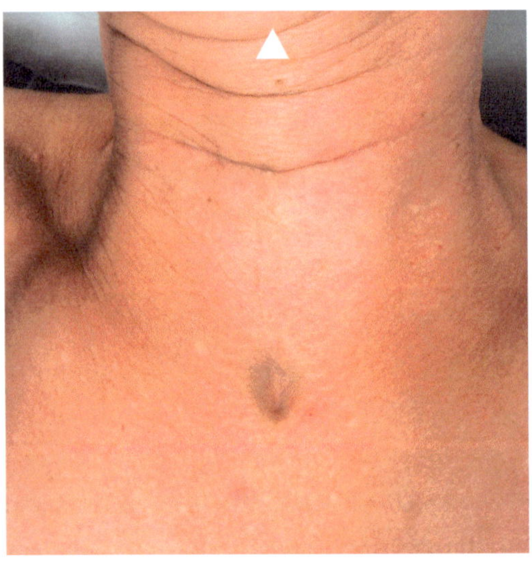

◘ **Abb. 4.37** Genaues Tasten und genaue Lokalisation der Raumforderung

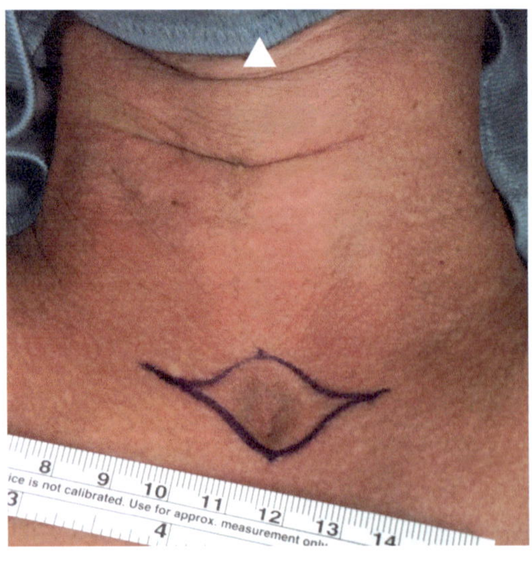

◘ **Abb. 4.39** Einkreisen der Raumforderung und Einzeichnen der Hautinzision auf einer Hautspannungslinie

Hautschnitt mit der monopolaren Kaustik.

- **Wichtig:** Vorsichtig den Hautschnitt ausführen, um ja nicht in den Fistelgang und in die Zyste hineinzufallen. Ist der Gang oder die Zyste eröffnet, läuft man Gefahr, Epithelzellen zurückzulassen, und somit ist das Risiko, ein Rezidiv zu bekommen, erheblich erhöht.

Anlage eines kranialen und kaudalen Hautplatysmalappens

Mit Hilfe eines scharfen 2-oder 3-Zinker-Hakens werden die Hautlappen weggehalten oder mit zwei Ethibond-2-0-Fäden an der Abdeckung angenäht.

- **Wichtig:** Immer einen gelegten Tupfer unterhalb der Ethibond-Fäden legen, um keine Druckstellen zu erzeugen.
- **Wichtig:** Mit der bipolaren Kaustik immer wenige Millimeter Resektionsabstand halten, um den Fistelgang und die Kapsel nicht zu eröffnen. Die Hartmann-Sonde dient als Führungsschiene und sollte so lange es möglich ist in situ belassen werden (◻ Abb. 4.40).
- Mit der Lupenbrille lässt sich das Ende der Zyste bzw. des Fistelganges leicht erkennen (◻ Abb. 4.41).
- **Wichtig:** Sollte man dennoch bis in den Zungengrund präpariert haben, sodass man den Pharynx eröffnet hat, muss eine Tabaksbeutelnaht gesetzt werden, um den Pharynxschlauch zu verschließen. Danach muss der Patient mit einer Nasogastralsonde für 14 Tage versorgt werden (◻ Abb. 4.42).
- Spülung des OP-Gebietes mit Aqua bidestillata, ein Valsalva auf 25 mmHg kann bei der Suche nach Blutungen behilflich sein.
- Bei trockenen Verhältnisse ist keine Lasche oder Drainage erforderlich (◻ Abb. 4.43).
- Ein schmaler Streifen von Betaisodona-Gel wird genau über den Hautschnitt aufgetragen.
- Über den schmalen Betaisodona-Streifen werden Steristrips geklebt.
- Hautpflaster.

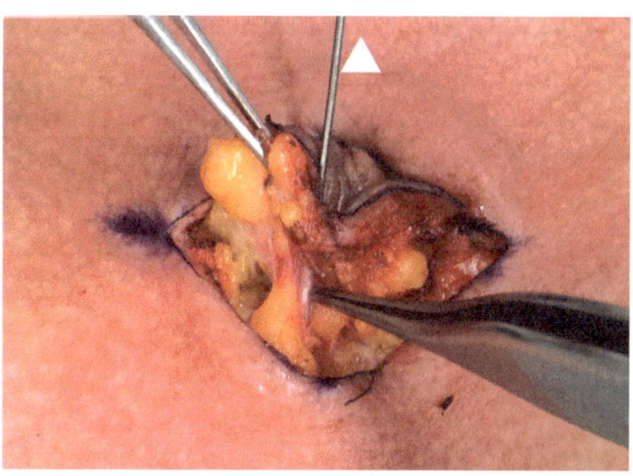

◻ **Abb. 4.40** Mit der bipolaren Kaustik wird nun vorsichtig in Richtung Os hyoideum präpariert. Sollte die Zyste bis an das Os hyoideum heranreichen, dann muss das Hyoid mitreseziert werden, da das Risiko eines Rezidivs bei belassen des Knochens sehr hoch wäre. (Siehe ► Abschn. 4.1.2 Mediane Halszyste)

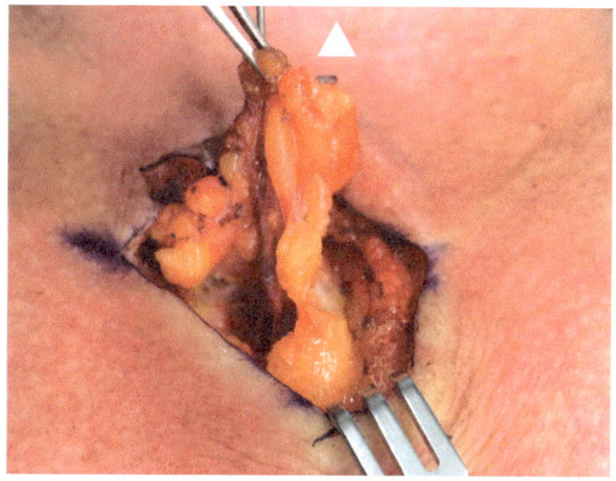

◻ **Abb. 4.41** Die Zyste und der Fistelgang werden erst dann abgesetzt, wenn beide Strukturen nicht mehr erkennbar sind

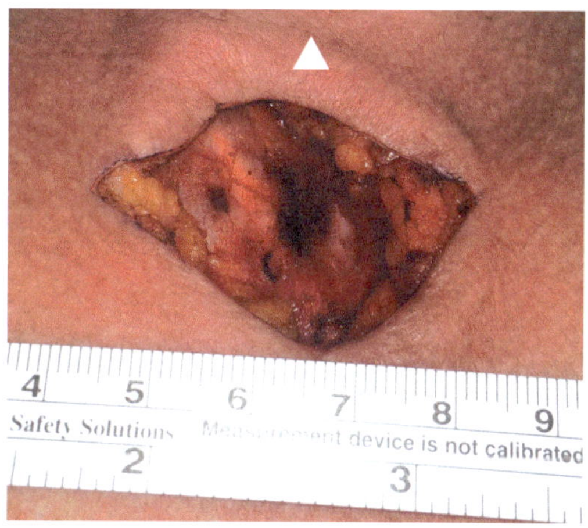

◻ **Abb. 4.42** Nach Entfernung der Zyste/Fistel Inspektion, ob eine Blutungsquelle gesichtet werden kann

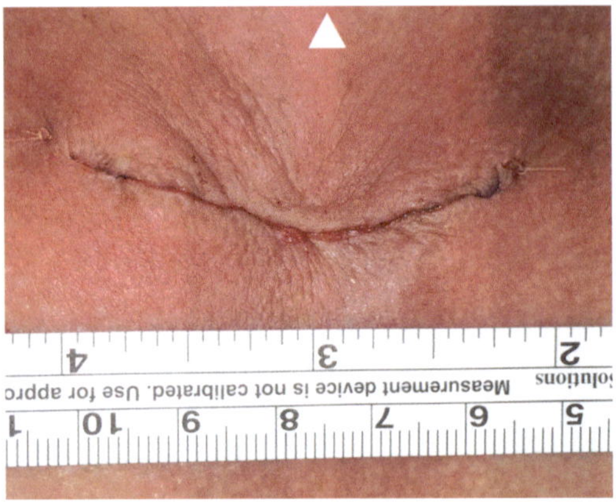

Abb. 4.43 2-schichtiger Wundverschluss mit Vicryl 3-0 als Subkutannaht und Vicryl 4-0 rapid als Intrakutannaht

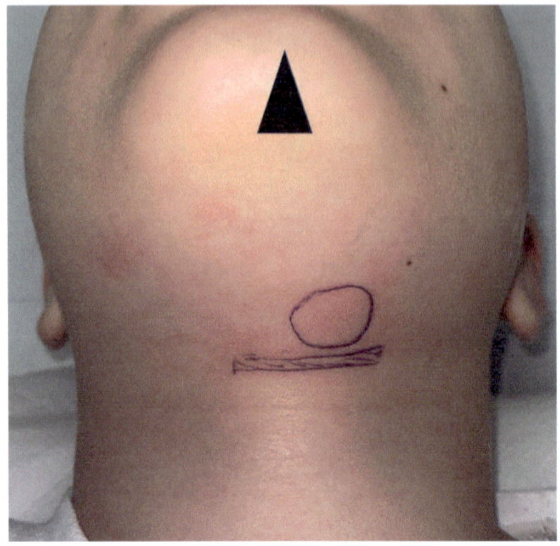

Abb. 4.44 Hals wird so weit wie möglich überstreckt, Einsatz von Nackenrollen unterhalb der Schultern kann manchmal die Überstreckung und somit die Exposition erleichtern

4.1.4 Rezidiv einer Mediane Halszyste

Das operative Vorgehen bei einem Rezidiv einer medianen Halszyste stellt eine besondere Herausforderung dar. Einerseits kann man durch die Voroperation sehr schwer oder kaum die Zystenkapsel finden und darstellen, und andererseits muss ein erneutes Rezidiv unbedingt verhindert werden.

Entscheidend bei der Operation ist, dass mit einem Sicherheitsabstand von einigen Millimetern die Rezidivzyste herausgenommen werden muss. Um dieses Ziel zu erreichen, muss hier besonders auf die Landkarten-Chirurgie geachtet werden.

Nur in Vollnarkose möglich.

Nicht eine kleine OP-Fläche offen lassen, sondern großflächig waschen und abdecken.

- **Wichtig:** In allen Abbildungen markiert der Pfeilkopf die Position des Kopfes und zeigt zur Nasenspitze. Dies dient zur besseren Orientierung (Abb. 4.44).
- Genaues Tasten und Lokalisation der Raumforderung
- **Wichtig:** Die Fistel entsteht durch verbliebene Plattenepithelien, die sich entzündet haben. Patienten klagen oft mehrere Monate nach dem Ersteingriff über putride Sekretion, Rötung und Schmerzen.

Einkreisen der Raumforderung und schiffchenförmiges Einzeichnen der Hautinzision auf einer Hautspannungslinie. Die Narbe großzügig ausschneiden, um ein optimales kosmetisches Ergebnis zu erreichen.

- **Wichtig:** Es hilft, das Os hyoideum einzuzeichnen, um immer die Lagebeziehung zwischen Zyste und Zungenbein im Überblick zu behalten.

Länge des Hautschnittes richtete sich nach der Größe der Zyste.

Hautschnitt mit der monopolaren Kaustik.

- **Wichtig:** Vorsichtig den Hautschnitt ausführen, um ja nicht in die Zyste zu fallen. Ist der Gang oder die Zyste eröffnet, läuft man Gefahr, Epithelzellen zurückzulassen, und somit ist das Risiko, ein erneutes Rezidiv zu bekommen, erheblich erhöht (Abb. 4.45, 4.46).
- **Wichtig:** Immer einen gelegten Tupfer unterhalb der Ethibond-Fäden legen, um keine Druckstellen zu erzeugen (Abb. 4.47).
- **Wichtig:** Mit der bipolaren Kaustik immer einige Millimeter Resektionsabstand halten, um die Zyste nicht zu eröffnen (Abb. 4.48).
- **Wichtig:** Durch die Voroperation ist das mittlere Drittel des Zungenbeins nicht mehr vorhanden! (Abb. 4.49)

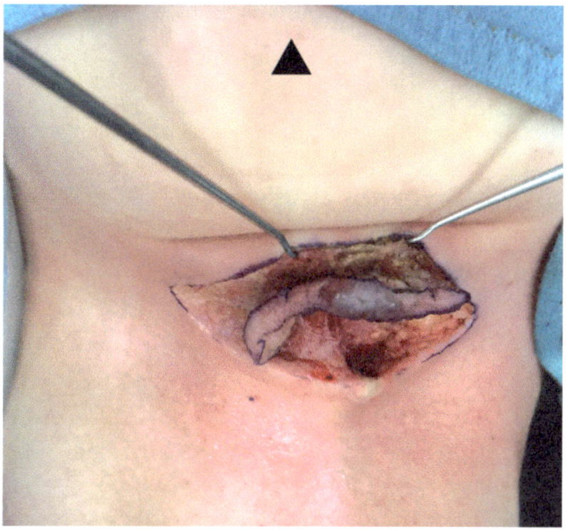

Abb. 4.45 Anlage eines kranialen und kaudalen Hautplatysmalappens

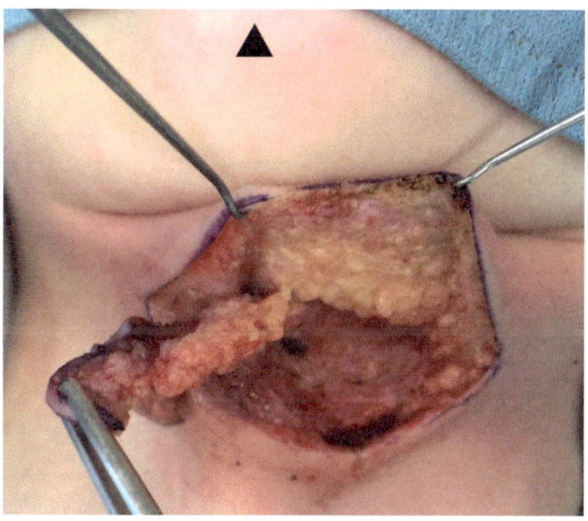

Abb. 4.46 Mit Hilfe eines scharfen 2-oder 3-Zinker-Hakens werden die Hautlappen weggehalten oder mit zwei Ethibond-2-0-Fäden an der Abdeckung angenäht

Der Zystengang wird erst dann abgesetzt, wenn man ganz sicher im Gesunden, genauer gesagt in der Zungengrundmuskulatur, angelangt ist und keine Zystenwand mehr erkennbar ist (Abb. 4.50).

- **Wichtig:** Sollte man in den Zungengrund so weit präpariert haben, dass man den Pharynx eröffnet hat, muss eine Tabaksbeutelnaht gesetzt werden, um den Pharynxschlauch zu verschließen. Danach muss der Patient mit einer Nasogastralsonde für 14 Tage versorgt werden.

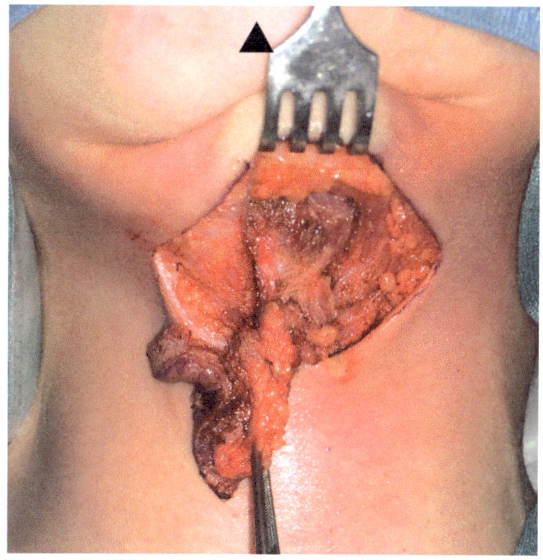

Abb. 4.47 Mit der bipolaren Kaustik wird nun vorsichtig in Richtung Os hyoideum präpariert.

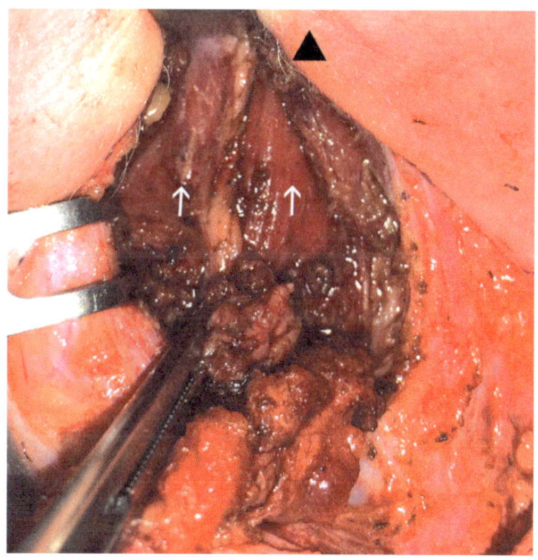

Abb. 4.48 Weitere Präparation entlang der Zyste Richtung Zungengrund (Pfeile)

- Spülung des OP Gebietes mit Aqua bidestillata, ein Valsalva auf 25 mmHg kann bei der Suche nach Blutungen behilflich sein.
- Bei trockenen Wundverhältnissen ist keine Lasche oder Drainage erforderlich.
- Zweischichtiger Wundverschluss mit Vicryl 3-0 als Subkutannaht und Vicryl 4-0 rapid als Intrakutannaht.

4

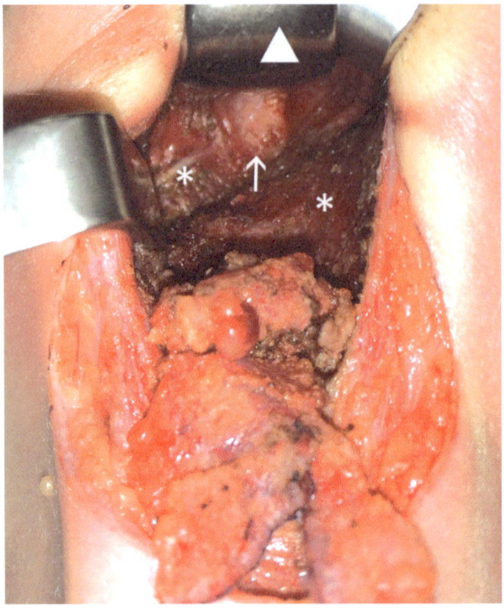

Abb. 4.49 Mit der Lupenbrille lässt sich das Ende der Zyste leicht erkennen und der M. mylohyoideus (Sterne) beidseits darstellen. Man erkennt die Linea alba zwischen den beiden Muskelbäuchen sehr gut (Pfeil)

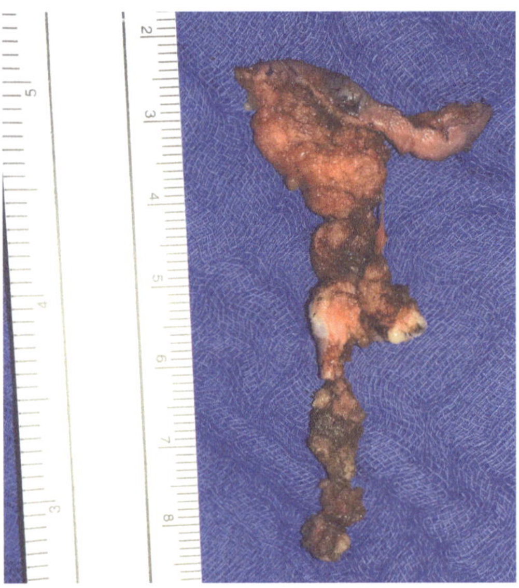

Abb. 4.50 Nach Entfernung der Zyste Inspektion der Resektionsstelle, ob eine Blutungsquelle gesichtet werden kann

- Ein schmaler Streifen von Betaisodona-Gel wird genau über den Hautschnitt aufgetragen.
- Über den schmalen Betaisodona-Streifen werden Steristrips geklebt.
- Hautpflaster.

4.1.5 Laterale Halszyste

Das operative Vorgehen bei der laterale Halszyste ähnelt sehr jenem der medianen Halszyste, da beim Entfernen die Zystenwand nicht eröffnet werden darf, um keine Zystenreste, wie Epithelien, zurückzulassen. Wichtig bei der lateralen Halszyste ist zu wissen, dass diese zwar kaudal an in die Carotisgabel, aber kranial – sehr selten, aber embryologisch möglich – bis an der oberen Tonsillenpol reichen kann.

- Nur in Vollnarkose möglich.
- Nicht eine kleine OP-Fläche offen lassen, sondern großflächig waschen und abdecken.
- Der Hals wird so weit wie möglich überstreckt, Einsatz von Nackenrollen unterhalb der Schultern kann manchmal die Überstreckung und somit die Exposition erleichtern.
- **Wichtig:** In allen Abbildungen markiert der Pfeilkopf die Position des Kopfes und zeigt zur Nasenspitze. Dies dient zur besseren Orientierung.
- Tasten und Lokalisation der Raumforderung.
- **Wichtig:** Zystische Raumforderungen sind oft schwer tastbar nach der Überstreckung des Halses. Hier muss man in gerader Position die Raumforderung markieren und danach den Patienten entsprechend lagern. Ebenfalls ist es hilfreich, den Kieferwinkel mit einem Blaustift zu markieren (Abb. 4.51)
- Länge des Hautschnittes richtete sich nach der Größe der Zyste.
- **Wichtig:** Dieser sollte aber nicht mehr als 1 cm die Zystengröße überschreiten (Abb. 4.52).
- **Wichtig:** Die maximale Ausdehnung der laterale Zyste reicht von der Carotis-Gabel kaudal bis zum oberen Tonsillenpol kranial. Man sollte immer mit dem Patienten eine mögliche Resektion auch der Tonsille,

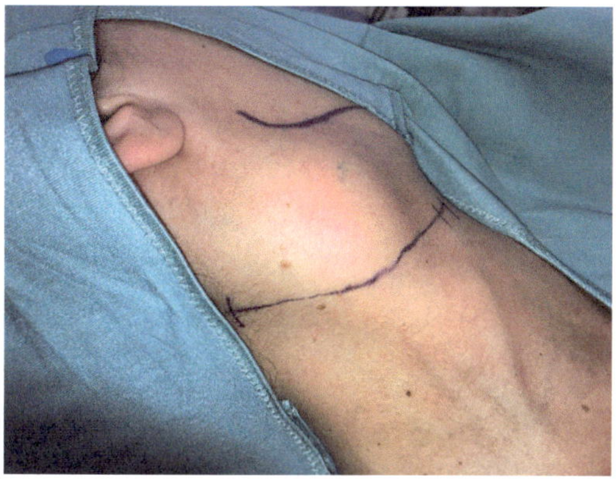

Abb. 4.51 Einkreisen der Raumforderung und Einzeichnen der Hautinzision auf einer Hautspannungslinie. Als weitere Orientierungshilfe, kann die Unterkante der Mandibula und der Kieferwinkel eingezeichnet (durchgängige Linie) werden

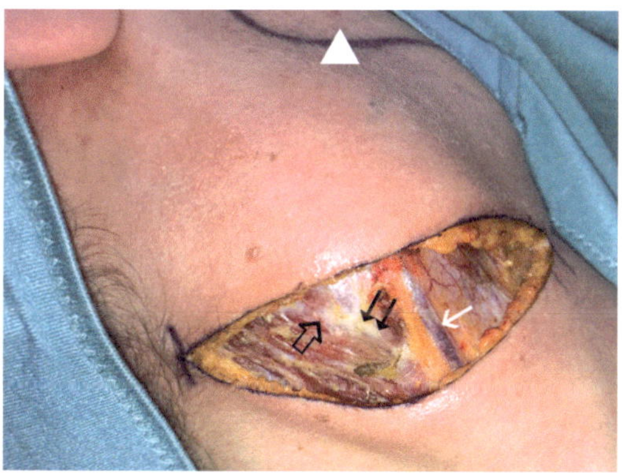

Abb. 4.52 Hautschnitt mit der monopolaren Kaustik innerhalb einer Hautspannungslinie. V. jugularis externa (Pfeil) und Vorderkante des M. sternocleidomastoideus (dicker Pfeil). Genau zwischen der Vorderkante des Muskels und der V. jugularis externa sieht man den N. auricularis magnus (Doppelpfeile) hervorschimmern. Man erkennt seht gut, dass der Nerv und die Vene etwa 1,5 cm voneinander entfernt sind

aber auch bei Eröffnung des Pharynx die Notwendigkeit einer Nasogastralsonde besprechen!

- Durchtrennen des Platysmas.
- Anlage eines kranialen und kaudalen Hautplatysmalappens.
- Mit Hilfe eines scharfen 2-oder 3-Zinker-Hakens werden die Hautlappen weggehalten oder mit zwei Ethibond-2-0-Fäden an der Abdeckung angenäht.
- **Wichtig:** Immer einen gelegten Tupfer unterhalb der Ethibond-Fäden legen, um keine Druckstellen zu erzeugen (Abb. 4.53).

Fassen des Fettgewebspürzels mit der Ellis-Klemme und man erkennt deutlich den durchtrennten N. auricularis magnus (Pfeil), welcher mit dem Hautplatysmalappen nach kranial geschlagen wird (Abb. 4.53, 4.54, 4.55).

- **Wichtig:** Mit der bipolaren Kaustik immer wenige Millimeter Resektionsabstand halten, um die Zyste nicht zu eröffnen.
- Mit der Lupenbrille lässt sich das kraniale Ende der Zyste sehr gut erkennen (Abb. 4.56)
- **Wichtig:** Sollte man in Richtung Pharynxseitenwand so weit präpariert haben, dass man den Pharynx eröffnet hat, muss eine Tabaksbeutelnaht gesetzt werden, um den Pharynxschlauch zu verschließen. Danach muss der Patient mit einer Nasogastralsonde für 14 Tage versorgt werden (Abb. 4.57, 4.58).
- Spülung des OP-Gebietes mit Aqua bidestillata, ein Valsalva auf 25 mmHg kann bei der Suche nach Blutungen behilflich sein (Abb. 4.58, 4.59, 4.60).
- Ein schmaler Streifen von Betaisodona-Gel wird genau über den Hautschnitt auftragen.
- Über den schmalen Betaisodona-Streifen werden Steristrips geklebt.
- Hautpflaster.

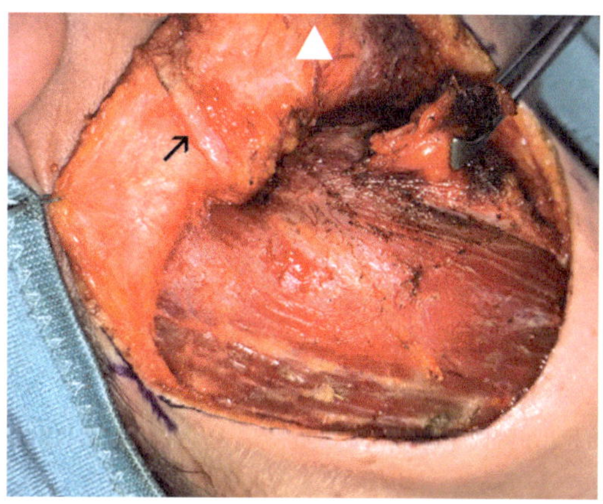

Abb. 4.53 Darstellen des gesamten M. sternocleidomastoideus. Der Pfeil zeigt auf den durchtrennten N. auricularis magnus

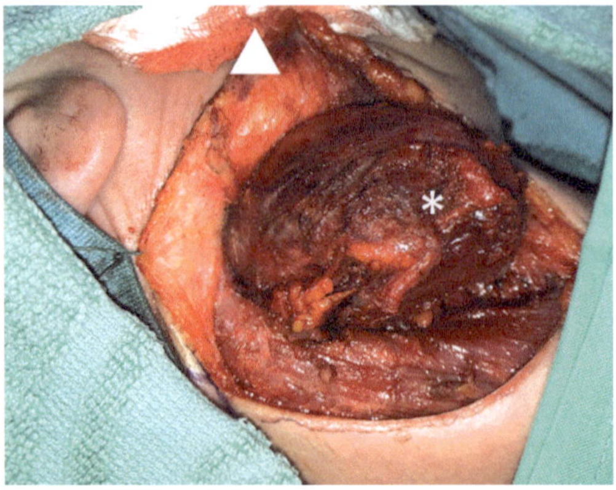

Abb. 4.54 Eingehen in die Tiefe und Darstellen der Zystenwand (Stern)

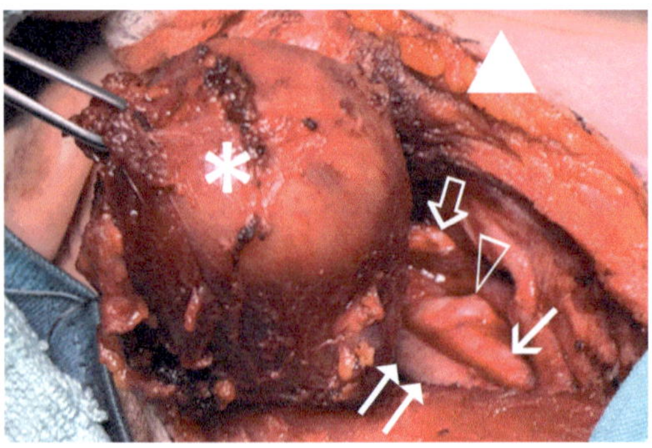

Abb. 4.55 Weiteres Eingehen in die Tiefe und Darstellen der Gefäßscheide mit der Carotis communis (Doppelpfeil) und V. jugularis interna (Pfeil). Man erkennt auch, wie der N. hypoglossus (Pfeilspitze) die V. jugularis kreuzt. Etwas kranial vom N. hypoglossus sieht man noch die Sehne des Venter posterior (dicker Pfeil) des M. digastricus. Mit der bipolaren Kaustik wird nun vorsichtig von kaudal nach kranial die Zyste (Stern) herauspräpariert

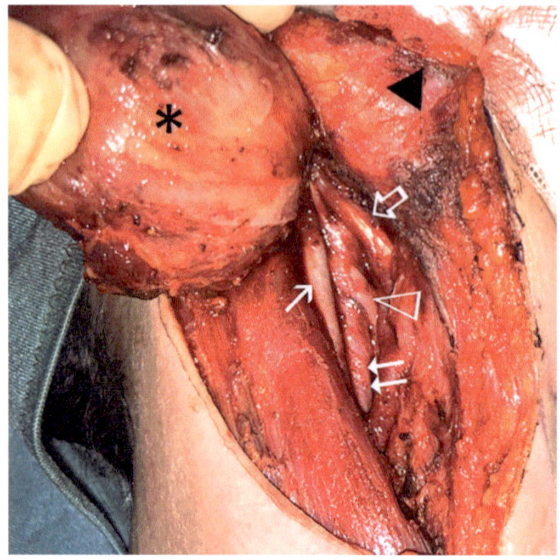

Abb. 4.56 Weitere Präparation an der Zyste (*) Richtung M. digastricus (dicker Pfeil). Erneut sehr gut zu sehen die Carotis communis (Doppelpfeil), die V. jugularis interna (Pfeil) und der N. hypoglossus (Pfeilspitze)

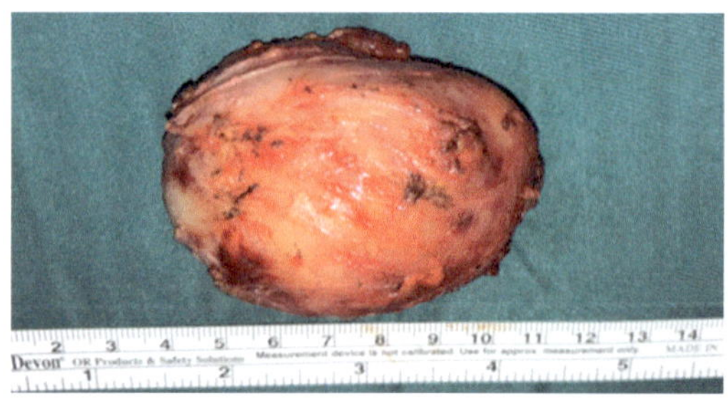

Abb. 4.57 Die Zyste wird erst dann abgesetzt, wenn ganz sicher keine Zystenwand mehr erkennbar ist

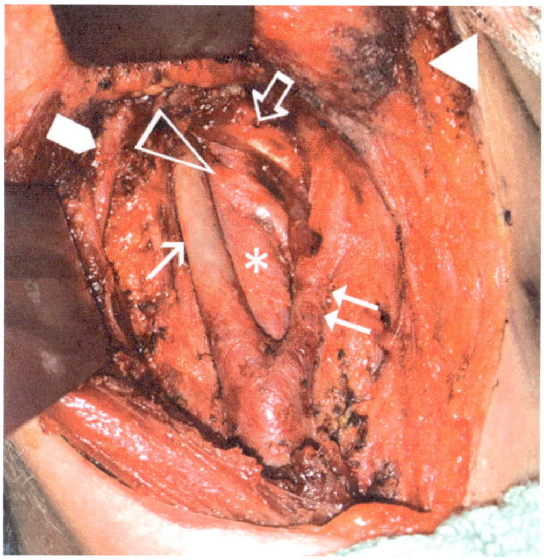

◘ **Abb. 4.58** Nach Entfernung der Zyste Inspektion der Resektionsstelle, ob eine Blutungsquelle gesichtet werden kann. Folgende Strukturen sind nun sehr gut zu erkennen: Carotis communis (*), V. jugularis interna (Pfeil), V. facialis (Doppelpfeil), N. hypoglossus (Pfeilspitze), Venter posterior (dicker Pfeil) des M. digastricus und N. accessorius (Bockpfeil). Der Langenbeck-Retraktor zieht den M. sternocleidomastoideus nach lateral

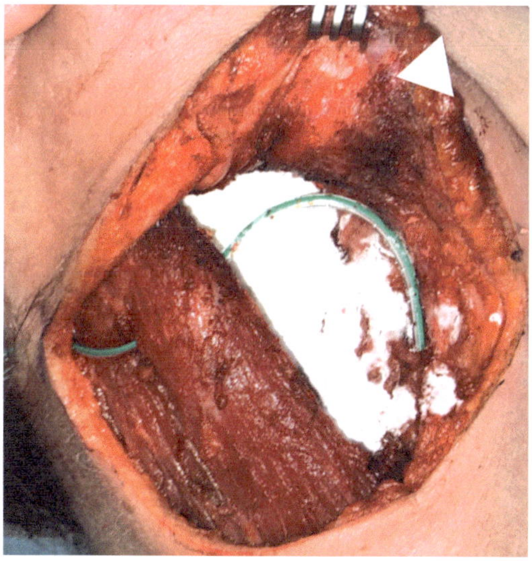

◘ **Abb. 4.59** Setzen einer Redon- oder Jackson-Prett-Drainage N°10: Mit einem Zehner-Skalpell wird innerhalb einer Hautspannungslinie ein kleiner Schnitt gesetzt, mit einer Fuchsig-Klemme ein Tunnel durch den M. sternocleidomastoideus präpariert, die Drainage wird gefasst und durch die Haut gezogen. Setzen einer Tabaksbeutelnaht mit Ethibond 2-0. Eventuell kann man noch ein Hämostyptikum auftragen

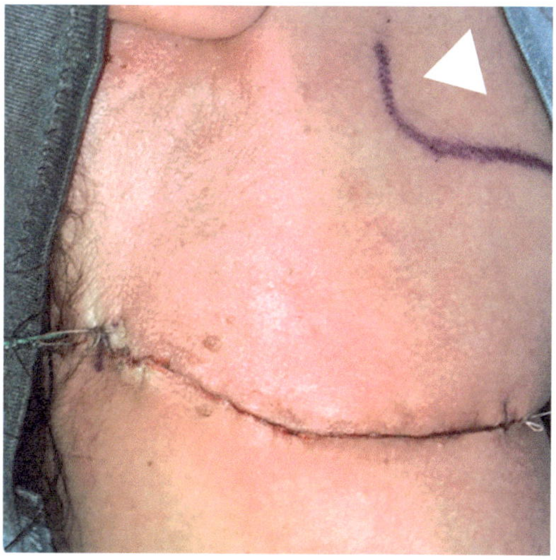

◘ **Abb. 4.60** 2-schichtiger Wundverschluss mit Vicryl 3-0 als Subkutannaht und Vicryl 4-0 rapid als Intrakutannaht

4.1.6 Glomus caroticum

Bei der Verdachtsdiagnose „Glomus caroticum" ist die interdisziplinäre Zusammenarbeit zwischen Radiologie, Chirurgie und HNO der entscheidendste Schritt für eine erfolgreiche und vor allem komplikationslose Therapie. Zuerst erfolgt präoperativ eine Embolisation durch interventionelle Radiologen und danach die Resektion durch Kopf-, Hals- und Gefäßchirurgen. Die schrittweise Präparation mit der bipolaren Kaustik hilft, kleinste Gefäße zu veröden und somit den Glomus-caroticum-Tumoren nahezu blutleer zu durchtrennen.

- Nur in Vollnarkose möglich.
- Nicht eine kleine OP Fläche offen lassen, sondern großflächig waschen und abdecken.
- Der Hals wird so weit wie möglich überstreckt, Einsatz von Nackenrollen unterhalb der Schultern kann manchmal die Überstreckung und somit die Exposition erleichtern.
- **Wichtig:** In allen Abbildungen markiert der Pfeilkopf die Position des Kopfes und zeigt zur Nasenspitze. Dies dient zur besseren Orientierung.
- Tasten und Lokalisation der Raumforderung.

- **Wichtig:** Kleine Raumforderungen sind oft schwer tastbar nach Überstreckung des Halses. Hier muss man in gerader Position die Raumforderung markieren und danach den Patienten entsprechend lagern. Ebenfalls ist es hilfreich, den Kieferwinkel mit einem Blaustift zu markieren (◻ Abb. 4.61)
- Länge des Hautschnittes richtete sich nach der notwendigen Exposition.
- **Wichtig:** Bei der Glomus-caroticum-Resektion sollte der Hautschnitt großzügig angelegt werden, um im Falle einer Blutung ausreichend Platz für eine Blutstillung zu haben.

Hautschnitt mit der monopolaren Kaustik innerhalb einer Hautspannungslinie und Durchtrennen des Platysmas. Anlage eines kranialen und kaudalen Hautplatysmalappens. Mit Hilfe eines scharfen 2-oder 3-Zinker-Hakens werden die Hautlappen weggehalten oder mit zwei Ethibond-2-0-Fäden an der Abdeckung angenäht.

- **Wichtig:** Immer einen gelegten Tupfer unterhalb der Ethibond-Fäden legen, um keine Druckstellen zu erzeugen (◻ Abb. 4.62, 4.63).

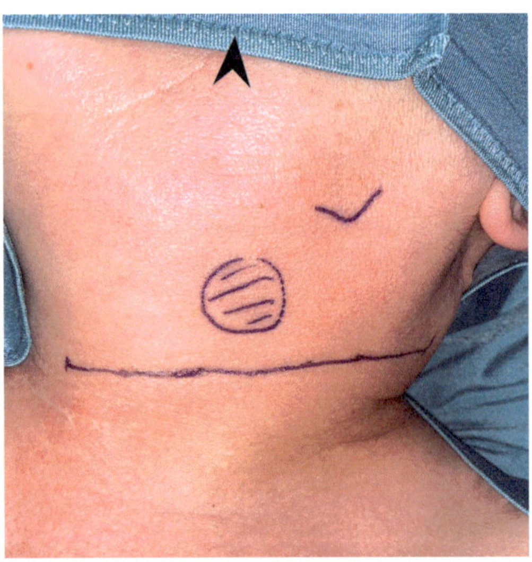

◻ **Abb. 4.61** Einkreisen der Raumforderung und Einzeichnen der Hautinzision auf einer Hautspannungslinie. Als weitere Orientierungshilfe kann die Unterkante der Mandibula oder der Kieferwinkel (durchgängige Linie) eingezeichnet werden

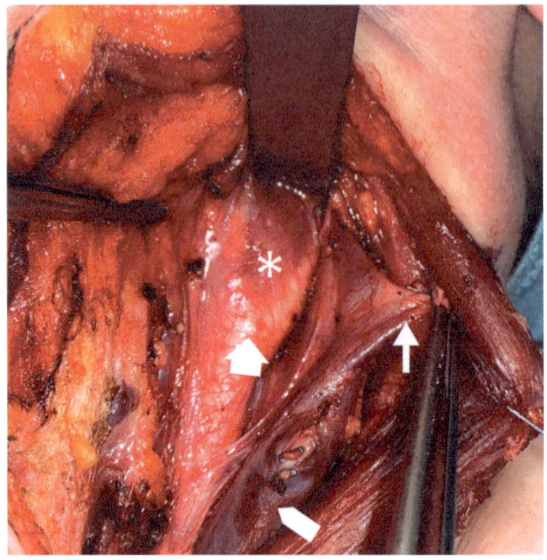

◻ **Abb. 4.62** Darstellen des gesamten M. sternocleidomastoideus und lateralisieren desselben. Die V. jugularis interna (Blockpfeil) wird in ihrer gesamten Länge und zirkulär dargestellt. Um eine bessere Exposition zu erhalten, kann die V. facialis (kleiner Pfeil) durchtrennt und ebenfalls zur Seite gezogen werden, um eine optimale Exposition auf die Carotis-Gabel (dicker Pfeil) mit dem Glomus caroticum zu ermöglichen (*)

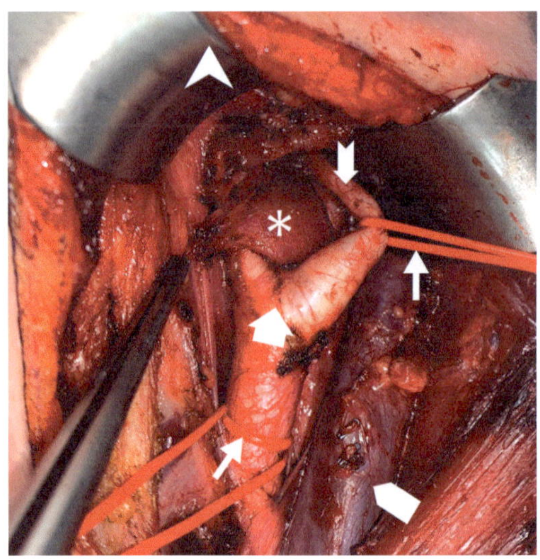

◻ **Abb. 4.63** Die Carotis communis (dicker Pfeil) wird nach kaudal und zirkulär vorsichtig mit der bipolaren Kaustik freipräpariert und mit einer Gefäßschlinge (kleiner Pfeil) doppelt angeschlungen

- **Wichtig:** Die Schlinge kann im Falle einer Carotis-Blutung zugezogen werden und somit eine vorläufige Blutstillung erreicht werden!

Analoges Vorgehen mit der Carotis interna (Fahnenpfeil): Diese wird ebenfalls sehr vorsichtig mit der bipolaren Kaustik freigelegt und mit einer Gefäßschlinge (kleine Pfeile) umfasst. Der Glomus-caroticum-Tumor (*) wird mit der DeBakey-Pinzette nach anterio-lateral gezogen, und mit der bipolaren Pinzette werden die einzelnen bindegewebigen Briden durchtrennt. V. jugularis interna (Blockpfeil), Carotis communis und Carotis-Gabel (dicker Pfeil).

- **Wichtig:** Mit der bipolaren Kaustik immer wenige Millimeter Resektionsabstand halten, um keine Blutungen durch Verletzung des Glomus caroticums zu verursachen (◘ Abb. 4.64, 4.65).

Setzen einer Redon-Drainage innerhalb einer Hautspannungslinie.

Zweischichtiger Wundverschluss mit Vicryl 3-0 als Subkutannaht und Vicryl 4-0 rapid als Intrakutannaht.

Ein schmaler Streifen von Betaisodona-Gel wird genau über den Hautschnitt auftragen und darüber Steristrips geklebt.

Pflasterverband.

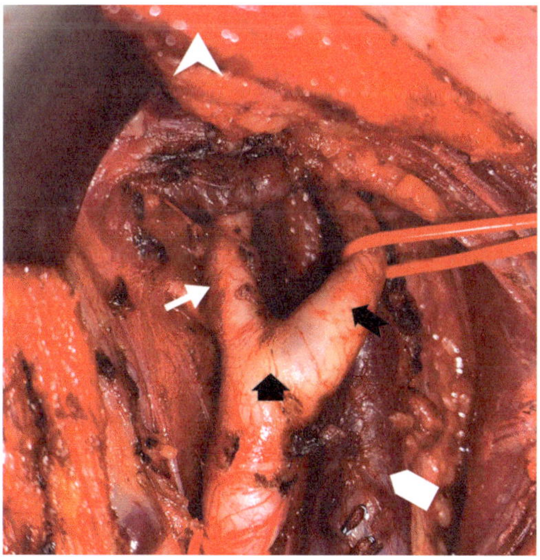

◘ **Abb. 4.64** Weitere zirkuläre Präparation und Darstellung der kranialen Tumorkante. Mit der Lupenbrille lässt sich das kraniale Ende des Tumors sehr gut erkennen. Der Glomus-caroticum-Tumor wird erst dann abgesetzt, wenn ganz sicher kein Tumorgewebe mehr erkennbar ist. Hier ist die vollständig freigelegte Carotis externa (weißer Pfeil), C. interna (schwarzer Fahnenpfeil) und Carotis communis (dicker Pfeil) dargestellt. Man erkennt darüber hinaus auch sehr gut, dass die Gefäßwand intakt ist

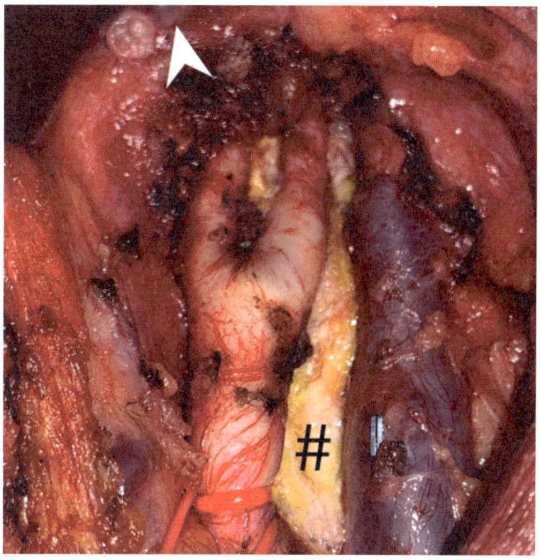

◘ **Abb. 4.65** Nach Entfernung des Tumors Inspektion der Resektionsstelle, ob eine Blutungsquelle gesichtet werden kann. Der Langenbeck-Retraktor zieht den M. sternocleidomastoideus nach lateral. Spülung des OP-Gebietes mit Aqua bidestillata, ein Valsalva-Versuch auf 25 mmHg kann bei der Suche nach Blutungen behilflich sein. Einlegen eines Tachosil® Hämostyptikums (#, gelbes Vlies)

4.1.7 Lipome

Die Entfernung von Lipomen am Hals ist an das operative Vorgehen bei gutartigen Raumforderungen angelehnt. Hier ist keine Radikalität gefordert, indem man benachbarte Strukturen und Organe entfernt, sondern eine strenge Dissektion an der Raumforderung, an der Kapsel, notwendig. Das Besondere an Lipomen ist, dass zwar eine Kapsel, eine sogenannte Pseudokapsel, das Lipom umhüllt, aber dennoch darf man nicht vergessen, dass zahlreiche fingerförmige Stränge diese Kapsel durchbrechen und somit das Risiko, dass kleinste Lipomanteile, sogenannte Satellitenzellen, am Hals verbleiben, sehr groß ist. Über diese Eigenart des Lipoms und dadurch mögliche Rezidive muss der Patient informiert werden.

- In Lokal-, oder in Vollnarkose möglich. Dies ist je nach Größe der Raumforderung zu entscheiden.
- Nicht eine kleine OP-Fläche offen lassen, sondern großflächig waschen und abdecken.

4

- Hals wird so weit wie möglich überstreckt, Einsatz von Nackenrollen unterhalb der Schultern kann manchmal die Überstreckung und somit die Exposition erleichtern.
- **Wichtig:** In allen Abbildungen markiert der Pfeilkopf die Position des Kopfes und zeigt zur Nasenspitze. Dies dient zur besseren Orientierung.

Genaues Tasten und Versuch einer genauen Lokalisation der Raumforderung (Abb. 4.66, 4.67).

- Länge des Hautschnittes richtete sich nach der Größe des Lipoms.
- **Wichtig:** Dieser sollte aber so gewählt werden, dass die Exposition am Hals optimal gewährleistet ist (Abb. 4.68).
- **Wichtig:** Hier streng an der Kapsel bleiben und versuchen, diese nicht zu verletzten. Man sollte eine dünne Bindegewebsschicht an der Kapsel belassen, um eine mögliche Aussaat von Lipozyten und das Rezidiv Risiko zu verhindern.
- Anlage eines kranialen und kaudalen Hautplatysmalappens.
- Mit Hilfe eines scharfen 2-oder 3-Zinker-Haken werden die Hautlappen weggehalten oder mit zwei Ethibond-2-0-Fäden an der Abdeckung angenäht.

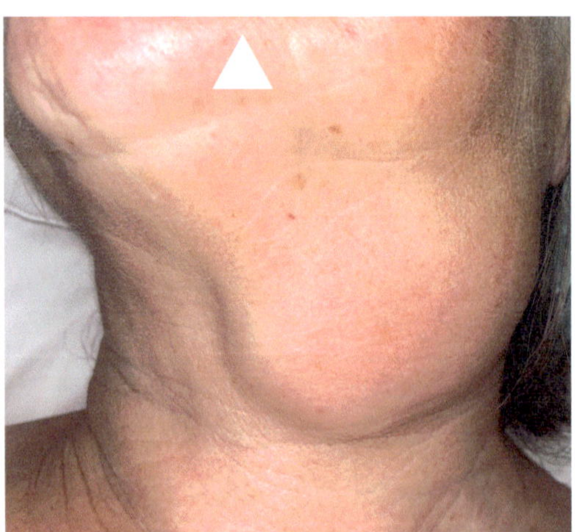

Abb. 4.66 Das Lipom ist meist teigig und ist in einigen Fällen schwer tastbar nach der Überstreckung des Halses. Hier muss man in gerader Position die Raumforderung markieren und danach den Patienten entsprechend lagern

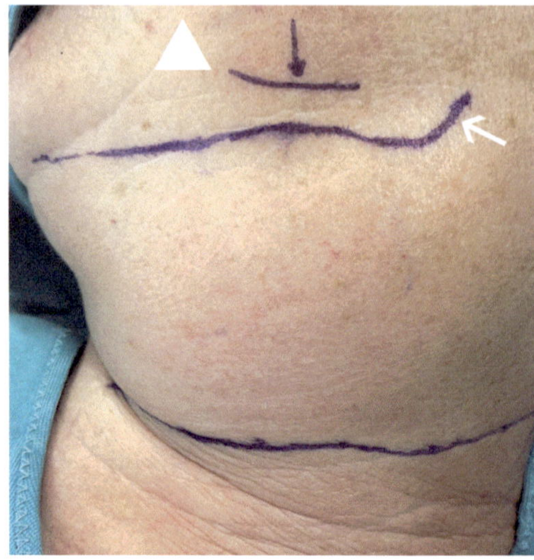

Abb. 4.67 Ebenfalls ist es hilfreich, den Kieferwinkel (Pfeil) und die Mandibula-Unterkante mit einem Blaustift zu markieren (durchgehender blauer Strich). Exakt 1,5 cm kranial von der Mandibula-Unterkante verläuft der R. marginalis n. facialis (blauer Pfeil und blaue Markierung). Wichtig ist es dabei zu wissen, dass über den R. marginalis die A. und V. facialis, welche in Richtung Wange und Augenwinkel laufen, ziehen

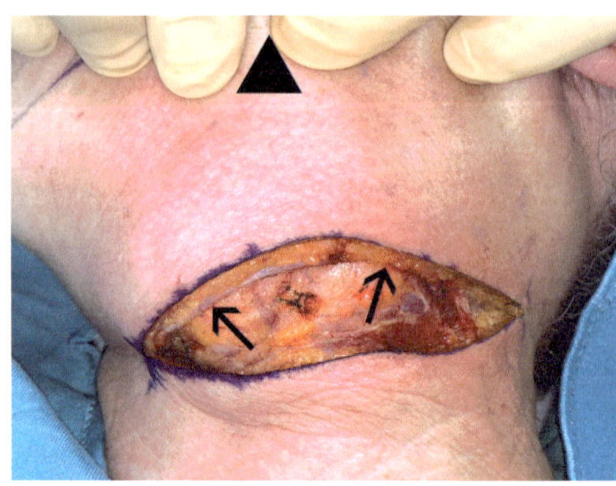

Abb. 4.68 Hautschnitt mit der monopolaren Kaustik innerhalb einer Hautspannungslinie und Durchtrennen des Platysmas (Pfeile)

- **Wichtig:** Immer einen gelegten Tupfer unterhalb der Ethibond-Fäden legen, um keine Druckstellen zu erzeugen (Abb. 4.69, 4.70).
- **Wichtig:** Mit der bipolaren Kaustik immer wenige Millimeter Resektionsabstand halten, um die Kapsel nicht zu eröffnen! (Abb. 4.71)

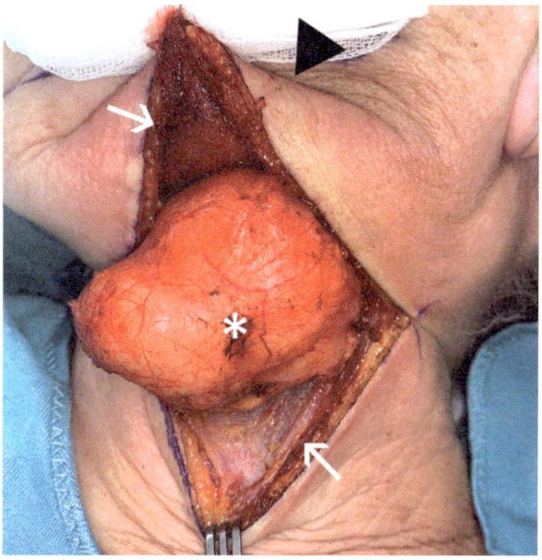

Abb. 4.69 Weitere zirkuläre Dissektion mit der bipolaren Kaustik am Lipom (*) und Eingehen in die Tiefe. Das Platysma (Pfeile) dient als Landmarke

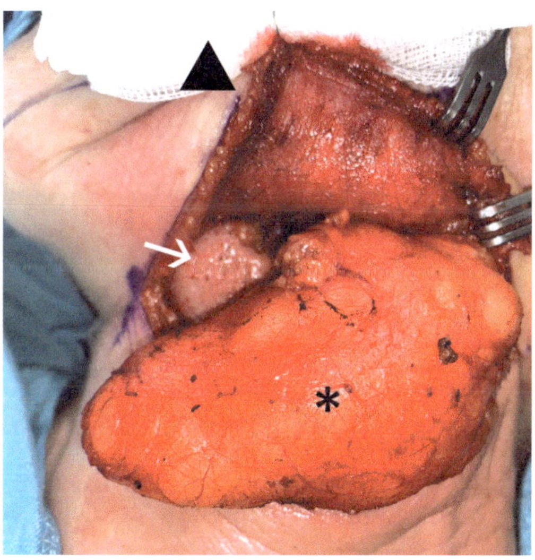

Abb. 4.70 Darstellen der Gld. submandibularis (Pfeil) und des Lipoms (*)

- **Wichtig:** Man sollte immer die Mandibula sowie die A. und V. facialis aufsuchen, um somit den R. marginalis n. facialis darstellen und schonen zu können!

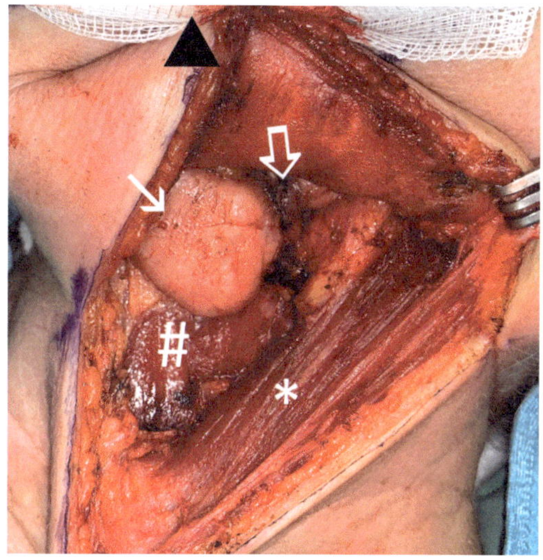

Abb. 4.71 Weitere Präparation des Lipoms nach kranial Richtung M. digastricus (dicker Pfeil) und Darstellen und Durchtrennen der Raumforderung am kaudalen Pol der Gld. parotis. Komplettieren der Dissektion und Darstellung der Gld. submandibularis (Pfeil), der prälaryngealen Muskulatur (#), des M. sternocleidomastoideus (*) und der Gefäßscheide mit der Carotis communis und V. jugularis interna (diese beiden Strukturen sind im Bild durch dem M. sternocleidomastoideus verdeckt)

- **Wichtig:** Das Lipom wird erst dann abgesetzt, wenn kein Lipom bzw. keine Ausläufer mehr erkennbar sind (Abb. 4.72).
- Setzen einer Redon- oder Jackson-Prett-Drainage N°10: mit einem Zehner-Skalpell wird innerhalb einer Hautspannungslinie ein kleiner Schnitt gesetzt, mit einer Fuchsig-Klemme ein Tunnel durch den M. sternocleidomastoideus präpariert, die Drainage wird gefasst und durch die Haut gezogen. Setzen einer Tabaksbeutelnaht mit Ethibond 2-0. Eventuell kann man noch ein Hämostyptikum auftragen.
- Zweischichtiger Wundverschluss mit Vicryl 3-0 als Subkutannaht und Vicryl 4-0 rapid als Intrakutannaht.
- Ein schmaler Streifen von Betaisodona-Gel wird genau über den Hautschnitt aufgetragen.

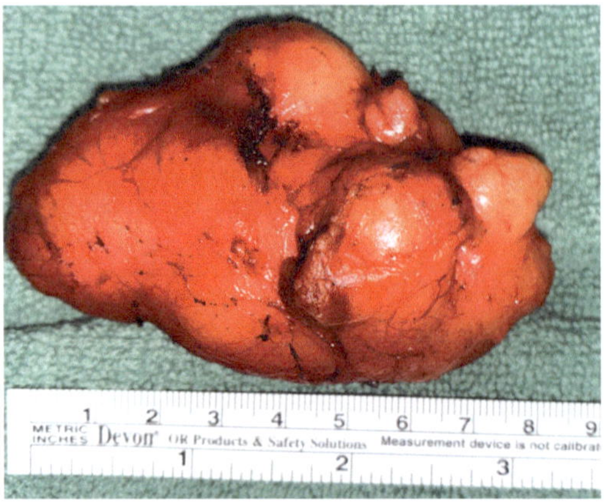

Abb. 4.72 Nach Entfernung des Lipoms Inspektion, ob eine Blutungsquelle gesichtet werden kann. Spülung des OP-Gebietes mit Aqua bidestillata, ein Valsalva auf 25 mmHg kann bei der Suche nach Blutungen behilflich sein

- Über den schmalen Betaisodona-Streifen werden Steristrips geklebt.
- Hautpflaster.

4.2 Bösartige Läsionen

Bei der Erstvorstellung von Tumorpatienten erfolgt eine sorgfältige und genaue Untersuchung des Kopfes und des Halses, einschließlich einer endoskopischen Untersuchung. Anschließend erfolgt eine Biopsie oder Exzisionsbiopsie, je nach Größe und Lokalisation des Primärtumors, in Lokal-, oder Vollnarkose. Bei verdächtigen Lymphknoten wird immer zuerst eine Feinnadelaspiration, mit oder ohne Ultraschall, durchgeführt. Sollte die erste Feinnadelaspiration nicht konklusiv sein, sollte diese wiederholt werden. Darüber hinaus werden alle Patienten mit bösartigen Hauterkrankungen von einem Dermatologen untersucht. Im Weiteren erfolgt dann eine Panendoskopie in Vollnarkose, wo neben der Lokalisation, Ausdehnung und Histologie auch die Operabilität des Tumors, mit eventuell notwendiger Rekonstruktion des Defektes, bestimmt wird.

Als zweiter Schritt wird eine Sonographie, ein CT oder MRT des Halses und, falls möglich, ein PET-CT durchgeführt. Mit allen histologischen und bildgebenden Befunden und mit den Informationen von der Panendoskopie werden die Patienten im Tumorboard für Kopf-Hals-Tumoren vorgestellt. Die Anamnese und alle diagnostischen Befunde werden vom behandelnden Arzt vorgestellt. Die Darstellung umfasst die Anamnese sowie die vom Patienten selbst bevorzugte Therapie.

Die beste therapeutische Strategie wird in einem multidisziplinären Ansatz unter allen Mitgliedern des Tumorboards diskutiert, darunter Kopf- und Halschirurgen, Dermatologen, Radioonkologen, Onkologen, Pathologen und Radiologen. Falls eine weitere Untersuchung oder Therapieplanung erforderlich ist, werden Termine beim selben Treffen vereinbart, um ein zeiteffizientes Management zu gewährleisten.

4.2.1 Neck-Dissection Regio I

Die Neck-Dissection Regio I wird wegen des Aufsuchens und der Präparation des R. marginalis n. facialis als eine anspruchsvolle Operation gewertet. Aber sobald man den R. marginalis n. facialis gefunden hat, kann die Komplettierung der Neck-Dissection Regio I sehr einfach und schnell durchgeführt werden. Wie immer in der Chirurgie kommt es auf die exakte Kenntnis der Anatomie und somit auf die einzelnen Landmarken an.

Nur in Vollnarkose möglich.

Nicht eine kleine OP-Fläche offen lassen, sondern großflächig waschen und abdecken.

Der Hals wird so weit wie möglich überstreckt, der Einsatz von Nackenrollen unterhalb der Schultern kann manchmal die Überstreckung und somit die Exposition erleichtern.

- **Wichtig:** In allen Abbildungen markiert der Pfeilkopf die Position des Kopfes und zeigt zur Nasenspitze. Dies dient zur besseren Orientierung (Abb. 4.73, 4.74).
- **Wichtig:** Der R. colli n. facialis ist ein sehr dünner Ast, der motorisch das Platysma versorgt. Im Bereich des Kieferwinkels zieht dieser nahezu vertikal nach kaudal, um mit dem N. transversus colli zu anastomosieren (Abb. 4.75, 4.76).

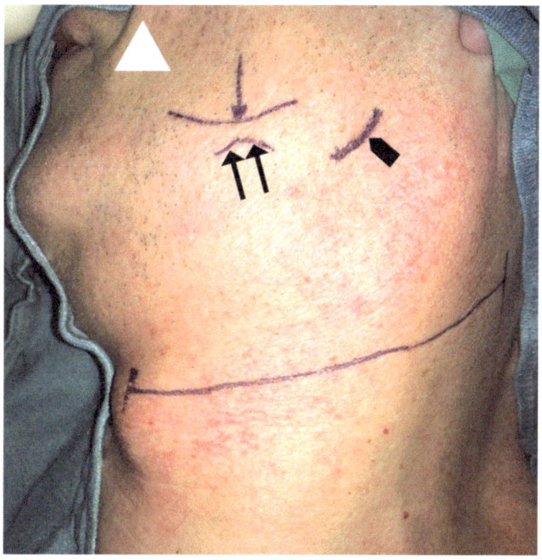

Abb. 4.73 Mit einem Marker werden der Kieferwinkel (Blockpfeil), die Unterkante und die Einkerbung der Mandibula (Doppelpfeil) markiert. Der Verlauf des R. marginalis mandibulae n. facialis sollte ebenfalls eingezeichnet werden. Der blaue Pfeil zeigt auf die Kreuzung Arteria und Vena facialis mit dem R. marginalis mandibulae n. facialis

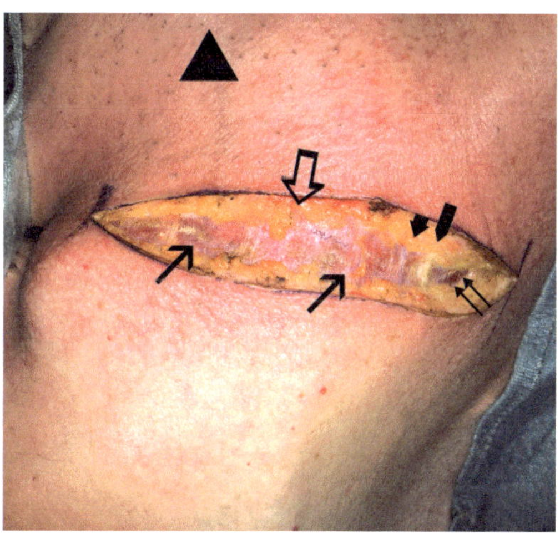

Abb. 4.74 Hautschnitt und Darstellung des Platysmas (Pfeile), mit Darstellung des subkutanen Gewebes (großer Pfeil), N. auricularis magnus (Blockpfeil), V. jugularis externa (Pfeilspitze) und der Vorderkante des M. sternocleidomastoideus (Doppelpfeil)

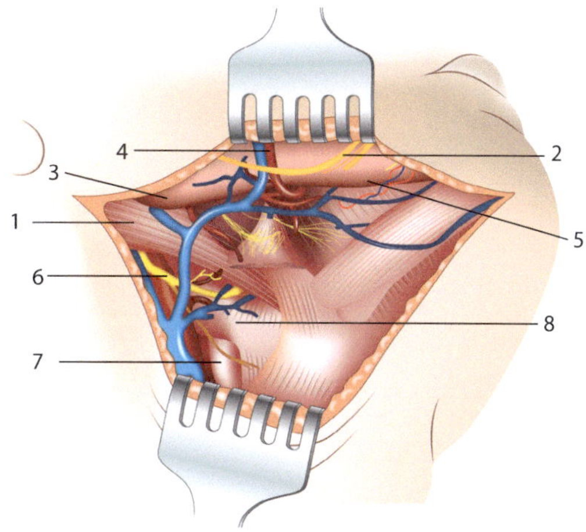

Abb. 4.75 Der N. facialis, als 7. Hirnnerv, ist der einzige Nerv, der motorische, sensible, sensorische und parasympathische Fasern mitführt. Motorisch werden die mimische Muskulatur und am Hals der M. stylohyoideus und der Venter posterior (1) des M. digastricus innerviert. Sensorische Fasern versorgen die Geschmacksknospen der Zunge, sensible sind für den äußeren Gehörgang und dort für die Schmerz und Temperaturempfindung zuständig. Die parasympathischen Anteile verlaufen gemeinsam mit der Chorda tympani in die Mundhöhle und innervieren die Mundspeicheldrüsen. Vom Hauptstamm des N. facialis lässt sich der R. marginalis mandibulae (2) darstellen und nach kaudo-ventral nachverfolgen. Das charakteristische an diesem Nerven ist, dass er bogenförmig vom Kiefer- zum Mundwinkel verläuft. In der Mandibula-Einkerbung, 2–3 cm vom Kieferwinkel (3) entfernt, quert der R. marginalis mandibulae rechtwinklig die A. facialis (4), um zum M. depressor anguli oris weiterzuziehen. Man muss dennoch bei der Präparation immer darauf achten, dass der R. marginalis mandibulae nicht kaudal der Mandibula-Unterkante (5) zieht und man ihn dort verletzt. Eine Verletzung verursacht eine ipsilaterale Insuffizienz beim Zähnezeigen (Unterkieferschneidezähne) und ein Verziehen der Unterlippe zur gesunden Seite. Der N. hypoglossus (6), der XII. Hirnnerv, ist ebenfalls ein exponierter Nerv im Zuge der Durchführung einer Neck-Dissection. Er ist der motorische Nerv der Zunge und quert charakteristisch in einem konkaven Bogen die Arteria carotis externa (7), wenige Millimeter lateral vom Zungenbein (8) entfernt, und zieht vor dem M. mylohyoideus in den Mundboden und in die Zunge hinein

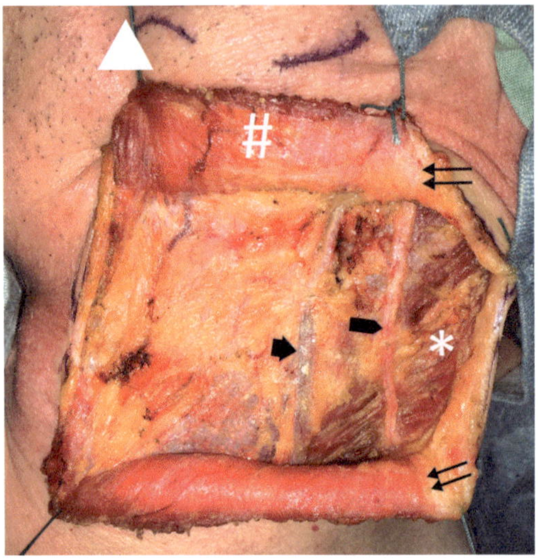

Abb. 4.76 Mit Hilfe eines scharfen 2-oder 3-Zinker-Hakens werden die Hautlappen weggehalten und mit zwei Ethibond-2-0-Fäden an der Abdeckung angenäht

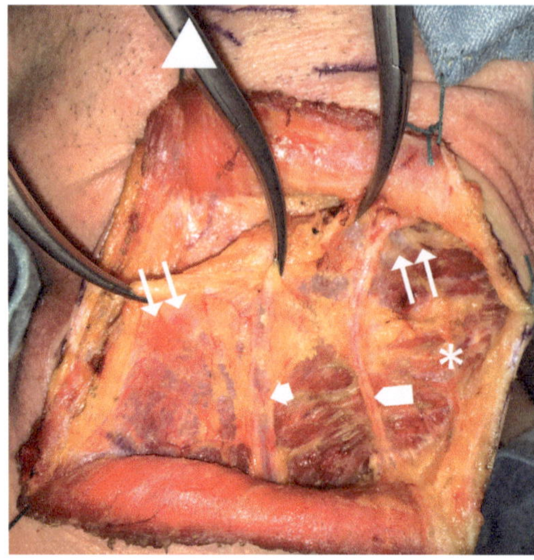

Abb. 4.77 Die Faszie, die auf dem M. sternocleidomastoideus (*) liegt, wird mit Fuchsig-Klemmen gefasst und nach oben gezogen. M. sternocleidomastoideus (*), V. jugularis externa (Pfeilspitze), N. auricularis magnus (Blockpfeil) und die Doppelpfeile zeigen genau auf die Vorderkante des M. sternocleidomastoideus

Zu erkennen sind das Platysma (#) mit der lateralen Kante kranial und kaudal (Doppelpfeil), die V. jugularis externa (Pfeilspitze), der N. auricularis magnus (Blockpfeil) und der M. sternocleidomastoideus (*).

- **Wichtig:** Immer einen gelegten Tupfer unterhalb der Ethibond-Fäden legen, um keine Druckstellen zu erzeugen (Abb. 4.77, 4.78, 4.79, 4.80).
- **Wichtig:** Der N. accessorius liegt immer 1,5 cm unterhalb der Sehne des M. sternocleidomastoideus, und wenn man den Muskel in drei Drittel teilt, befindet sich der N. accessorius immer im kranialen Drittel (Abb. 4.81).
- **Wichtig:** Beachte den Verlauf des Nerven: Der N. auricularis magnus zieht in Richtung Regio Vb und ebendort, an der Hinterkante des M. sternocleidomastoideus (*), 1,5 cm kranial des N. auricularis magnus, durchstößt der N. accessorius den M. sternocleidomastoideus, um in der Regio Vb zum M. trapezius zu ziehen. Diese Konstellation dient als wichtige Landmarke, wenn man den N. accessorius in der Regio V aufsuchen muss.
- **Wichtig:** Der anteriore Bauch des M. digastricus wird durch den N. mylohyoideus, einen Ast des N. alveolaris inferior (Ast vom N. mandibularis) motorisch versorgt, hingegen der hintere Bauch wird durch den R. digastricus, einen Ast des N. facialis, innerviert. Die Blutversorgung ist ebenfalls zweigeteilt, indem der posteriore

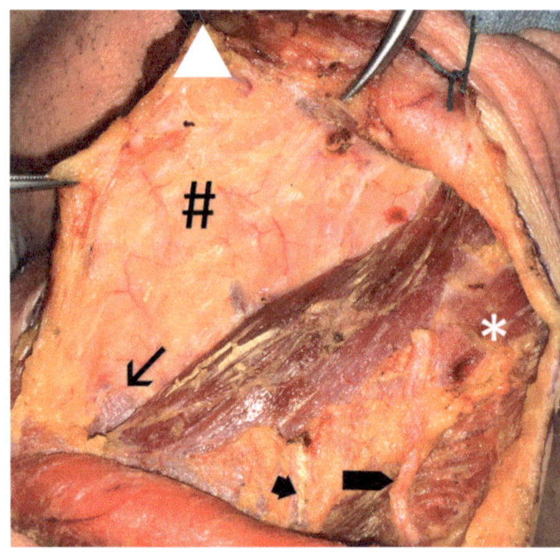

Abb. 4.78 Wieder werden, unter Zug, mit der monopolaren Kaustik die Faszie (#) abgetragen und die Vorderkante des M. sternocleidomastoideus (*) Richtung Mastoid dargestellt. Die einzelnen Gefäßperforatoren werden sorgfältig mit der bipolaren Kaustik verödet oder mit einem Mini-Gefäßclip geklippt. Darstellen des M. omohyoideus (Pfeil)

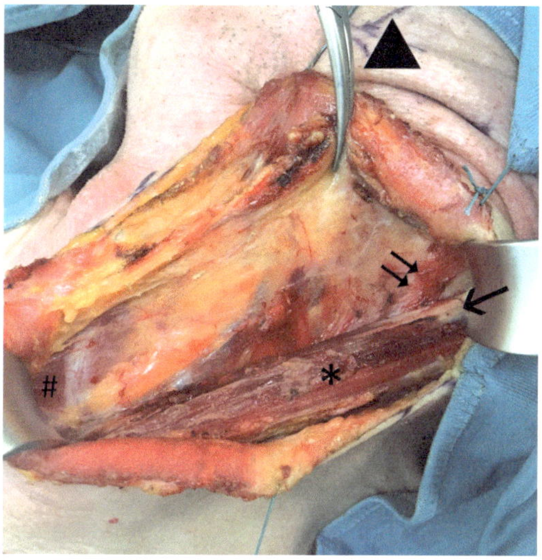

Abb. 4.79 Eingehen in die Tiefe und Darstellung der Sehne des M. sternocleidomastoideus (Pfeil). Man erkennt hier sehr gut den M. omohyoideus mit seiner Sehne (#) und den M. sternocleidomastoideus (*). In dieser Abbildung kann man den N. accessorius bereits erahnen. Er verläuft von lateral-kaudal nach medial-kranial und in sehr vielen Fällen kann man den Nerv im Fettbindegewebe (Doppelpfeile) ertasten

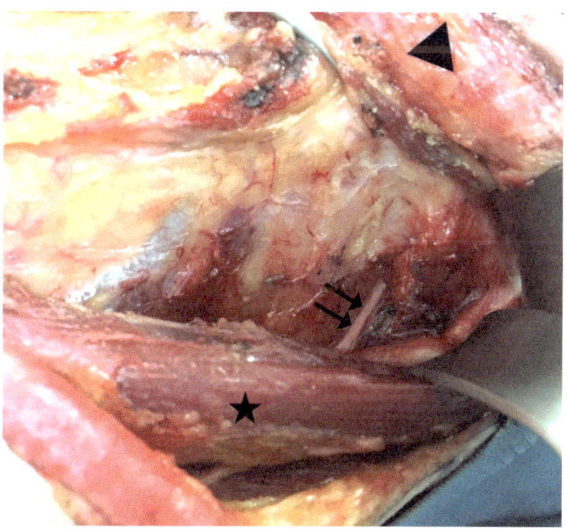

Abb. 4.80 Weitere Präparation in die Tiefe, dabei wird der M. sternocleidomastoideus (*) mit dem Langenbeck-Haken nach lateral gezogen. Der N. accessorius (Doppelpfeile) wird in der Tiefe aufgesucht und dargestellt

Bauch durch die A. occipitalis und A. auricularis posterior und der anteriore durch die A. submentalis, Ast der A. facialis, versorgt wird (Abb. 4.82).

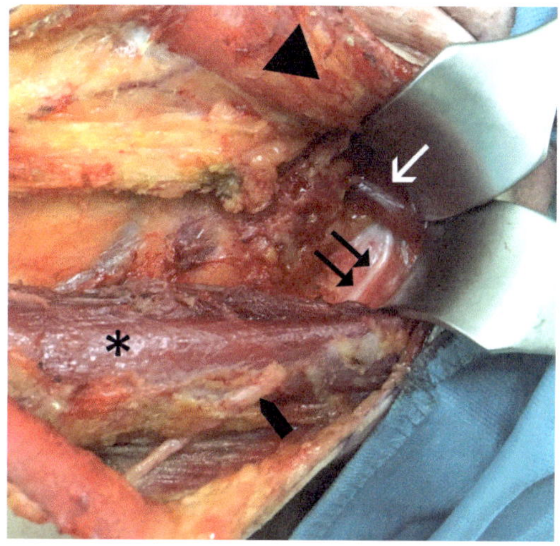

Abb. 4.81 Das Bindegewebe, welches den N. accessorius bedeckt, wird vorsichtig mit der anatomischen Pinzette gefasst und, streng am Nerven präparierend, wird dieses mit der Moskito-Klemme vom Nerven (Doppelpfeile) abgehoben und mit der bipolaren Pinzette durchtrennt. Darstellen des Hinterbauches (Pfeil) des M. digastricus. Auch hier erkennt man sehr gut den N. auricularis magnus (Blockpfeil)

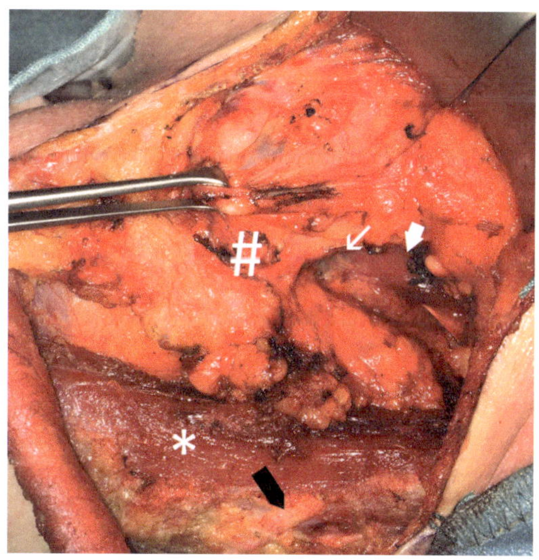

Abb. 4.82 Nun wird mit einem breiten Haken der kraniale Hautplatysmalappen nach kranial retrahiert und das Bindegewebe (#) unterhalb der Gld. submandibularis nach kaudal gezogen. Mit den Fingern wird die Einkerbung an der Mandibula aufgesucht und das Pulsieren der A. facialis ertastet. M. digastricus Hinterbauch (Pfeilspitze), durchschimmernde V. jugularis interna (Pfeil), M. sternocleidomastoideus (*) und N. auricularis magnus (Blockpfeil)

- **Wichtig:** Dieser Schritt ist der entscheidendste in der Präparation der Neck-Dissection Regio I. Damit legt man die wichtigsten Landmarken für den Verlauf des R. marginalis mandibulae n. facialis fest:
  1. Genau 1,5 cm kranial der Unterkante der Mandibula und 2,5–3 cm ventral des Kieferwinkels kreuzt der R. marginalis mandibulae n. facialis die Arteria und Vena facialis und verläuft kurvilinear in Richtung des Mundwinkels.
  2. Oft ist es hilfreich, wenn man sich überblicksmäßig den Verlauf des Nerven vom Kiefer- bis zum Mundwinkel ansieht und auch mit einem blauen Markierstift einzeichnet. Da erkennt man meistens sehr gut, ob man bei der Präparation zu kaudal oder kranial liegt.

Mit Hilfe von Lupenbrillen wird zuerst auf die Gld. submandibularis (#) präpariert, und nach der Identifikation wird nach kranial, Richtung Mandibulaunterkante (Doppelpfeil), disseziert. Danach erfolgen die Palpation an der Einkerbung (Pfeilspitze) der Mandibula-Unterkante und die Identifikation der A. facialis. Man kann deutlich die Pulsation der A. facialis ertasten. Erst dann erfolgt das Aufsuchen der R. marginalis mandibulae n. facialis mit einer feinen Moskito-Klemme.

- **Wichtig:** 1–1.5 cm oberhalb der Mandibula-Unterkante verläuft der R. marginalis mandibulae n. facialis (siehe auch dazu ◘ Abb. 4.83)
- **Wichtig:** Mit den Branchen der Moskito-Klemme wird das Bindegewebe immer im Verlauf des Nerven aufgespreizt und abpräpariert! Die Präparation erfolgt immer von dorsal nach ventral! (◘ Abb. 4.84)
- **Wichtig:** Die A. facialis hat drei kleine Abgänge die einzeln entweder ligiert oder geklippt werden sollten. Nach Durchtrennung der Gefäße „fällt" die Gld. submandibularis nahezu „von alleine" heraus (◘ Abb. 4.85).
- **Wichtig:** Obwohl der R. marginalis mandibulae n. facialis weit von der Präparation entfernt ist, immer den Verlauf und die Lokalisation des Nerven kontrollieren, um ja nicht diesen zu durchtrennen. Am besten sanft mit einem Tupfer oder breiten Langenbeck-Retraktor den Nerven schützen (◘ Abb. 4.86).

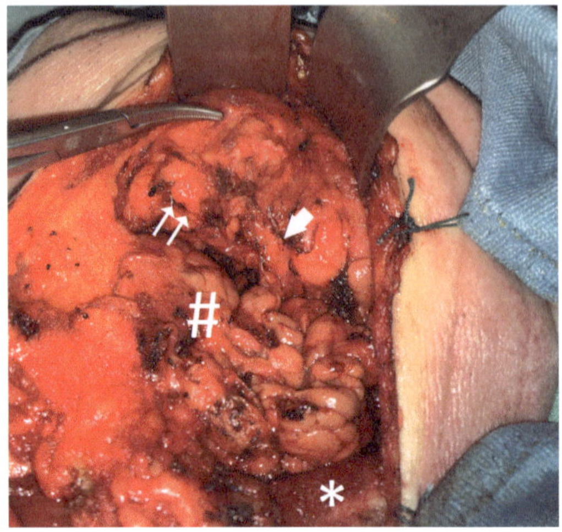

◘ **Abb. 4.83** Die Präparation erfolgt dabei immer im vermuteten Verlauf des Nervens, um diesen nicht zu verletzen. Am unteren Rand des Bildes erkennt man die Vorderkante des M. sternocleidomastoideus (*). Glandula submandibularis (#), Mandibulaunterkante (Doppelpfeile), Einkerbung der Mandibula (Pfeilspitze)

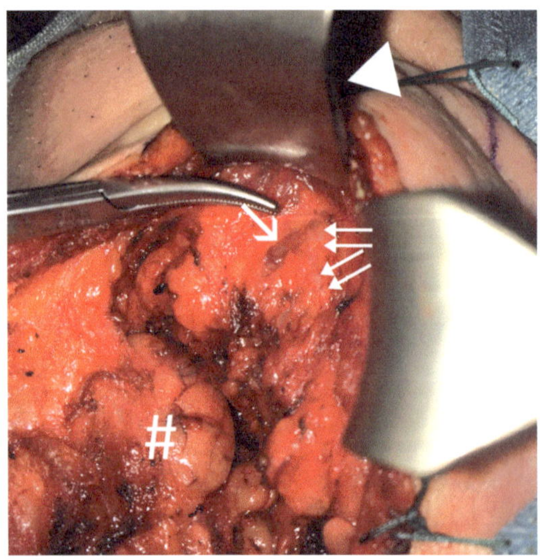

◘ **Abb. 4.84** Man erkennt zuerst die V. facialis (Pfeil) und unmittelbar lateral davon kann man die A. facialis an der Pulsation ertasten. Man erkennt die zarten, kreuzenden Fasern des R. marginalis n. facialis (Doppelpfeile). Im unteren linken Bildrand ist die Gld. submandibularis zu sehen (#). Das Bindegewebe oberhalb der Gld. submandibularis wird mit einer Fuchsig-Klemme gefasst und, unter ständiger Sicht des R. marginalis mandibulae n. facialis, durchtrennt

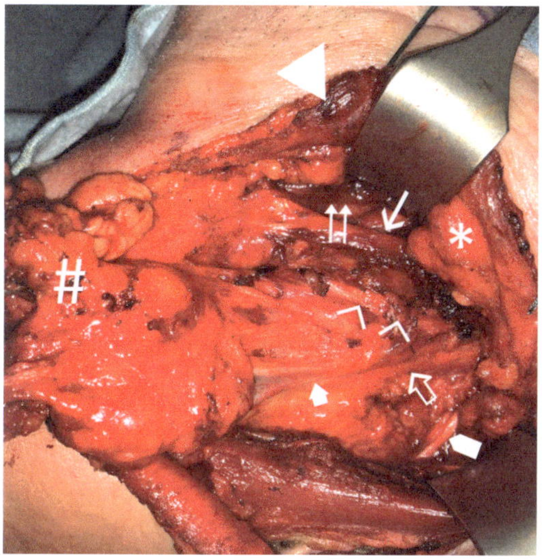

Abb. 4.85 Palpieren der Mandibula und sorgfältige Präparation auf die Mandibula-Unterkante. Mitnahme des gesamten Bindegewebes unterhalb der Mandibula-Unterkante und Darstellen der M. mylohyoideus-Vorderkante (Doppelpfeile) und des M. digastricus (Pfeil). Das Bindegewebe (*) oberhalb der Gld. submandibularis (#) wird mit den Langenbeck-Haken nach kranial gezogen und somit wird der R. marginalis n. facialis vor möglichen Verletzungen geschützt. Ebenfalls erkennt man sehr gut die V. jugularis interna (Pfeilspitze), Carotis externa (großer Pfeil) und den N. accessorius (Blockpfeil). In dieser Abbildung kann man auch den Verlauf des N. hypoglossus erahnen (Dachspitze). Wie in den Abbildungen zuvor ist der N. hypoglossus auch sehr gut tastbar, und dies kann in manchen Fällen sehr hilfreich sein, wenn der N. hypoglossus nicht auffindbar erscheint! Beachte auch hier die Konstellation des N. hypoglossus zur V. jugularis interna und Carotis externa! (Siehe auch dazu Abb. 4.75)

- **Wichtig:** Der M. mylohyoideus entspringt an der Linea mylohyoidea, einer sehr zarten Linie an der Unterseite der Mandibula, und setzt am Os hyoideum an, um das Zungenbein nach ventral zu ziehen. Der Muskel wird vom N. mylohyoideus, einem Ast des N. mandibularis, dem dritten Ast des N. trigeminus, innerviert. Die Blutversorgung erfolgt über die A. alveolaris inferior, einen Ast der A. maxillaris.
- **Wichtig:** Der N. lingualis, ein Ast des N. mandibularis (V3, N. trigeminus), verläuft zwischen dem Ramus mandibulae und dem M. pterygoideus medialis, um entlang des Zungenkörpers bis zur Zungenspitze

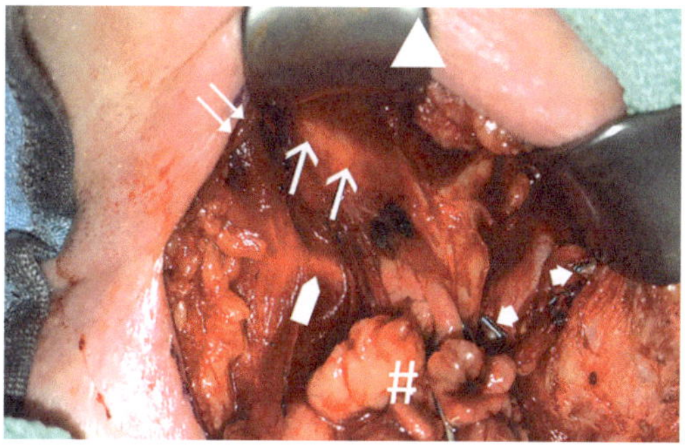

Abb. 4.86 Der M. mylohyoideus (Doppelpfeile) wird nach lateral mit einem Langenbeck zur Seite gezogen. Dadurch kommt der N. lingualis vollständig zur Darstellung (Pfeile). Man erkennt neben der Sehne (Blockpfeil) des M. digastricus und des Neck-Dissection-Präparates mit der Gld. submandibularis (#) auch die kleinen Hemoclips (Pfeilspitzen) der durchtrennten Abgänge des A. facialis

zu ziehen. Bei der Neck-Dissection I findet man den N. lingualis kranial des N. hypoglossus, zwischen dem M. hyoglossus und der Gld. submandibularis. Unterhalb des Ausführungsganges der Gld. submandibularis zieht der N. lingualis in die Zunge hinein und versorgt sensibel den gesamten Zungenkörper. Interessanterweise führt der N. lingualis neben sensiblen auch sensorische Nervenfasern. Die sensorischen Fasern, welche dem Geschmackssinn dienen, ziehen wiederum in die Chorda tympani (Abb. 4.86).
- **Wichtig:** In der sogenannten Scalenuslücke durchbohrt der N. phrenicus den M. scalenus anterior und verschwindet in der Thoraxapertur. Der N. phrenicus versorgt motorisch das Zwerchfell, stammt vom Plexus cervicalis und hier aus den Segmenten C3–C5, zieht, lateral der Carotis communis und V. jugularis interna, nach kaudal, zwischen den A. und V. subclavia ins Mediastinum. Der Nerv lässt sich auch mittels Neurostimulation gut lokalisieren, und man registriert klinisch eindeutig, auch in tiefer Narkose, rhythmische Zwerchfellkontraktionen bei dessen Stimulation. Eine iatrogene Durchtrennung oder eine tumorbedingte Parese kann zu einer respiratorischen Insuffizienz führen.

4

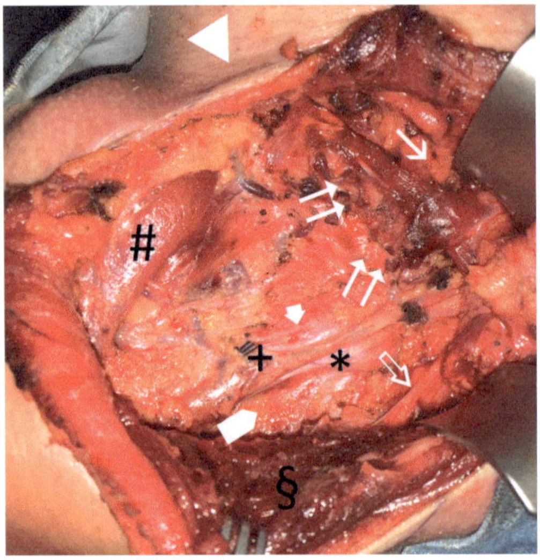

Abb. 4.87 Das Bindegewebe wird nun nach kaudomedial gezogen und der N. hypoglossus (Doppelpfeile), M. digastricus (Pfeil) und die Ansa cervicalis profunda (Pfeilspitze) werden dargestellt und geschont. Hierbei ist es wichtig zu wissen, dass die Ansa cervicalis profunda in den N. hypoglossus mündet. Das Neck-Dissection-Präparat wird nun, streng an der Gefäßscheide und unter ständigem Zug, von der Carotis communis (*) und V. jugularis interna (+) mit der monopolaren Kaustik abgetragen. In der Tiefe erkennt man lateral den N. accessorius (durchsichtiger Pfeil), den M. sternocleidomastoideus (§), den Scalenus-Buckel, gebildet durch die Mm. scaleni anteriores, und den dazwischen verlaufenden N. phrenicus (Blockpfeil). An der lateralen Kante des M. omohyoideus (#) wird mit der monopolaren Kaustik das Neck-Dissection-Präparat durchtrennt und nach kaudal gezogen. Komplettierung der Neck-Dissection, indem der obere mit den unteren Teil der Präparation verbunden wird. Gesamtübersicht nach Fertigstellen der Neck-Dissection

Inspektion des Halses, ob eine Blutungsquelle gesichtet werden kann. Spülung des OP-Gebietes mit Aqua bidestillata, ein Valsalva auf 25 mmHg kann bei der Suche nach Blutungen behilflich sein.

Setzen einer Redon- oder Jackson-Prett-Drainage N°10 (schwarzer und weißer Pfeil): Mit einem Zehner-Skalpell wird innerhalb einer Hautspannungslinie ein kleiner Schnitt gesetzt, mit einer Fuchsig-Klemme ein Tunnel durch den M. sternocleidomastoideus präpariert, die Drainage wird gefasst und durch die Haut gezogen (Abb. 4.87, 4.88, 4.89, 4.90).

Hautpflaster und Druck-Wickelverband.

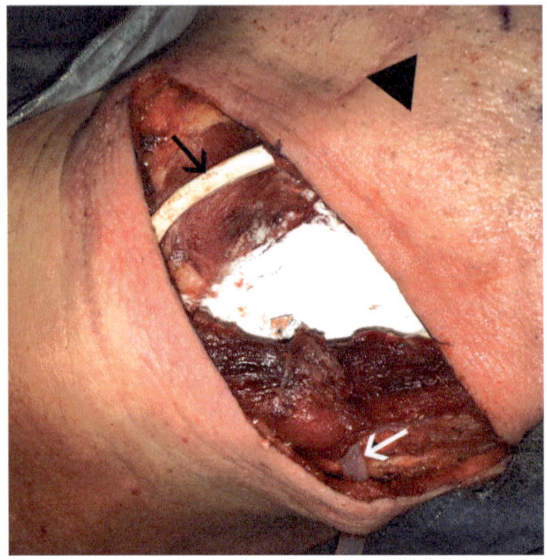

Abb. 4.88 Setzen einer Tabaksbeutelnaht mit Ethibond 2-0. Applikation von z. B. 3 g DryField © (= Maisstärke zur Blutstillung)

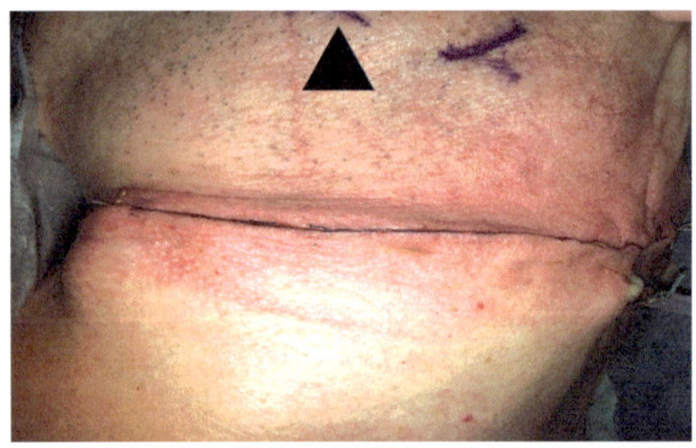

Abb. 4.89 2-schichtiger Wundverschluss mit Vicryl 3-0 als Subkutannaht und Vicryl 4-0 rapid als Intrakutannaht

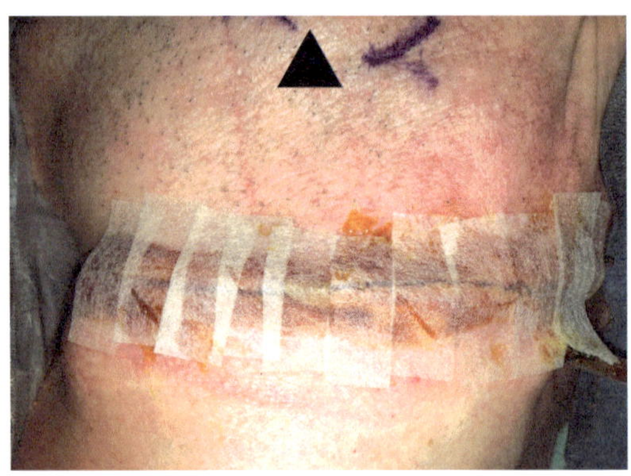

Abb. 4.90 Ein schmaler Streifen von Betaisodona-Gel wird genau über den Hautschnitt aufgetragen und darüber werden Steristrips geklebt

4.2.2 Neck-Dissection Regio II–IV

Die Neck-Dissection Level Regio II–IV ist die am häufigsten durchgeführte Neck-Dissection. Um hier eine effiziente Operation durchführen zu können, sollte man sich jeden einzelnen operativen Schritt genau einprägen. Auch hier gilt: Die Kenntnis der Anatomie verleiht Sicherheit, Sorgfalt und Schnelligkeit.

Nur in Vollnarkose möglich.

Nicht eine kleine OP-Fläche offen lassen, sondern großflächig waschen und abdecken.

- **Wichtig:** In allen Abbildungen markiert der Pfeilkopf die Position des Kopfes und zeigt zur Nasenspitze. Dies dient zur besseren Orientierung (◘ Abb. 4.91).
- **Wichtig:** Beim Abdecken ist wesentlich, dass der OP-Bereich großzügig offen gelassen wird, damit man bei der Neck-Dissection nicht behindert wird. Nach dem Abdecken sollte man immer das Ohrläppchen, die Mandibula und die Klavikula sehen (◘ Abb. 4.92, 4.93, 4.94).

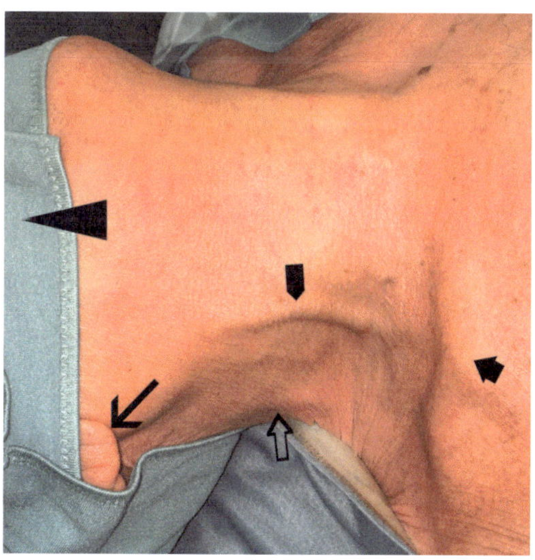

◘ **Abb. 4.91** Der Hals wird soweit wie möglich überstreckt, der Einsatz von Nackenrollen unterhalb der Schultern kann manchmal die Überstreckung und somit die Exposition erleichtern. Man erkennt sehr gut die V. jugularis externa (Blockpfeil), die Klavikula (Pfeilspitze), die M.-trapezius-Vorderkante (leerer Pfeil), und den Lobulus auriculae (Pfeil)

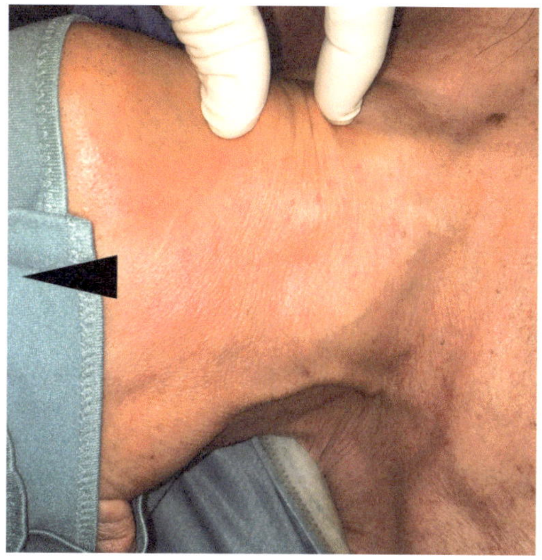

◘ **Abb. 4.92** Zuerst mit den Fingern die Haut falten

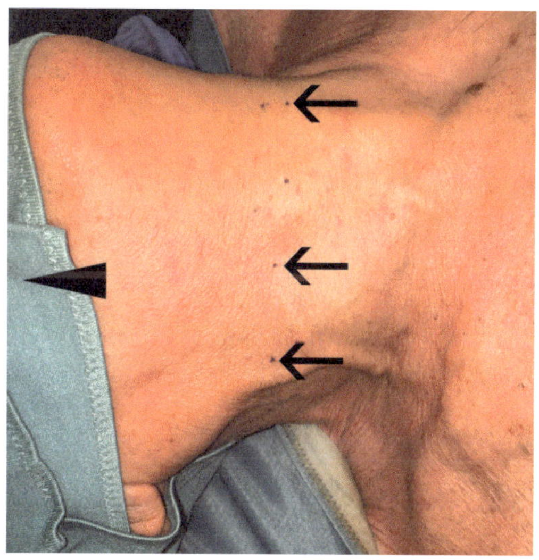

◘ **Abb. 4.93** Danach die Hautspannungslinien mit Punkten (Pfeile) markieren …

- **Wichtig:** Die Exposition ist entscheidend für drei Faktoren:
  1. Dauer der OP,
  2. Sorgfältigkeit der Operation und
  3. Beherrschbarkeit von Komplikationen, wie zum Beispiel von Blutungen oder zur Versorgung des Ductus lymphaticus bei Chylusaustritt.

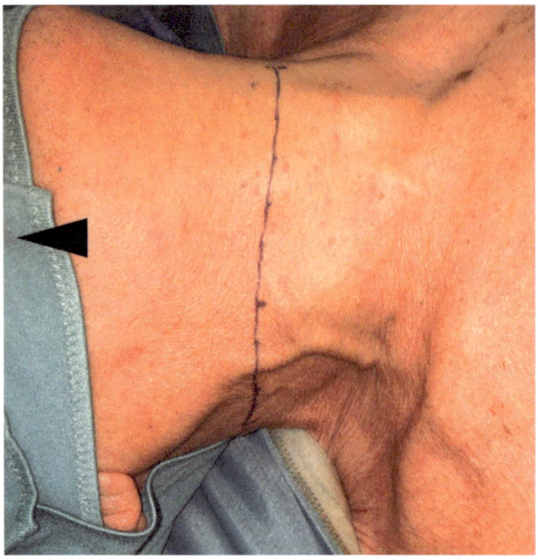

■ **Abb. 4.94** … und schließlich miteinander verbinden. Die Länge der Hautinzision reicht von zwei Querfingern hinter dem Mastoid/Hinterkante des M. sternocleidomastoideus bis zu zwei Querfingern über dem Larynx zur Gegenseite

Denn je kleiner der Hautschnitt, umso mehr muss man sich anstrengen, die Landmarken darzustellen, und umso größer ist die Gefahr einer Blutung. Das Blutstillen und die erschwerten Bedingungen, Landmarken darzustellen, führen einerseits zur Ermüdung, aber auch zu einer signifikanten Verlängerung der OP-Zeit. Es ist auch offensichtlich, dass dadurch die Sorgfältigkeit der Lymphknoten-Dissektion leidet (■ Abb. 4.95).

- **Wichtig:** Nur mit der Spitze des Schwertes der monopolaren Kaustik wird die Haut berührt. Die Spitze darf niemals in die Haut versenkt werden, da man dadurch die Kontrolle verliert und unkontrollierte Blutungen in der Tiefe setzen kann. Am Anfang sollte man schrittweise vorgehen: Zuerst erfolgen der alleinige Hautschnitt und die Darstellung des subkutanen Gewebes und danach die Darstellung und Durchtrennung des Platysmas! (■ Abb. 4.96, 4.97, 4.98)

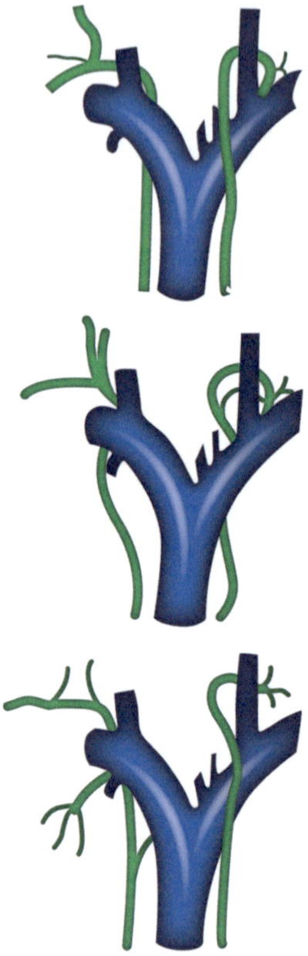

■ **Abb. 4.95** Es sind die großen Lymphgefäße des Halses dargestellt. Auf der linken Halsseite erkennt man die unterschiedlichen Verläufe des Ductus thoracicus, wie er in den Venenwinkel einmündet. Eine unerkannte Verletzung während der Hals-Dissektion auf der linken Seite führt zu einer Lymphfistel, die den Heilungsverlauf beträchtlich verlängern oder auch zu einer Reoperation führen kann. Im Zweifelsfall empfiehlt es sich, den Ductus thoracicus mit kleinen Hemoclips oder Ligaturen zu ligieren. Leider bieten diverse Versiegelungsmethoden bei den dünnwandigen Lymphgefäßen nicht ausreichend Sicherheit. Der Ductus lymphaticus dexter ist wesentlich zarter, fein verzweigt und oft auch trotz mikrochirurgischer Sicht nicht wahrnehmbar. Eine Chylusfistel der rechten Seite ist aufgrund der Größe der Lymphgefäße sehr selten

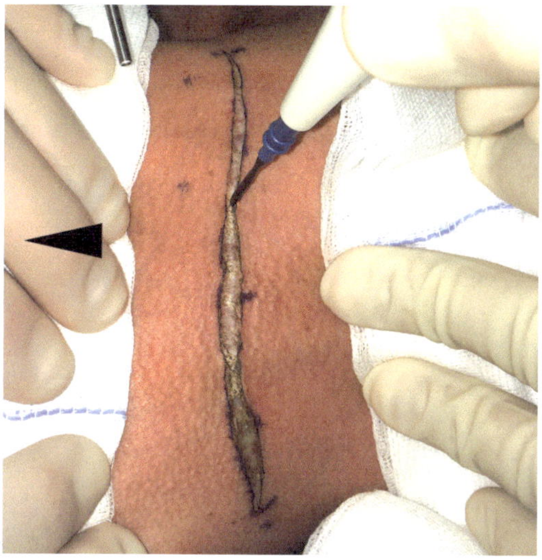

Abb. 4.96 Mit gelegten Tupfern unter den Fingern wird mit Spannung (durch den Assistenten) und Gegenspannung (durch den Operateur) die Haut aufgespannt und der Hautschnitt auf der Hautspannungslinie mit der monopolaren Kaustik durchgeführt. Zuerst mit der ‚Cut' (=gelber Knopf) Funktion

- **Wichtig:** Durch das Zurückziehen des Hautlappens kann man leichter unterhalb des Platymas mit der monopolaren Kaustik ansetzen und diesen somit leichter abheben! (Abb. 4.99, 4.100)
- **Wichtig:** Die kraniale Präparation geht immer bis an die Unterkante der Mandibula. Hier müssen die Assistenten streng auf mögliche Kontraktionen des M. orbicularis oris achten, um eine mögliche Schädigung des R. marginalis n. facialis zu verhindern. Die Darstellung des R. marginalis n. facialis ist im ▸ Abschn. 4.2.1 *Neck-Dissection I* detailliert dargestellt.
- **Wichtig:** Der N. auricularis magnus führt kaudal zum Erb'schen Punkt und dient als Landmarke für den Austritt des N. accessorius aus dem M. sternocleidomastoideus. Genauer gesagt liegt der N. auricularis magnus, gemessen an der Hinterkante des Muskels, 1,5 cm oberhalb des N. accesorius Austrittpunktes! (Abb. 4.101)

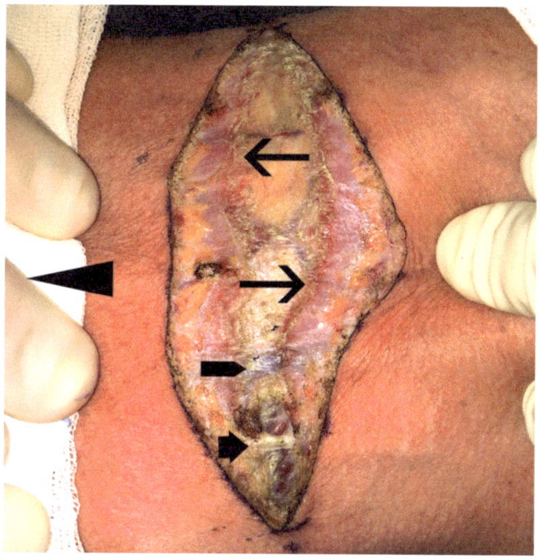

Abb. 4.97 Sobald man die Haut mit der Cut durchtrennt hat, nimmt man die „Koagulations"-Funktion (= blauer Knopf) und durchtrennt das Platysma (Pfeile). Auf dieser Abbildung erkennt man die subkutane Fettschicht zwischen Haut und Platysma sehr gut, aber auch die V. jugularis externa (Blockpfeil) und den N. auricularis magnus (Pfeilspitze). Blickt man nach kaudal in Verlängerung der Vene und des Nerven, erkennt man diese Strukturen auch unterhalb der Haut!

- **Wichtig:** Auch hier ist es wichtig, die V. jugularis externa in ihrem gesamten Verlauf zu erhalten, falls sie für eine mögliche mikrovaskuläre Anastomose als Anschlussgefäß verwendet werden muss (Abb. 4.102, 4.103).
- **Wichtig:** Wenn man den Hautlappen annäht, immer das Platysma mit hineinnehmen, damit dieser nicht ausreißt! Zusätzlich einen gelegten Tupfer unterhalb der Ethibond-Fäden legen, um keine Druckstellen zu erzeugen (Abb. 4.104).

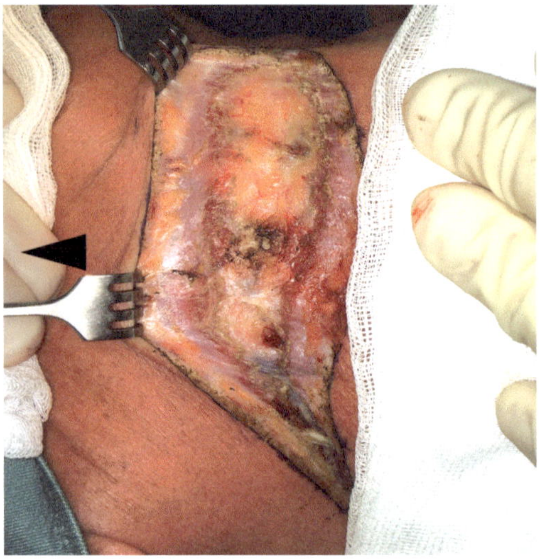

Abb. 4.98 Retrahieren der Hautlappen mit scharfen 2- oder 3-Zinker-Hakens

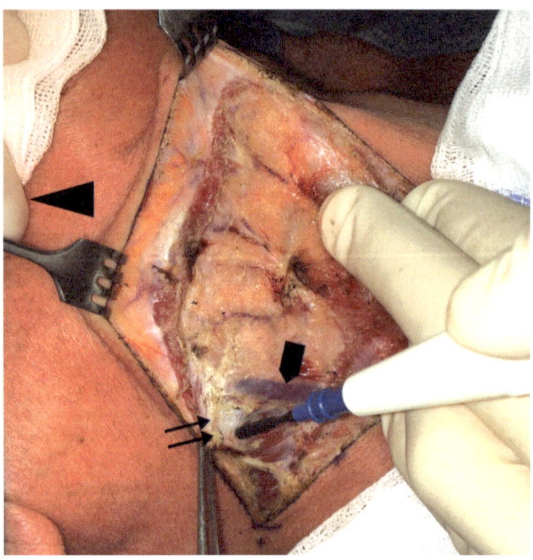

Abb. 4.99 Mit der monopolaren Kaustik wird immer unter Retraktion streng am Platysma der Hautplatysmalappen abgehoben. Dies erkennt man hier in dieser Abbildung besonders gut, da sich die einzelnen weißen Bindegewebsstränge (Doppelpfeile) abheben und spannen. Darstellen und Schonung der V. jugularis externa (Blockpfeil)

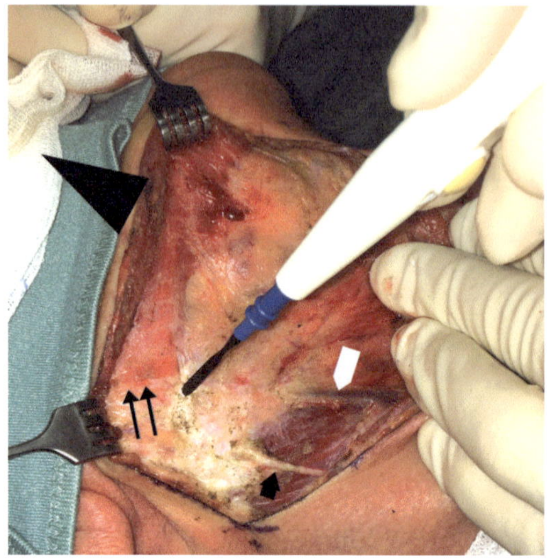

Abb. 4.100 Darstellen des N. auricularis magnus (Pfeilspitze) und der V. jugularis externa (weißer Blockpfeil). Hier erkennt man auch sehr gut das laterale Ende des Platysmas (Doppelpfeile)

Dabei ist immer wieder darauf zu achten, dass man nur mit der Spitze der monopolaren Kaustik das Gewebe berührt! Dadurch ist eine kontrollierte Dissektion gewährleistet! Würde man mit der Spitze in den Muskel eindringen, ohne dabei die Spitze zu sehen, würde man darunter liegendes Gewebe unkontrolliert zerstören.

- **Wichtig:** Man erkennt auf diesem Bild sehr gut, wie an der Spitze der monopolaren Kaustik der grell-weiße „Funken" auf das Gewebe auftritt. Diese Position entspricht der optimalen Schnitttechnik (Abb. 4.105).
- **Wichtig:** Der N. accessorius verläuft immer 1,5 cm unterhalb der Sehne des M. sternocleiodmatoideus, und wenn man den Muskel in drei Drittel teilt, befindet sich der Nerv im kranialen Drittel (Abb. 4.106, 4.107, 4.108).
- **Wichtig:** Oft hilft es anfangs, wenn man versucht, den N. accessorius zu palpieren. In den meisten Fällen ist er, bevor man ihn überhaupt erkennen kann, sehr gut tastbar! (Abb. 4.109, 4.110, 4.111, 4.112, 4.113, 4.114, 4.115)

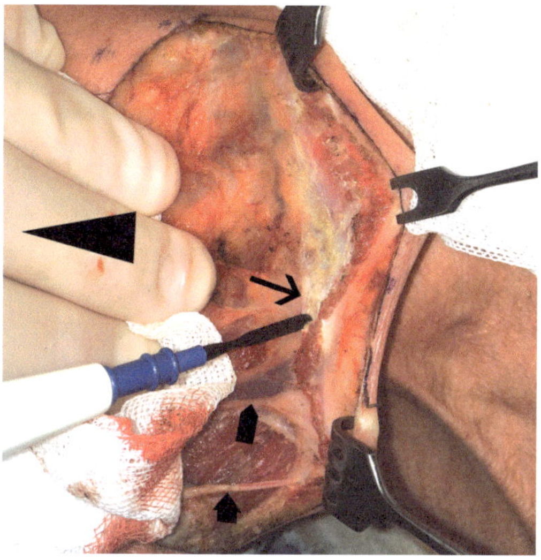

Abb. 4.101 Danach wird der kaudale Hautlappen, bis palpatorisch die Klavikula dargestellt werden kann, entlang des Platysmas (*) abgehoben. Man erkennt auch hier sehr gut, wie sich die weißen bindegewebigen Stränge (Pfeil) aufspannen lassen. V. jugularis externa (Blockpfeil) und N. auricularis magnus (Pfeilspitze)

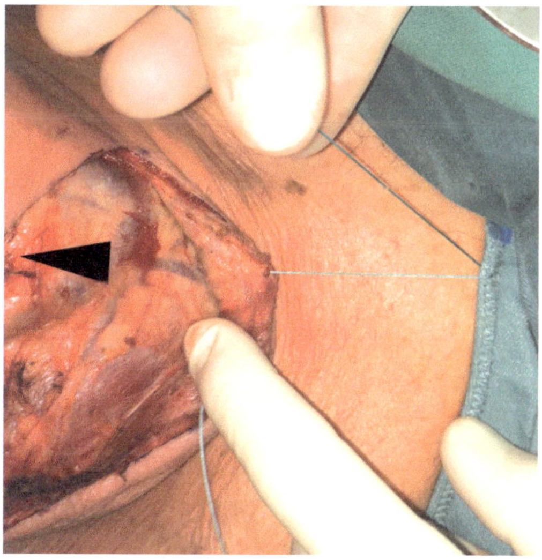

Abb. 4.102 Mit Hilfe eines scharfen 2-oder 3-Zinker-Hakens werden die Hautlappen zur Seite gezogen …

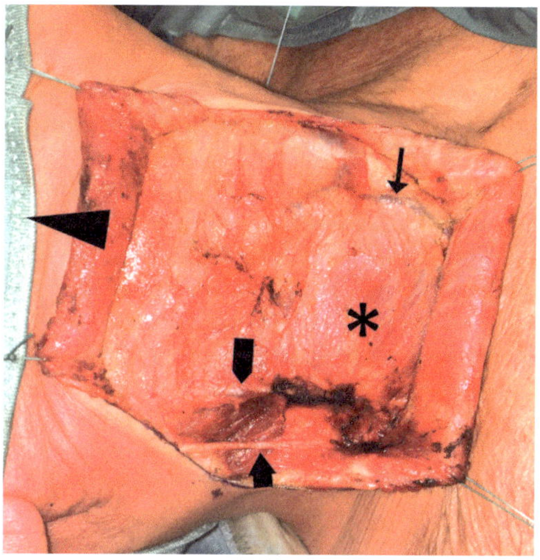

Abb. 4.103 … und mit zwei Ethibond-2-0-Fäden an der Abdeckung angenäht. Man erkennt hier den M. sternocleidomastoideus (*), den N. auricularis magnus (Pfeilspitze), die V. jugularis externa (Blockpfeil) und die V. jugularis anterior (Pfeil)

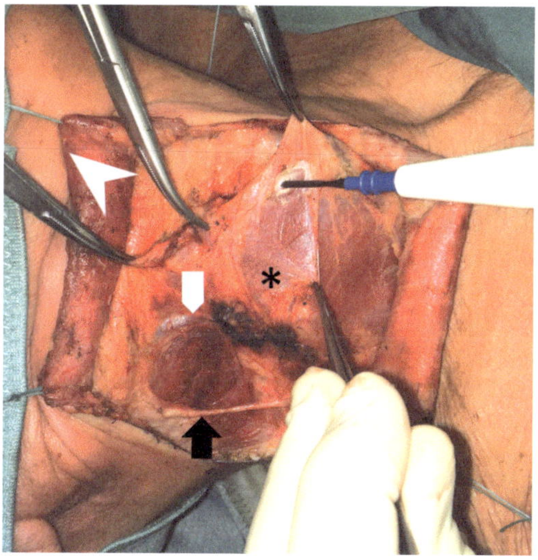

Abb. 4.104 Die Faszie, die auf dem M. sternocleidomastoideus (*) liegt, wird mit Fuchsig-Klemmen gefasst und nach oben gezogen. Wie bei der Anlage des Hautplatysmalappens werden die einzelnen weißen bindegewebigen Stränge gestrafft und dann sorgfältig mit der monopolaren Kaustik blutleer durchtrennt

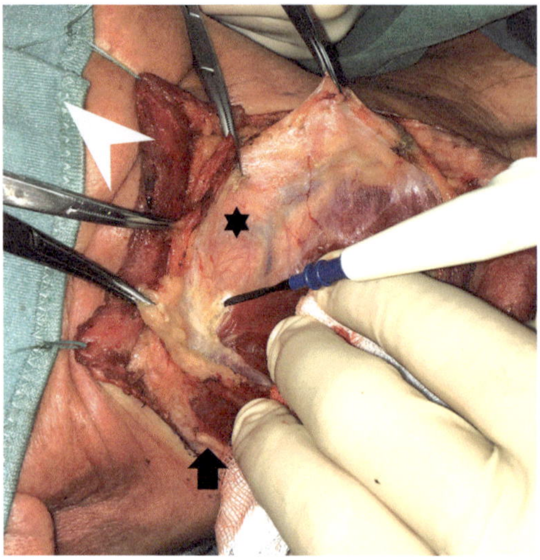

Abb. 4.105 Wieder wird, unter Zug, mit der monopolaren Kaustik die Faszie abgetragen und die Vorderkante des M. sternocleidomastoideus (*) Richtung Mastoid dargestellt

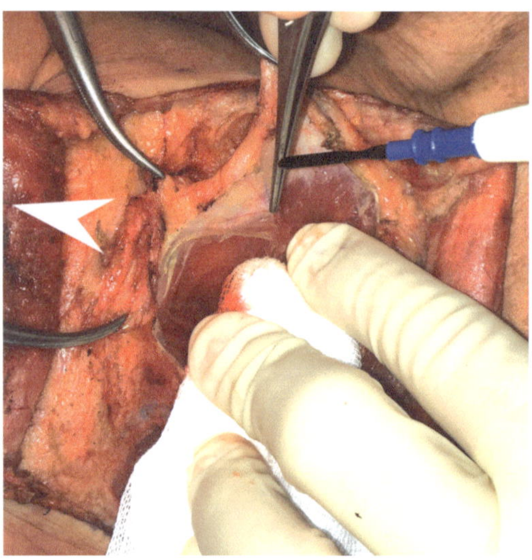

Abb. 4.106 Die einzelnen Gefäßperforatoren werden sorgfältig mit der anatomischen Pinzette gefasst und mit der bipolaren Kaustik verödet oder mit einem Mini-Gefäßclip geclippt

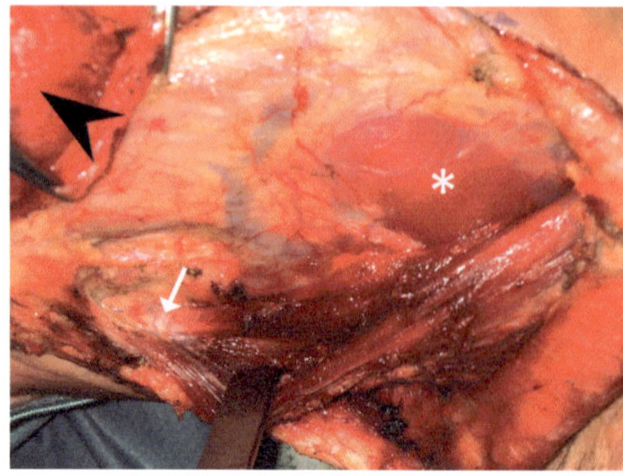

Abb. 4.107 Eingehen in die Tiefe und Darstellen der Sehne (Pfeil) des M. sternocleidomastoideus. Darstellen des M. omohyoideus (*)

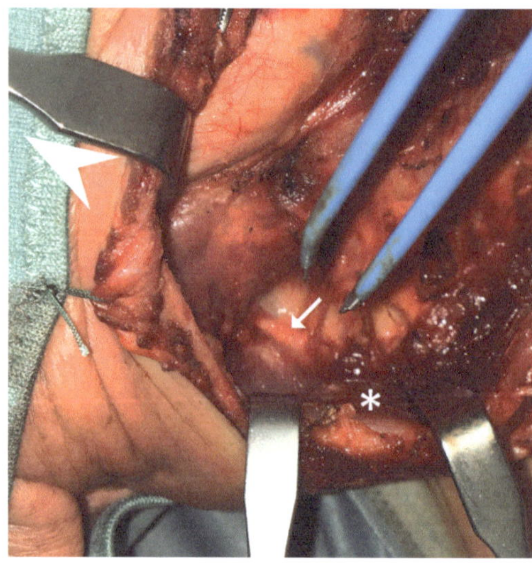

Abb. 4.108 Weitere Präparation in die Tiefe. Der M. sternocleidomastoideus (*) wird mit einem Langenbeck-Haken nach lateral gezogen und der N. accessorius (Pfeil) in der Tiefe aufgesucht. Mit der bipolaren Kaustik wird das umliegende Gewebe vorsichtig durchtrennt, ohne dabei den Nerven zu berühren!

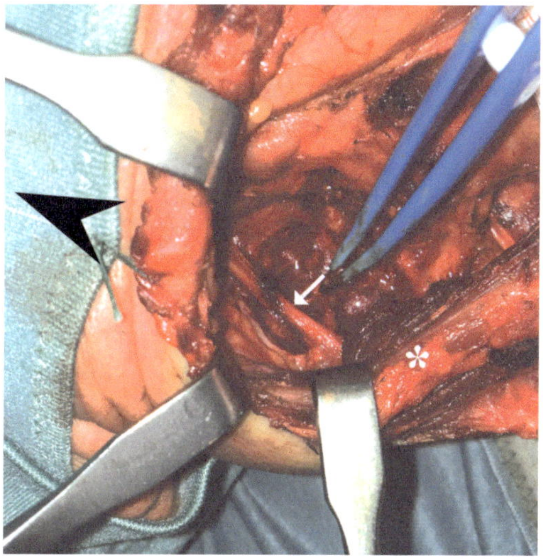

■ **Abb. 4.109** Das Bindegewebe, welches den N. accessorius (Pfeil) bedeckt, wird vorsichtig mit der anatomischen Pinzette gefasst, mit der Moskito-Klemme abpräpariert und mit der bipolaren Pinzette durchtrennt

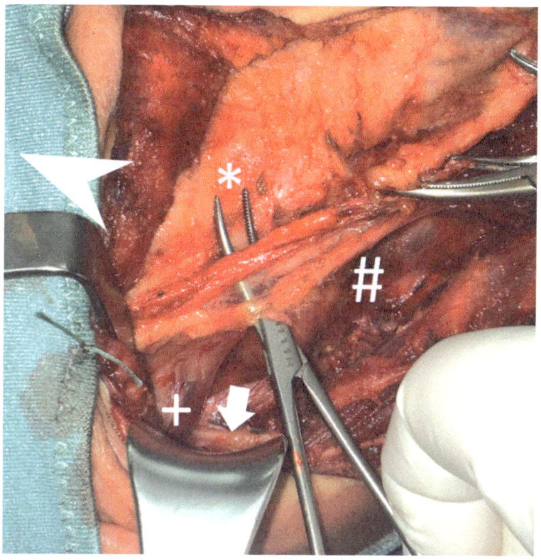

■ **Abb. 4.111** Entlang des M. digastricus (+), und streng unterhalb der Gld.-submandibularis-Unterkante (*) wird das Bindegewebe durchtrennt. Somit wird die Obergrenze der Neck-Dissection festgelegt

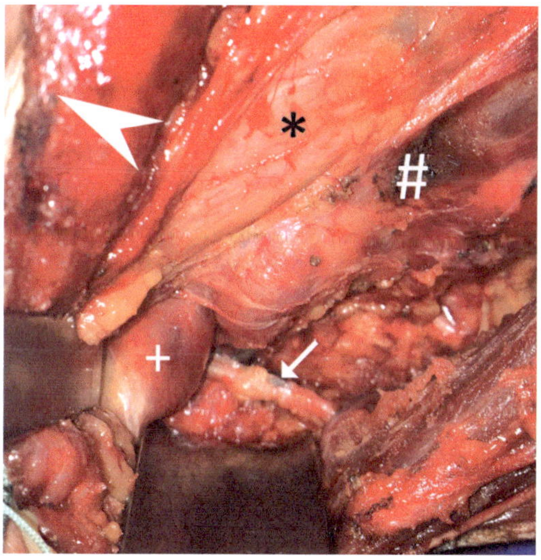

■ **Abb. 4.110** Beginn mit der Neck-Dissection Regio 2a: Darstellen des Hinterbauches des M. digastricus (+). Man erkennt die Gld. submandibularis (*), die Gefäßscheide (#) und den N. accessorius (Pfeil)

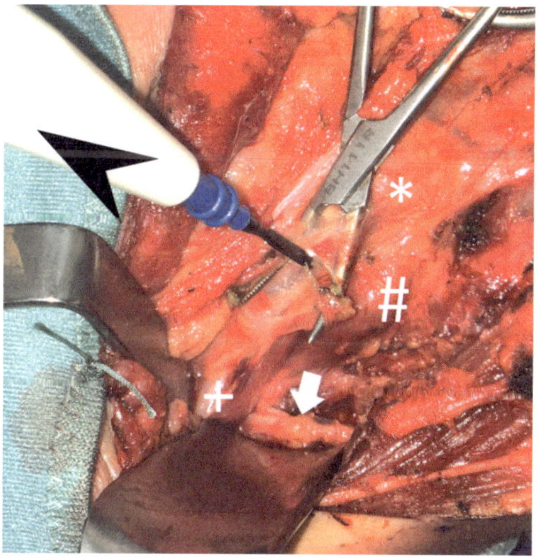

■ **Abb. 4.112** Erneut erkennt man sehr gut den Funken der monopolaren Kaustik. N. accessorius (Pfeil) und die Gefäßscheide (#)

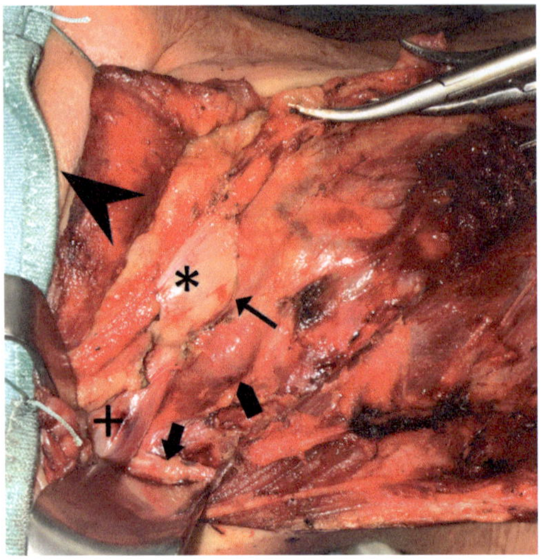

Abb. 4.113 Das gesamte Neck-Dissection-Präparat wird mit Fuchsig-Klemmen gefasst und nach kaudal gezogen. Jetzt erkennt man sehr gut die Unterkante (kleiner Pfeil) der Gld. submandibularis (*), den Gefäßstrang mit der V. jugularis interna und Carotis communis (Blockpfeil) und den N. accessorius (dicker Pfeil)

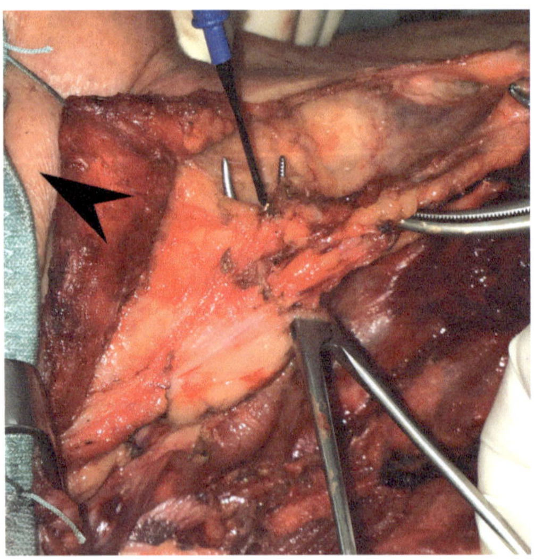

Abb. 4.114 Entlang der Unterkante der Gld. submandibularis wird mit der Moskito-Klemme das Bindegewebe unterminiert und mit der monopolaren Kaustik durchtrennt

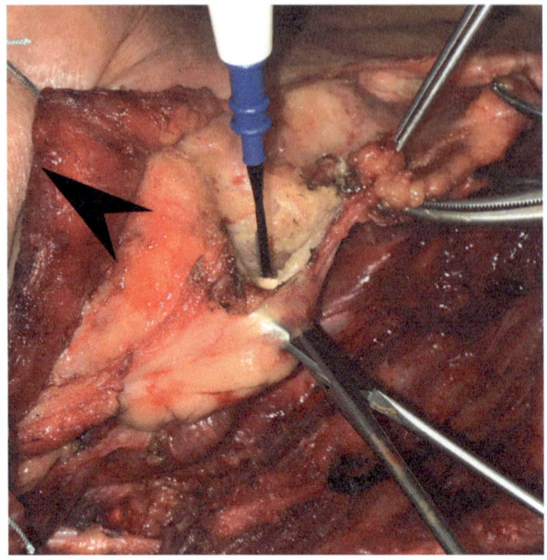

Abb. 4.115 Auch hier erkennt man sehr gut, wie alleinig mit der Spitze der Kaustik das Bindegewebe durchtrennt wird!

- **Wichtig:** Das Bindegewebe wird immer unter Zug durchtrennt! (Abb. 4.116, 4.117, 4.118, 4.119, 4.120)
- **Wichtig:** Die kraniale Begrenzung der Dissektion Level 2b ist das Mastoid, ein Teil des Schläfenbeins. Kaudal und in der Tiefe verläuft die A. occipitalis, ein Ast der A. carotis externa. Durch die weitere Tiefenpräparation findet man neben der A. occipitalis die Mm. levator scapulae und splenius capitis.

Der M. levator scapulae entspringt an den Querfortsätzen der 1. und 2. HWK und setzt am Angulus scapulae und Margo medialis der Scapula an, um diese zu heben und nach medial zu drehen. Dies ist besonders wichtig, wenn der angehobene Arm wieder rückgeführt wird. Innerviert wird der M. levator scapulae vom N. dorsalis scapulae, welcher von Plexus brachialis entstammt.

Der M. splenius capitis entspringt an den Processus spinosi der HWK 3.–7., an den 1.–3 BWK und am Ligamentum nuchae und setzt

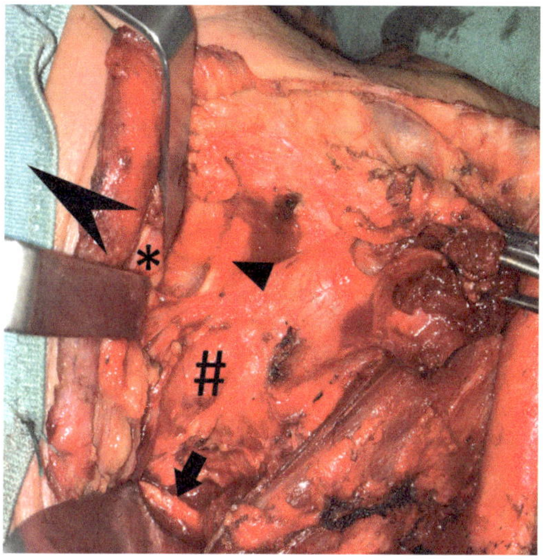

Abb. 4.116 Nachdem das Bindegewebe von der Gld. submandibularis gelöst werden konnte, zeigt sich nun die Sehne des Venter anterior M. digastricus (Dreieckspfeil). Die Gld. submandibularis hingegen wird mit dem Langenbeck-Haken gegen die Mandibula gedrückt (*). Zur Orientierung der Gefäßstrang (#) und der N. accessorius (Pfeil)

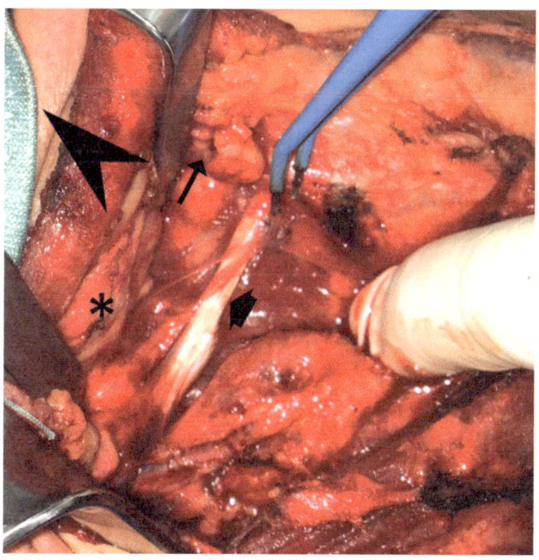

Abb. 4.117 Mit der bipolaren Kaustik wird Bindegewebe von der Sehne (Pfeilkopf) gelöst und die laterale Kante (Pfeile) des M. mylohyoideus dargestellt. Gld. Submandibularis (*)

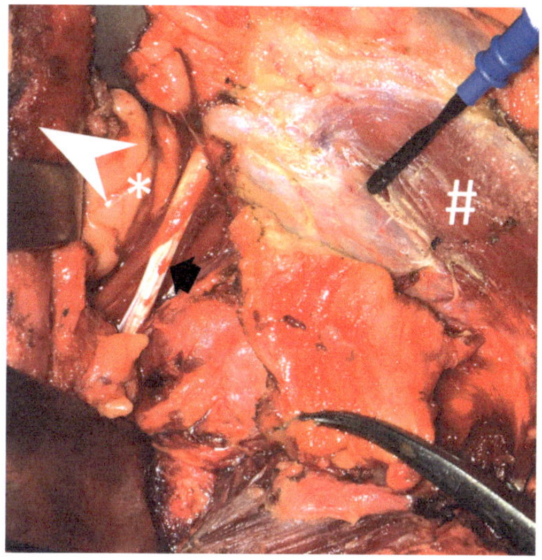

Abb. 4.118 Entlang der lateralen Kante des M. omohyoideus (#) wird mit der monopolaren Kaustik das Neck-Dissection-Präparat durchtrennt …

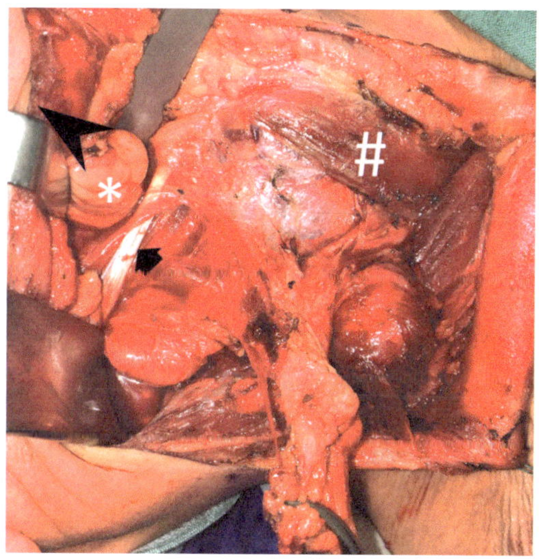

Abb. 4.119 … und nach kaudal gezogen. Gld. submandibularis (*) und Sehne des Venter anterior M. digastricus (Dicker Pfeil)

4

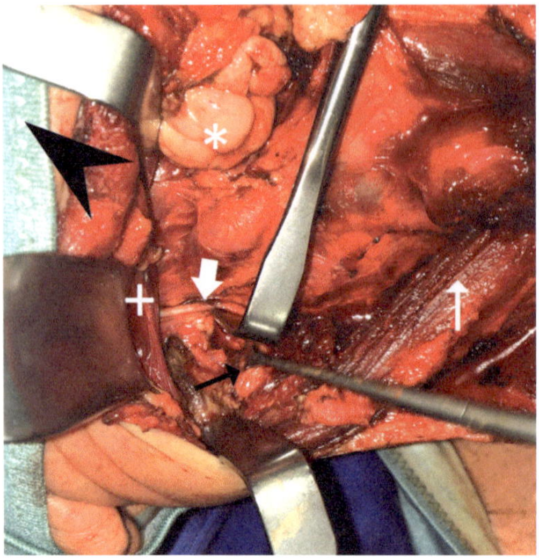

Abb. 4.120 Übergang zur Neck-Dissection 2b: Unter Sicht wird der N. accessorius (Pfeilspitze) vorsichtig mit einem Langenbeck-Haken nach medial gezogen und das Bindegewebe (dünner Pfeil) lateral vom Nerven (Pfeilspitze), kaudal des Hinterbauches des M. digastricus (+) und medial des M. sternocleidomastoideus (dünner Pfeil) mit der Ellis-Klemme gefasst

am Processus mastoideus, sowie an der Linea nuchae superior an, um den Kopf bei Kontraktion zur gleichen Seite zu neigen. Die Innervation stammt von den R. posteriores von C2–Th3. Die Blutversorgung erfolgt über die A. occipitalis. Die A. occipitalis entspringt gegenüber der A. facialis, an der dorsalen Seite der A. carotis externa, zieht vertikal nach kranial unterhalb der A. carotis interna, umschlingt den N. hypoglossus lateral und liegt dabei unterhalb von V. jugularis interna, N. vagus und N. accessorius. Die Arterie zieht nach lateral zum Mastoid, und wird vom M. sternocleidomastoideus sowie M. splenius capitis bedeckt, um schließlich nach kranial Richtung Occiput sich zu schlängen, um mit der A. auricularis posterior und A. temporalis superficialis zu anastomosieren. Oberhalb des M. digastricus entspringt der letzte Ast der A. carotis externa, die A. auricularis posterior. Die Arterie zieht entlang des Processus styloideus nach kranial und versorgt die Ohrmuschel, das Trommelfell und die Umgebung der Gld. parotis. Die A. maxillaris ist einer der beiden Endäste der A. carotis externa und entspringt in der Fossa retromandibularis. Der zweite Endast ist die A. temporalis superficialis und entspringt in der Parotisloge. Die A. pharyngea ascendens, der kleinste Ast der A. carotis externa zieht vertikal in den Pharynx hinein (Abb. 4.121, 4.122, 4.123, 4.124, 4.125).

Diese werden nicht durchtrennt und dienen als Landmarke zur Tiefe hin.

- **Wichtig:** Immer an den aus dem M. sternocleidomastoideus austretenden N. accessorius denken! Der Austrittspunkt des N. accessorius befindet sich im mittleren Drittel des M. sternocleidomastoideus, 1,5 cm kaudal von der Kreuzung von N. auricularis magnus mit der Hinterkante des M. sternocleidomastoideus. Man sollte sehr vorsichtig, im Verlauf des Nerven, das Bindegewebe in der Tiefe präparieren und alle Nervenäste darstellen. Zum sicheren Beweis des N. accessorius kann eine Einmalstimulette verwendet werden.
- **Wichtig:** Es hilft sehr, wenn man mit einigen Ellis-, oder Fuchsig-Klemmen das Fettgewebspürzel fasst und es zur Gegen-

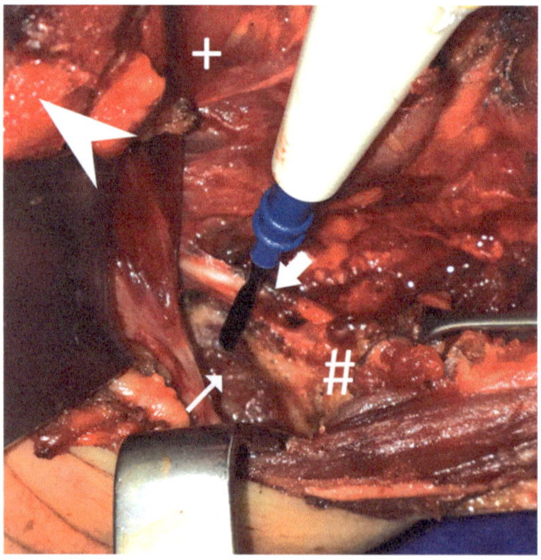

Abb. 4.121 Unter Sicht des N. accessorius (Pfeilspitze) wird mit der monopolaren oder bipolaren Kaustik zuerst lateral des M. digastricus (+) das Bindegewebe (#) inzidiert und in die Tiefe präpariert. Der tiefste Punkt der Dissektion bildet die Muskelschicht vom M. splenius capitis und M. levator scapulae (kleiner Pfeil). Das Bindegewebe wird dann vertikal entlang des M. sternocleidomastoideus bis zum Eintrittspunkt des N. accessorius und am Mastoid eröffnet. Schließlich wird das Bindegewebe nach lateral, Richtung N. accessorius, geschlagen

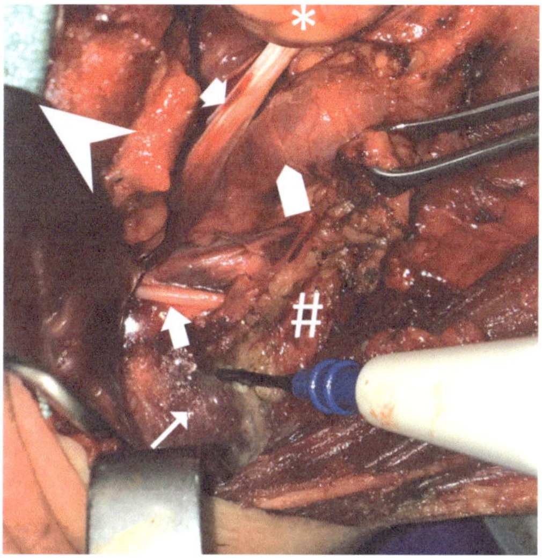

Abb. 4.122 Die Präparation geht so weit, bis das Bindegewebe (#) nur noch einen dünnen Stiel im Bereich des N. accessorius (Pfeilspitze) aufweist. Man erkennt sehr gut die Sehne des Venter posterior M. digastricus (dicker Pfeil), die Mm. splenius capitis und levator scapulae (kleiner Pfeil) sowie die Gld. submandibularis (*) und die Vena jugularis interna (Blockpfeil)

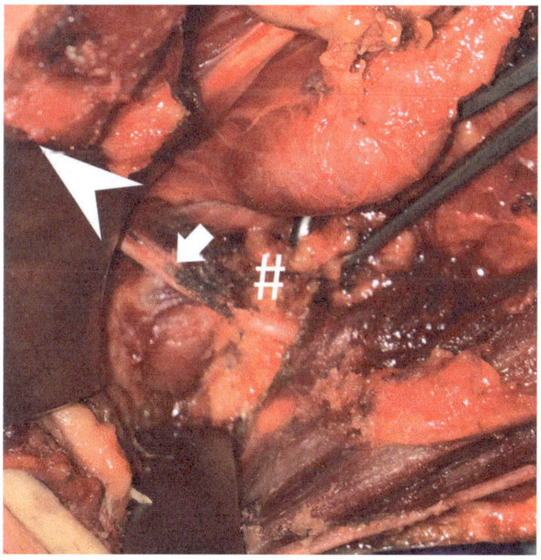

Abb. 4.123 Mit einer Moskito-Klemme wird der N. accessorius (Pfeilspitze) unterminiert und so vom Bindegewebe (#) befreit. Somit gelingt es, das gesamte Neck-Dissection-Präparat unterhalb des Nerven zu schieben

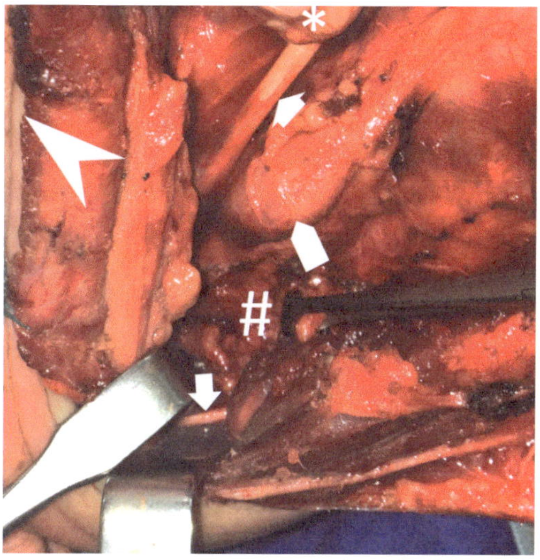

Abb. 4.124 Übergang zu Regio III und IV: Zuerst wird der N. accessorius (Pfeilspitze) sehr vorsichtig mit dem Langenbeck-Haken nach lateral und das Neck-Dissection-Präparat (#) nach medial gezogen. Zur Orientierung erkennt man wieder sehr gut die Sehne des Venter posterior M. digastricus (dicker Pfeil) sowie die Gld. submandibularis (*) und die Vena jugularis interna (Blockpfeil)

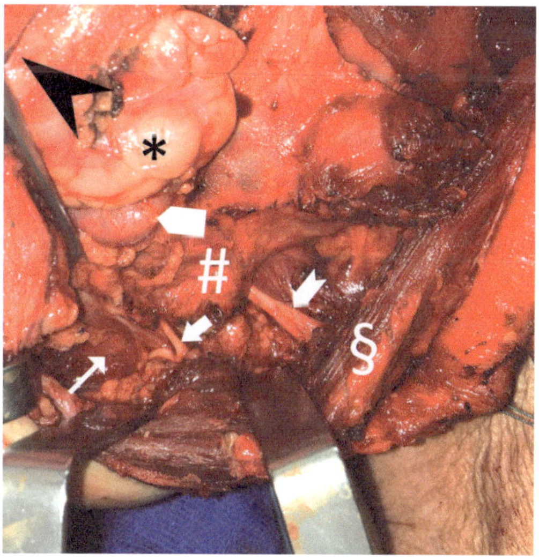

Abb. 4.125 Danach präpariert man mit der Moskito-Klemme vorsichtig, von lateral nach medial, in die Tiefe und stellt die einzelnen Äste des Plexus cervicalis (Fahnenpfeil) dar. Das Neck-Dissection-Präparat (#) liegt medial auf der Gefäßscheide. Die Gld. submandibularis (*), die Vena jugularis interna (Blockpfeil), der N. accessorius (Pfeilspitze), der M. sternocleidomastoideus (§) und die Mm. splenius capitis und levator scapulae (kleiner Pfeil) sind erkennbar

4

seite, also medial, zieht. Somit spannen sich die einzelnen Bindegewebsstränge auf und die Präparation wird sofort übersichtlicher! (◘ Abb. 4.126, 4.127)

- **Wichtig:** Versuche immer, das Präparat gleichmäßig in einer Ebene zu präparieren und nicht an einer oder zwei Stellen „Höhlen" zu graben. Dadurch verliert man sehr schnell die Übersicht und Spannung, die für eine Präparation notwendig ist.
- **Wichtig:** Man sollte immer Richtung V. jugularis interna und der Gefäßscheide von lateral nach medial präparieren. Oft tendiert man am Anfang dazu, zu tief und zu lateral zu präparieren! Immer die Gefäßscheide mit der pulsierenden Carotis communis palpieren, um somit die richtige Richtung beim Dissezieren zu bewahren! (◘ Abb. 4.128)
- **Wichtig:** Man erkennt auf dieser Abbildung, wie durch die Präparation die V. jugularis interna einen „bananenförmigen" Verlauf (Blockpfeil – kaudal) annimmt. Daher ist es bei der Neck-Dissection wichtig, während der Präparation immer wieder inne zu halten, um die Lage und Verlauf aller Strukturen zu überprüfen, um ja nicht den Überblick zu verlieren!

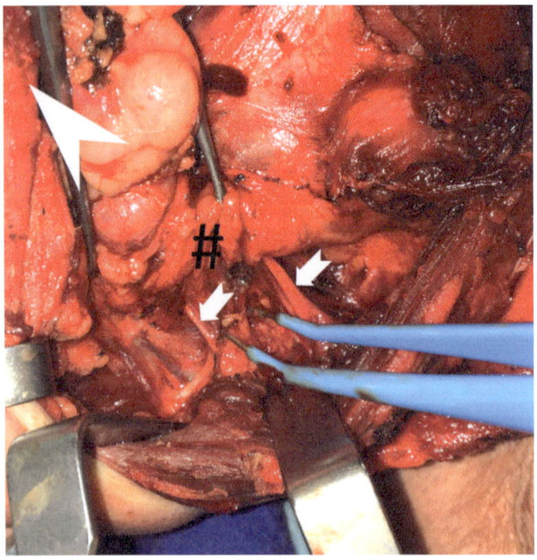

◘ Abb. 4.126 Erneut unter Zug wird das Neck-Dissection-Präparat (#) nach medial über die Gefäßscheide gezogen und die einzelnen Bindegewebsstränge mit der bipolaren Kaustik durchtrennt. Dabei werden die Äste des Plexus cervicalis (Fahnenpfeile) allesamt geschont

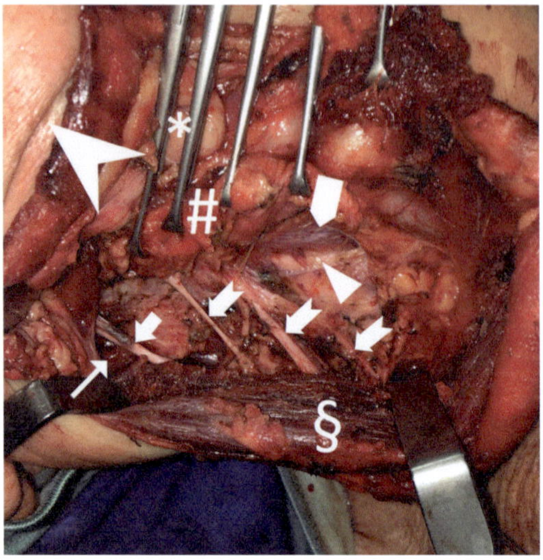

◘ Abb. 4.127 Nach geduldiger Präparation kann man nahezu alle Plexus-cervicalis-Äste (Fahnenpfeile) darstellen. Das Neck-Dissection-Präparat (#) liegt medial auf der Gefäßscheide, mit der Vena jugularis interna (Blockpfeil), und darunter erkennt man die Carotis communis (Dreieck). Die Gld. submandibularis (*), der N. accessorius (Pfeilspitze), der M. sternocleidomastoideus (§) und die Mm. splenius capitis und levator scapulae (kleiner Pfeil) sind sehr gut sichtbar

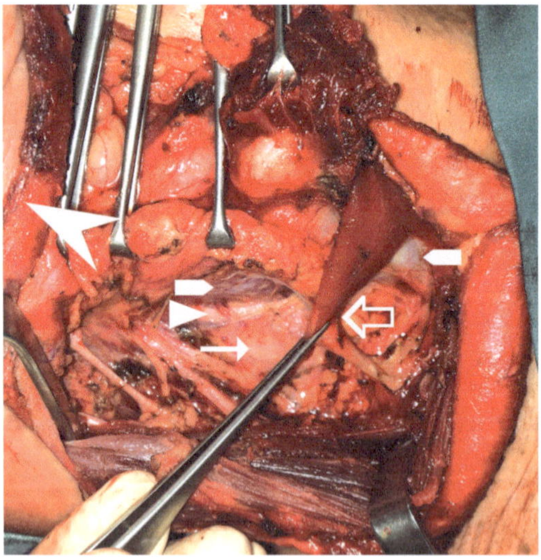

◘ Abb. 4.128 Kaudal wird der M. omohyoideus (Hohlpfeil) dargestellt, nach oben gezogen und unterminiert. Ebenfalls Darstellung des N. phrenicus (kleiner Pfeil), Vena jugularis interna (Blockpfeil) und der Carotis communis (Dreieck)

- **Wichtig:** Der M. omohyoideus muss nicht, wenn er nicht tumorinfiltriert ist, durchtrennt und entfernt werden! (◘ Abb. 4.128)
- **Wichtig:** Der N. thoracicus longus liegt etwas lateral des Plexus brachialis und durchsetzt den M. scalenus medius. Die motorischen Fasern innervieren die Mm. scaleni, den M. levator scapulae und gemeinsam mit N. accessorius (Fasern aus C3 und C4) den M. sternocleidomastoideus und M. trapezius (◘ Abb. 4.129).
- **Wichtig:** Die weiße Linie wird durch feine Bindegewebsstränge gebildet, die sich durch den Zug von der Carotis abheben (◘ Abb. 4.130, 4.131, 4.132, 4.133, 4.134).
- **Wichtig:** Wenn man sich streng am M. digastricus hält, kann man keine wichtigen Organe durchtrennen, da dieser Muskel alle wichtigen Strukturen am Hals, wie die Carotis communis, V. jugularis interna, Nn. vagus, hypoglossus und lingualis, abdeckt und somit vor Verletzungen schützt (◘ Abb. 4.135, 4.136, 4.137, 4.138, 4.139, 4.140, 4.141, 4.142).

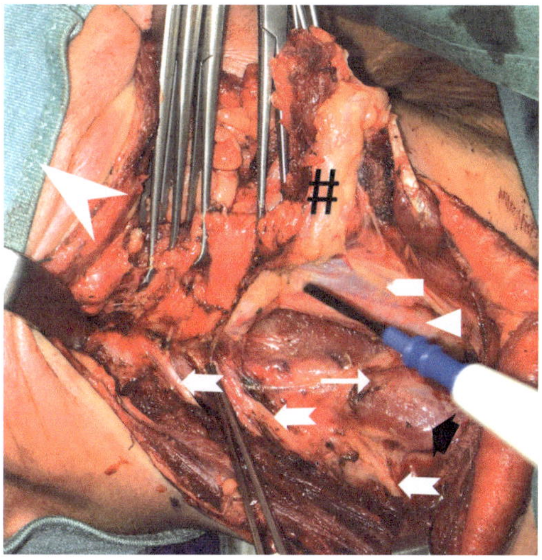

◘ Abb. 4.129 Das Neck-Dissection-Präparat (#) wird nun vorsichtig, streng an der Gefäßscheide, unter ständigem Zug nach kranial, von der Carotis communis (Dreieck) und V. jugularis interna (Blockpfeil) mit der monopolaren Kaustik abgetragen. In der Tiefe erkennt man den Scalenus-Buckel, gebildet durch die Mm. scaleni anteriores (schwarzer Blockpfeil), und dazwischen weißlich angedeutet den N. phrenicus (kleiner Pfeil). Lateral sieht man sehr gut die einzelnen Äste des Plexus cervicalis (Fahnenpfeile)

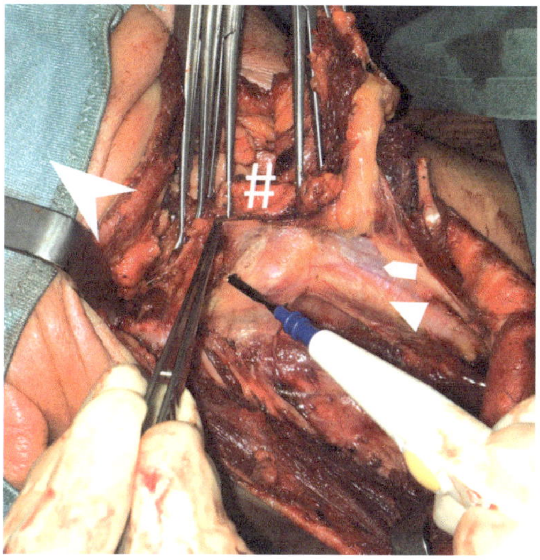

◘ Abb. 4.130 Die Präparation, unter ständigem Zug des gesamten Neck-Dissection-Präparates (#), erfolgt sehr vorsichtig mit der monopolaren Kaustik. Dabei disseziert man, immer unter Zug, knapp oberhalb der Carotis communis (Dreieck) an der weißen Linie. V. jugularis interna (Blockpfeil)

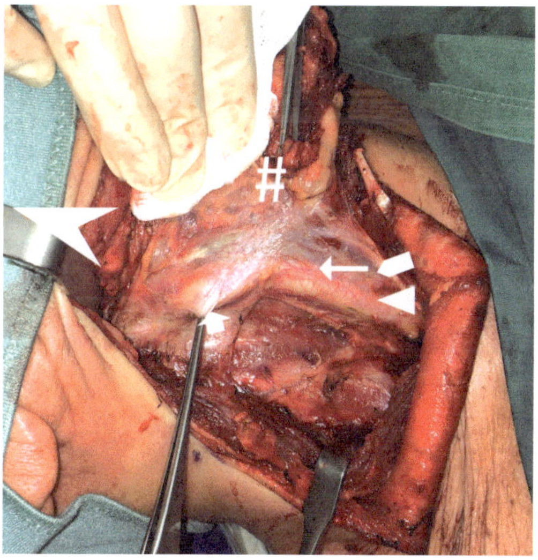

◘ Abb. 4.131 Nun sind neben der Carotis communis und V. jugularis interna der N. vagus (kleiner Pfeil) sowie der Bulbus Carotis (kleiner dicker Pfeil) dargestellt

Inspektion der Resektion, ob eine Blutungsquelle gesichtet werden kann

Spülung des OP-Gebietes mit Aqua bidestillata, ein Valsalva auf 25 mmHg kann bei der Suche nach Blutungen behilflich sein.

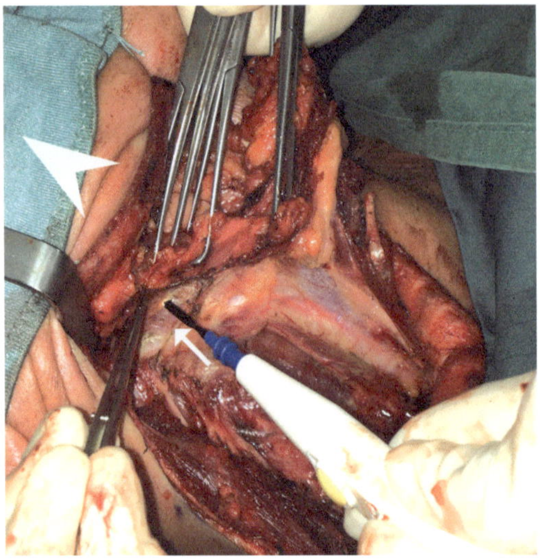

Abb. 4.132 Weitere Dissektion nach kranial und Darstellung der Unterkante (kleiner Pfeil) des M. digastricus

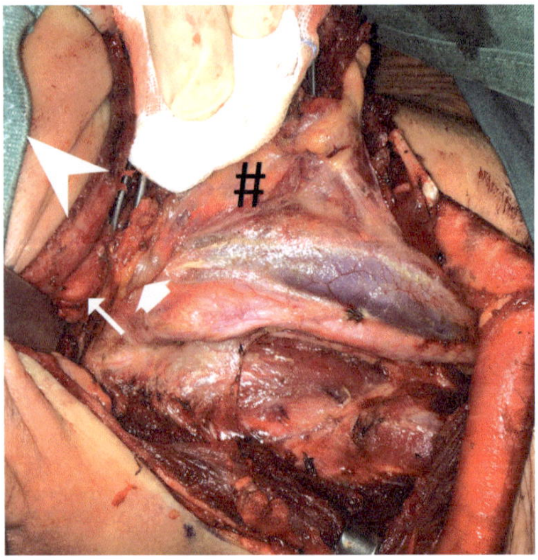

Abb. 4.133 Die Unterkante des M. digastricus ist freipräpariert (kleiner Pfeil), und nun wird das Präparat (#) von medial (dicker Pfeilkopf) nach lateral gezogen

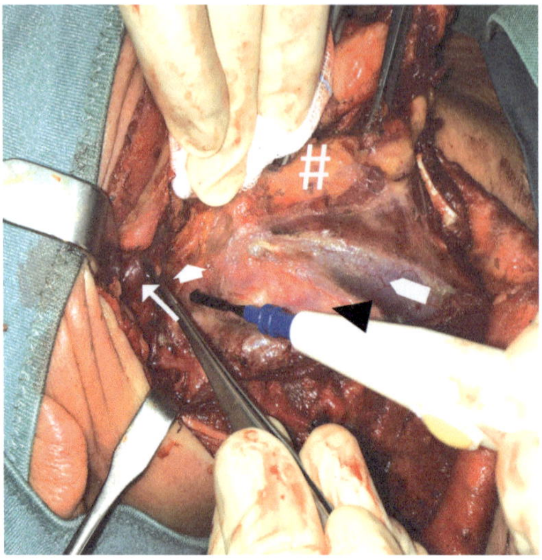

Abb. 4.134 Die Präparation am M. digastricus (kleiner Pfeil) verläuft von medial nach lateral (dicker Pfeilkopf). Kaudal erkennt man wieder die Carotis communis (Dreieck) und die V. jugularis interna (Blockpfeil)

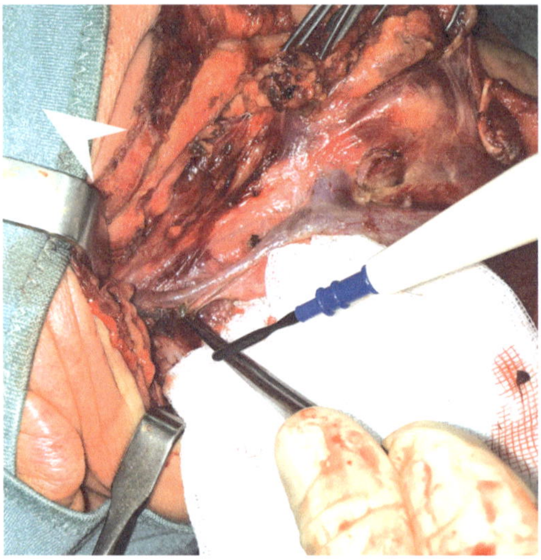

Abb. 4.135 Kleinere Blutungen an der V. jugularis interna können mit der anatomischen Pinzette gefasst und gekautert oder geklippt werden

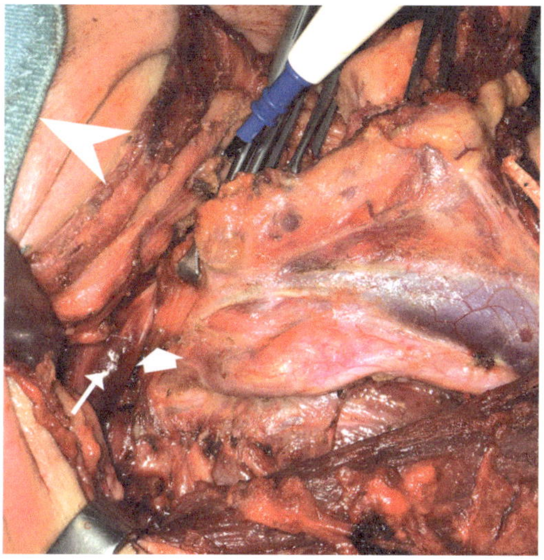

Abb. 4.136 Auch in dieser Abbildung sieht man, wie das Präparat (dicker Pfeilkopf) nach medial gezogen wird und die Neck-Dissection Schritt für Schritt über die V. jugularis interna, entlang des M. digastricus (Pfeil), präpariert wird

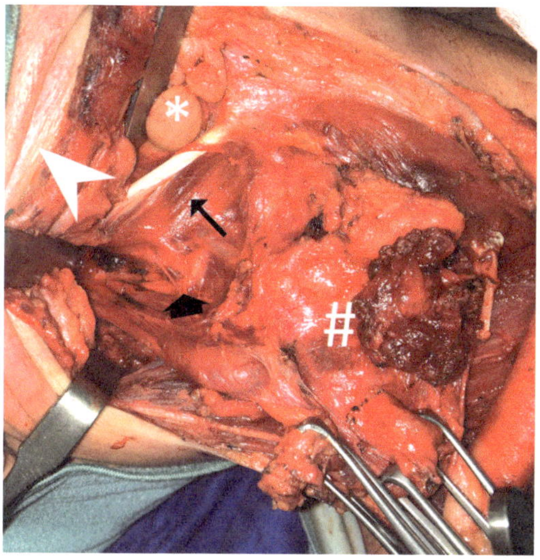

Abb. 4.138 Die Neck-Dissection (#) wird mit den Ellis-Klemmen nach kaudal gezogen. Die Unterkante und die Sehne des M. digastricus (Pfeil) und der N. hypoglossus (dicker Pfeilkopf) erkennbar

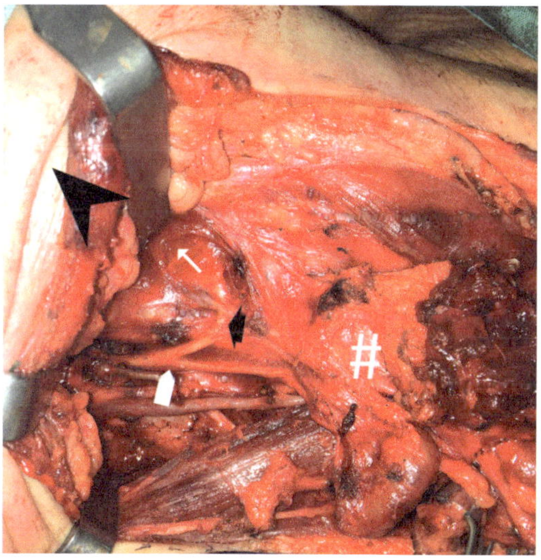

Abb. 4.137 Das Bindegewebe (#) wird vollständig vom M. digastricus (Pfeil) disseziert und nach kaudomedial gezogen. Man erkennt hier sehr schön den N. hypoglossus (dicker Pfeilkopf) und die Ansa cervicalis profunda (Blockpfeil). Ebenfalls sehr gut sichtbar jene Stelle, wo die Ansa cervicalis profunda in den N. hypoglossus „mündet"

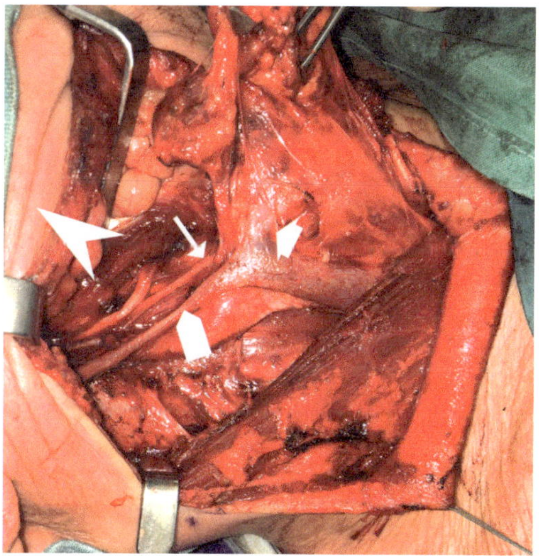

Abb. 4.139 Weitere Präparation entlang der V. jugularis interna (Blockpfeil) und Ansa cervicalis profunda (Pfeil) und darstellen der V. facialis (Pfeilkopf)

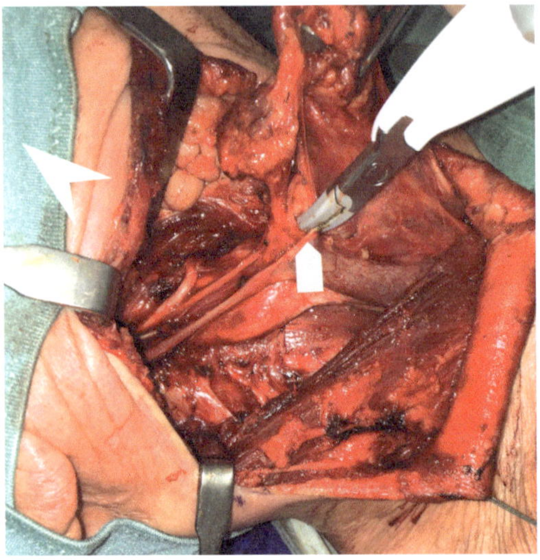

Abb. 4.140 Die V. facialis (Blockpfeil) wird unterminiert und mit der Ligasure® zweifach ligiert und durchtrennt

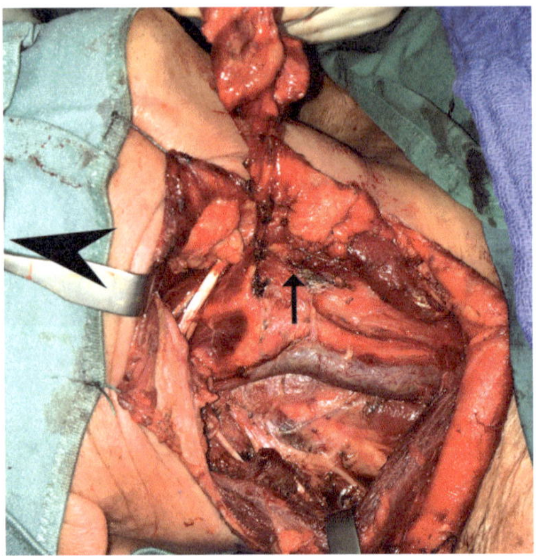

Abb. 4.141 Das Neck-dissection-Präparat (#) hängt nur noch medial an der Kante des M. omohyoideuskante (Pfeil)

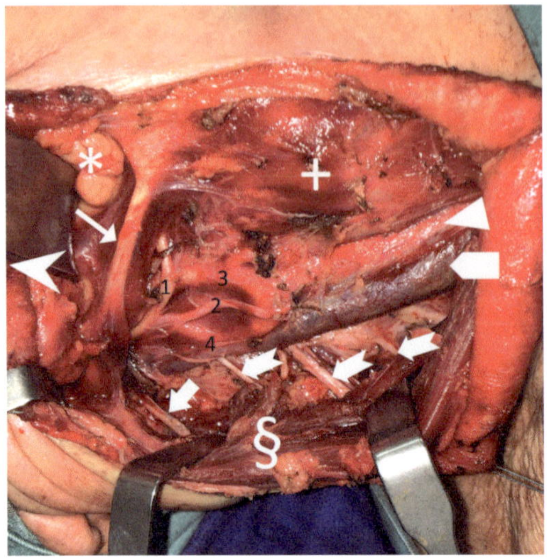

Abb. 4.142 Gesamtübersicht nach Fertigstellen der Neck-Dissection. Von kranial nach kaudal erkennt man die Gld. submandibularis (*), darunter den M. digastricus (Pfeil) mit Sehne und den N. hypoglossus (1.) mit der Ansa cervicalis profunda (2.). Genau lateral und medial von den beiden Nerven liegt der Bulbus caroticus mit der Carotis externa (3) und interna (4). Lateral davon sieht man den M. sternocleidomastoideus (§), den N. accessorius (dicker Pfeil) und die Plexus cervicalis Äste (Fahnenpfeile). Medial liegt die prälaryngeale Muskulatur (+), die Carotis communis (Dreieck) und die V. jugularis interna (Blockpfeil)

Setzen einer Redon- oder Jackson-Prett-Drainage N°10: mit einem Zehner-Skalpell wird innerhalb einer Hautspannungslinie ein kleiner Schnitt gesetzt, mit einer Fuchsig-Klemme ein Tunnel durch den M. sternocleidomastoideus präpariert, die Drainage wird gefasst und durch die Haut gezogen.

Setzen einer Tabaksbeutelnaht mit Ethibond 2-0. Applikation von z. B. 3 g DryField © (= Maisstärke zur Blutstillung).

Zweischichtiger Wundverschluss mit Vicryl 3-0 als Subkutannaht und Vicryl 4-0 rapid als Intrakutannaht.

Ein schmaler Streifen von Betaisodona-Gel wird genau über den Hautschnitt aufgetragen.

Über den schmalen Betaisodona-Streifen werden Steristrips geklebt.

Hautpflaster und Druck-Wickelverband.

4.2.3 Neck-Dissection Regio V

Die Neck-Dissection des lateralen Dreiecks, oder genauer die Neck-Dissection im Level V, wird selten isoliert bei Plattenepithelkarzinom-Metastasen durchgeführt. Wie bei der posterioren Neck-Dissection wird die Level-V-Dissection vor allem bei Patienten mit soliden Metastasen unterschiedlichsten Ursprungs oder bei Metastasen des papillären Schilddrüsen-Karzinoms durchgeführt.

Nur in Vollnarkose möglich.

Nicht eine kleine OP-Fläche offen lassen, sondern großflächig waschen und abdecken.

- **Wichtig:** In allen Abbildungen markiert der Pfeilkopf die Position des Kopfes und zeigt zur Nasenspitze. Dies dient zur besseren Orientierung (◘ Abb. 4.143, 4.144).

Die Länge der Hautinzision reicht von zwei Querfingern hinter dem Mastoid/Hinterkante des M. sternocleidomastoideus bis zu zwei Querfingern über dem Larynx zur Gegenseite

- **Wichtig:** Wenn der Hautschnitt zu klein ist, kann dieser entlang der Hautspannungslinie, weit hinter dem Mastoid, Richtung M. trapezius verlängert werden. Ein Schnitt, der die Hautspannungslinien verlässt, ist weder für eine bessere Exposition noch für eine bessere Kosmetik und Funktion von Vorteil (◘ Abb. 4.145).
- **Wichtig:** Nur mit der Spitze des Schwertes der monopolaren Kaustik wird die Haut berührt. Die Spitze darf niemals in die Haut versenkt werden, da man dadurch die Kontrolle verliert und Blutungen in der Tiefe setzen kann. Am Anfang sollte man schrittweise vorgehen: Zuerst erfolgen der alleinige Hautschnitt und die Darstellung des subkutanen Gewebes und danach die Darstellung und Durchtrennung des Platysmas! (◘ Abb. 4.146, 4.147)
- **Wichtig:** Wenn man den N. auricularis magnus nach kaudal verfolgt, führt uns dieser Nerv genau zum Erb'schen Punkt (dicke Pfeilspitze) und zum Austrittspunkt des N. accessorius aus dem M. sternocleidomastoideus. Genauer gesagt,

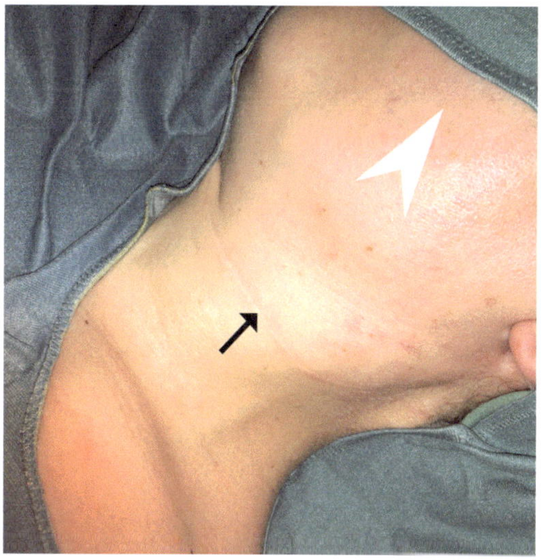

◘ **Abb. 4.143** Der Hals wird so weit wie möglich überstreckt, der Einsatz von Nackenrollen unterhalb der Schultern kann manchmal die Überstreckung und somit die Exposition erleichtern. Hier erkennt man sehr gut die Klavikula und die alte Narbe (Pfeil)

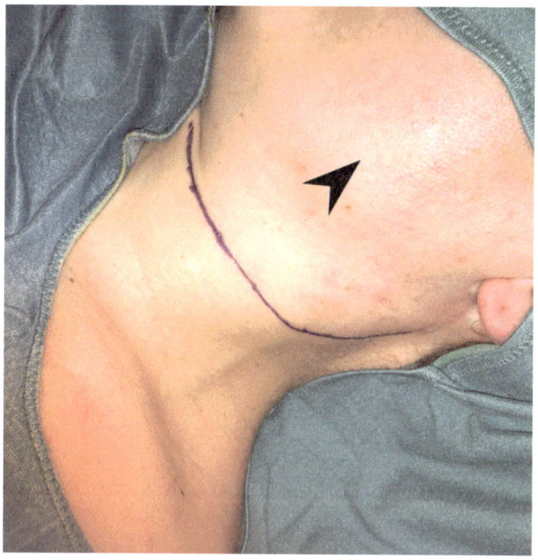

◘ **Abb. 4.144** Zuerst wird mit den Fingern die Haut gefaltet, danach die Hautinzision mit einem Hautmarker eingezeichnet

4

kreuzt der N. auricularis magnus 1,5 cm oberhalb des N. accessorius die Hinterkante des M. sternocleidomastoideus! Die Kreislinien (°°°) zeigen den vermuteten Verlauf des N. accessorius, welcher durch die Regio V in den M. trapezius hineinzieht (▣ Abb. 4.148, 4.149, 4.150, 4.151, 4.152, 4.153, 4.154).

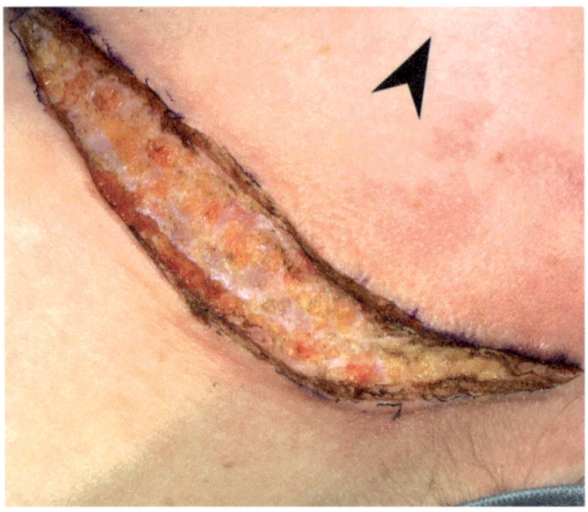

▣ **Abb. 4.145** Mit gelegten Tupfern wird die Haut gespannt und gegengespannt. Der Hautschnitt wird mit der monopolaren Kaustik („Cut" = gelber Knopf) innerhalb der Hautspannungslinie ausgeführt

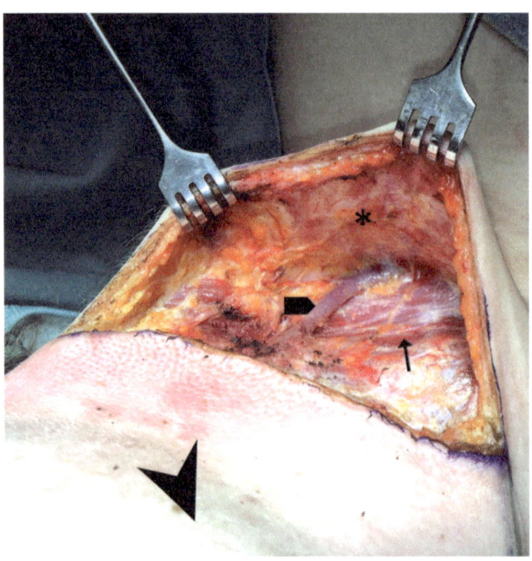

▣ **Abb. 4.146** Sobald man die Haut mit der Cut durchtrennt hat, wird der kaudale Hautlappen mit scharfen 2- oder 3-Zinker-Haken gehoben. Mit der monopolaren Kaustik wird, immer unter Retraktion, streng am Platysma (*) die Haut bis zur Klavikula abpräpariert. Darstellen der M. sternocleidomastoideus Vorderkante (Pfeil) und Schonung der V. jugularis externa

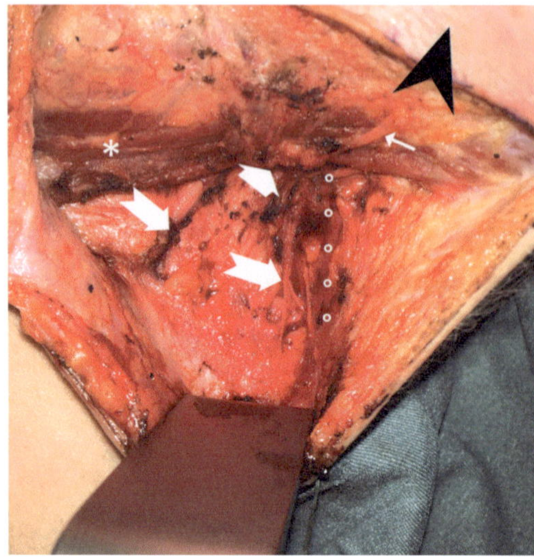

▣ **Abb. 4.147** Durch weitere Präparation nach lateral wird der N. auricularis magnus (Pfeil) und die M. sternoceidomastoideus (*) Hinterkante dargestellt. Ebenfalls sehr gut erkennbar die Plexus cervicalis Äste (Fahnenpfeile) in der Regio Va und Regio Vb

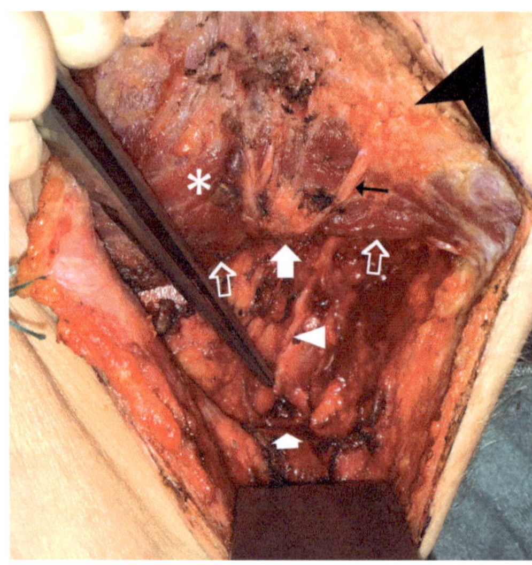

▣ **Abb. 4.148** In dieser Abbildung erkennt man sehr gut den Verlauf des N. auricularis magnus (Pfeil) und die Hinterkante (Leerpfeile) des M. sternocleidomastoideus (*). Der dicke Pfeil markiert erneut den Erb'schen Punkt. Disseziert man vorsichtig entlang der Hinterkante des M. sternocleidomastoideus 1,5 cm nach kranial, trifft man auf den N. accessorius (Dreieck und Spitze der anatomischen Pinzette). Der N. accessorius teilt die Regio V in Va (= kranial des HNXII) und Vb (= kaudal des HNXII). Am Nerven entlang wird vorsichtig das Bindegewebe mit der anatomischen Pinzette abgehoben und mit der Moskito-Klemme abpräpariert. Die Vorderkante des M. trapezius ist angedeutet (dicker Pfeilkopf)

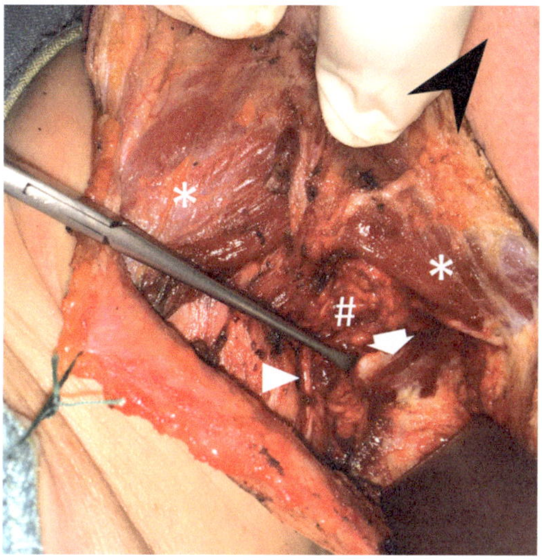

Abb. 4.149 Das Neck-Dissection-Präparat (#) wird kranial des N. accessorius (Dreieck) mit der Ellis-Klemme gefasst und nach vorne gezogen. Dabei erkennt man jetzt sehr gut die Vorderkante (dicker Pfeilkopf) des M. trapezius

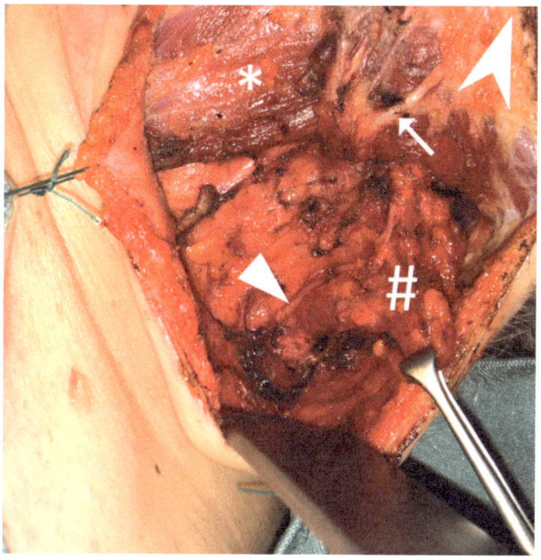

Abb. 4.151 Das Präparat (#) wird bis zum N. accessorius (Dreieck) von kranial nach kaudal abgehoben. Die Präparation endet, sobald man am N. accessorius angekommen ist. Gut erkennbar wieder der N. auricularis magnus (Pfeil) und der M. sternocleidomastoideus (*)

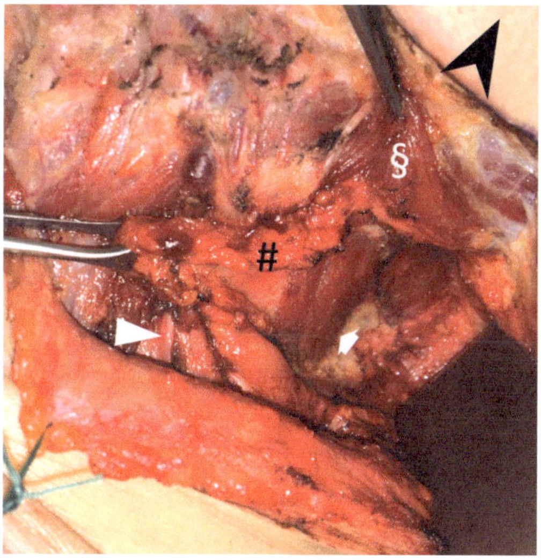

Abb. 4.150 Mit der anatomischen Pinzette wird der M. sternocleidomastoideus (§) angehoben. Das Bindegewebe (#) wird entlang der M. trapezius Vorderkante (dicker Pfeilkopf) von kranial nach kaudal mit der monopolaren oder bipolaren Kaustik inzidiert und von dorsal nach ventral bis zum N. accessorius (Dreieck) abpräpariert

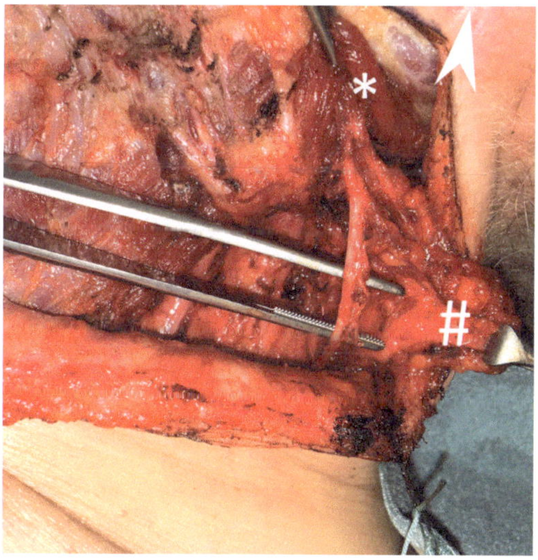

Abb. 4.152 Der N. accessorius wird vorsichtig zuerst mit der Moskito-Klemme von Bindegewebe zirkulär befreit und dann mit der anatomischen Pinzette unterminiert. Zur besseren Übersicht wird ebenfalls die Hinterkante des M. sternocleidomastoideus (*) nach medial weggehalten und das Neck-Dissection-Präparat (#) mit der Ellis-Klemme nach kranial gezogen

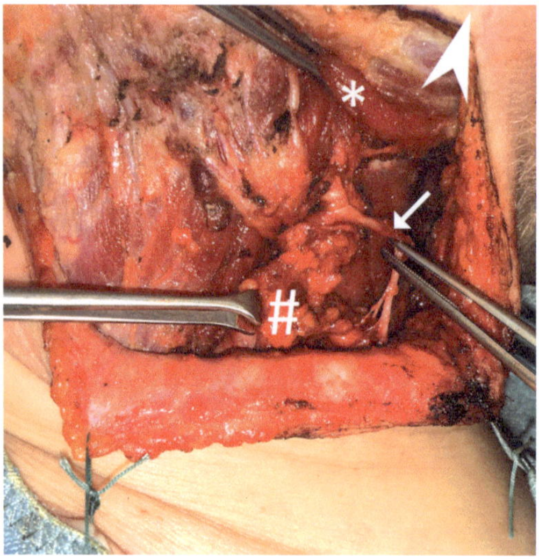

Abb. 4.153 Das Präparat (#) wird unterhalb des N. accessorius (Pfeil) geschoben. Man kann dabei den Nerv vorsichtig mit der anatomischen Pinzette anheben

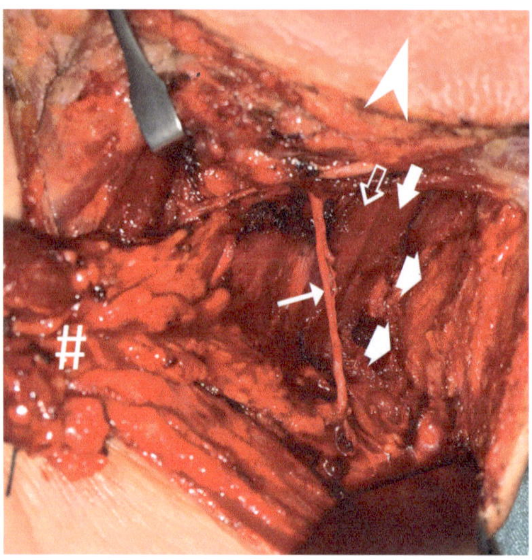

Abb. 4.154 Das Neck-Dissection-Präparat (#) wird nun nach kaudal gezogen und folgende Strukturen sind sehr gut zu erkennen: M. levator scapulae (leerer Pfeil), M. splenius capitis (voller Pfeil) und der nun völlig frei hängenden N. accessorius (Pfeil). M. trapezius (dicke Pfeile)

- **Wichtig:** Man sollte immer versuchen, den N. accessorius nicht vollständig von Bindegewebe zu befreien (= denudieren), um keine Paresen zu riskieren (Abb. 4.155).

- **Wichtig:** Wenn das gesamte Neck-Dissection-Präparat in einzelne Regionen geteilt an die Pathologie übergeben wird, dann erhöht sich die Zahl der untersuchten Lymphknoten. Dadurch sinkt natürlich auch die Zahl der „unentdeckten" befallenen Lymphknoten (Abb. 4.156, 4.157)

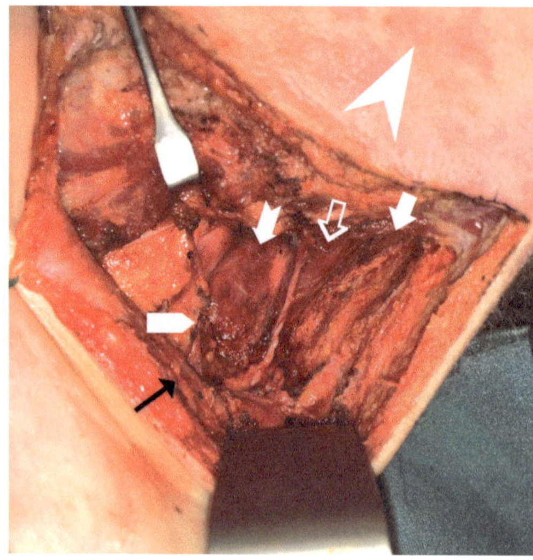

Abb. 4.155 Übersicht nach Komplettieren der Neck-Dissection: Kranial finden wir den M. splenius capitis (voller Pfeil), gefolgt von M. levator scapulae (leerer Pfeil), den völlig frei hängenden N. accessorius und den M. scalenus medius (Fahnenpfeil). Weiter kaudal erkennt man den M. omohyoideus (Blockpfeil) und die Klavikula (Pfeil)

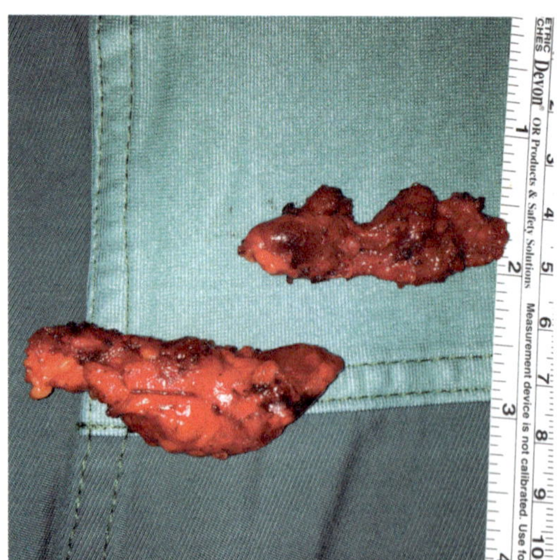

Abb. 4.156 Die Neck-Dissection wird in Level Va (oben) und Vb (unten) geteilt

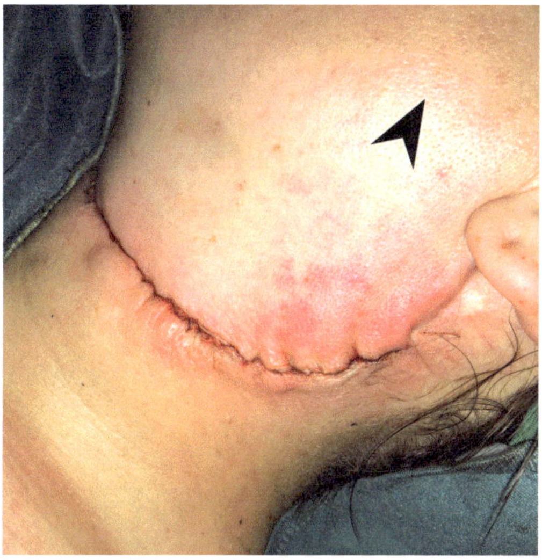

Abb. 4.157 Zweischichtiger Wundverschluss mit subkutan und intrakutaner Naht und Verband

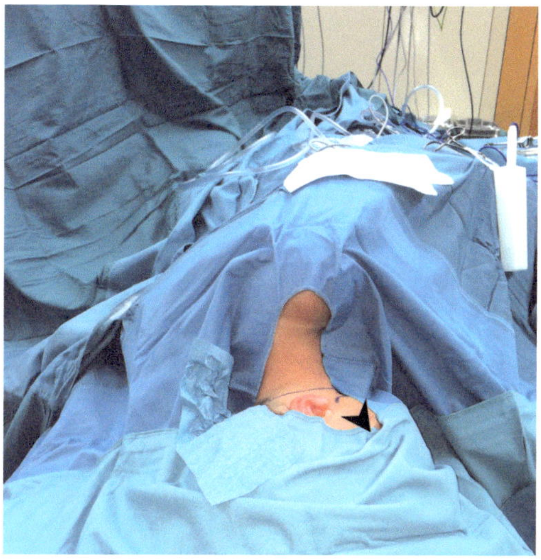

Abb. 4.158 Zuerst erfolgt eine Seitenlagerung. Hierbei muss der Patient mit Seitenstützen oder mit Vakuummatratzen gestützt werden. Ein Mayfield Kopfhalter hilft zusätzlich, den Kopf in einer stabilen Seitenlage zu halten. Zusätzlich können Rollen unterhalb der Achsel platziert werden. Der Tubus sollte angenäht werden, damit dieser nicht ungewollt während der Operation herausgezogen wird

4.2.4 Neck-Dissection posterior

Die posteriore Neck-Dissection wird selten durchgeführt, ist aber von den anatomischen Landmarken weniger anspruchsvoll als im Vergleich die Neck-Dissection I–V. Die Indikation wird vor allem bei Metastasen von malignen Melanomen, Merkelzell- oder anderen seltenen Hautkarzinomen gestellt.

Nur in Vollnarkose möglich.

Nicht eine kleine OP-Fläche offen lassen, sondern großflächig waschen und abdecken.

- **Wichtig:** In allen Abbildungen markiert der Pfeilkopf die Position des Kopfes und zeigt zur Nasensitze. Dies dient zur besseren Orientierung (Abb. 4.158, 4.159).
- **Wichtig:** Die posteriore Neck-Dissection erstreckt sich posterior von der nuchalen Linie, geht kranial bis zum Mastoid und kaudolateral bis zur Vorderkante des M. trapezius (Abb. 4.160).
- **Wichtig**: Immer einen gelegten Tupfer unterhalb der Ethibond-Fäden legen, um keine Druckstellen zu erzeugen (Abb. 4.161, 4.162, 4.163, 4.164).

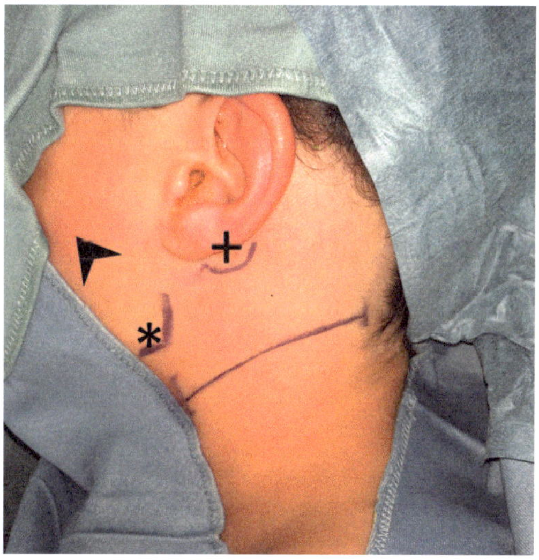

Abb. 4.159 Mit einem Stift werden die Hautinzision, die Unterkante der Mandibula, der Kieferwinkel (*), sowie das Mastoid (+) eingezeichnet

4

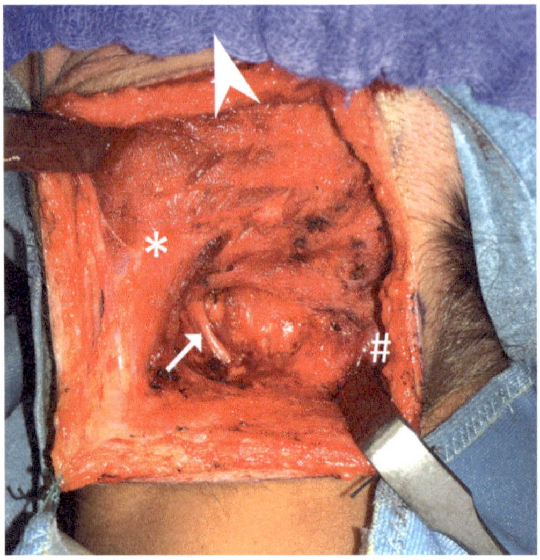

Abb. 4.160 Hautschnitt und Heben der kranialen und kaudalen Hautlappen. Mit scharfen 2-oder 3-Zinker-Haken werden die Hautlappen weggehalten oder mit zwei Ethibond-2-0-Fäden an der Abdeckung angenäht. Darstellung des M. sternocleidomastoideus (*), dessen Hinterkante und des N. accessorius (Pfeil). Zusätzlich erkennt man den M. trapezius (#)

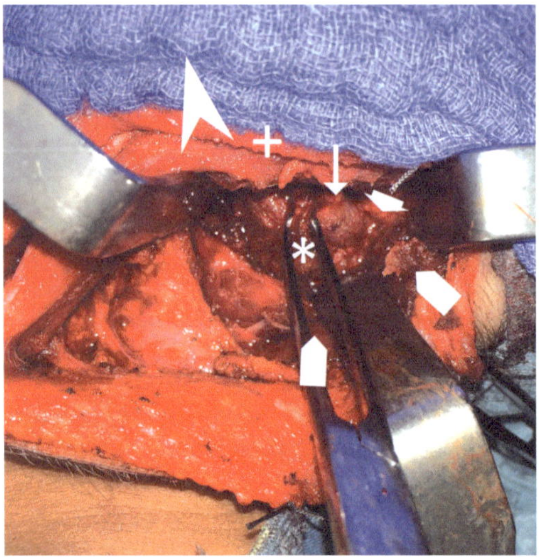

Abb. 4.161 Mit Hilfe einer Ellis-Klemme wird das Bindegewebe zwischen M. trapezius (Blockpfeile), Mastoid (+) und nuchaler Linie (Pfeilkopf) gefasst und unter ständiger Sicht mit der monopolaren Kaustik vom M. splenius capitis (Pfeil) abpräpariert

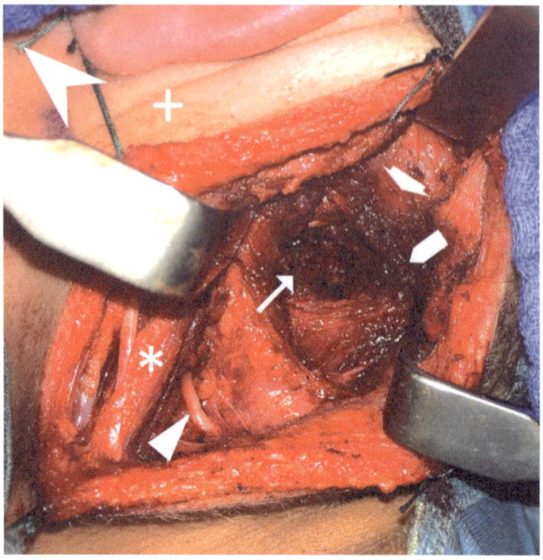

Abb. 4.162 Die Resektion erfolgt immer von dorsal nach medial. Nachdem das Bindegewebe vom M. splenius capitis (Pfeil) entfernt wurde, werden die Lymphknoten auch submastoidal in die Resektion miteingenommen. Unter ständiger Sicht des N. accessorius (Dreieck) wird die posteriore Neck-Dissection komplettiert. Man erkennt sehr gut den M. trapezius (Blockpfeil) und die nuchale Linie (Pfeilspitze). Gesamtübersicht nach Fertigstellen der posterioren Neck-Dissection

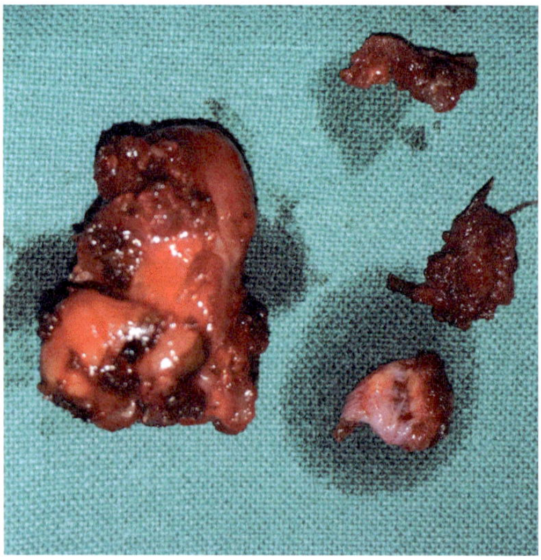

Abb. 4.163 Auflegen der einzelnen Regionen nach der Resektion

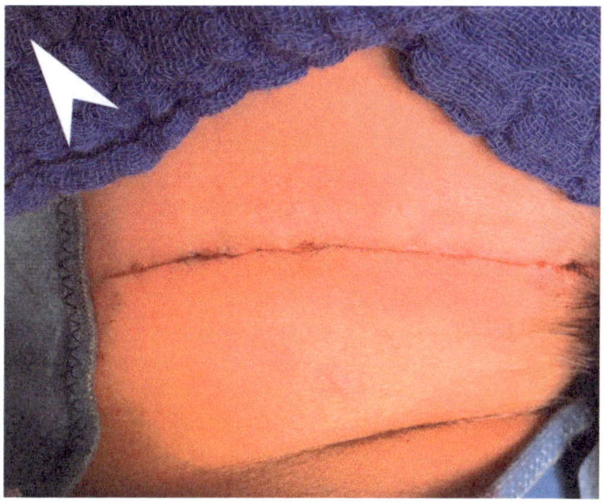

Abb. 4.164 2-schichtiger Wundverschluss mit Vicryl 3-0 als Subkutannaht und Vicryl 4-0 rapid als Intrakutannaht. Hautpflaster und Druck-Wickelverband

4.2.5 Radikale Neck-Dissection

In den letzten Jahrzehnten hat die Zahl der durchgeführten radikalen Neck-Dissections (RND) deutlich abgenommen. Dies ist vor allem auf die Früherkennung, bessere Patientenwahrnehmung, verbesserte organerhaltende Therapieformen und neue Chemo-/Immuntherapie zurückzuführen. Die einzelnen operativen Schritte werden im diesem Kapitel eingehend erklärt. Jeder Chirurg sollte sehr ausführlich alle Vor-, und Nachteile, insbesondere das kosmetische Outcome nach der RND, besprechen. Die radikale Neck-Dissection ist nicht nur ein massiver onkologischer, sondern durch die Resektion des M. sternocleidomastoideus auch ein kosmetisch mutilierender Eingriff. Dieser Aspekt mag am Anfang nicht von größter Wichtigkeit zu sein, wirkt sich aber im späteren Leben deutlich auf die Lebensqualität aus.

- **Merke:** Die radikale Neck-Dissection beinhaltet die operative Entfernung aller fünf Lymphknotenstationen (Level Ia/b, IIa/b, III, IV, V) und die Entfernung des N. accessorius, der V. jugularis interna und des M. sternocleidomastoideus. Allerdings wird die radikale Neck Dissection heute sehr selten durchgeführt. Es gibt drei Modifikationen der radikalen Neck-Dissection:
  - Typ I: N. accessorius wird erhalten.
  - Typ II: N. accessorius und V. jugularis werden erhalten.
  - Typ III: N. accessorius, V. jugularis und M. sternocleidomastoideus werden erhalten.

Erweiterte RND wird dann durchgeführt, wenn zusätzliche Strukturen, die nicht regulär im Rahmen einer Neck-Dissection entfernt werden, auch disseziert werden müssen.

Nur in Vollnarkose möglich.

Nicht eine kleine OP Fläche offen lassen, sondern großflächig Waschen und Abdecken

- **Wichtig:** In allen Abbildungen markiert der Pfeilkopf die Position des Kopfes und zeigt zur Nasenspitze. Dies dient zur besseren Orientierung.

Der Hals wird so weit wie möglich überstreckt, der Einsatz von Nackenrollen unterhalb der Schultern kann manchmal die Überstreckung und somit die Exposition erleichtern (Abb. 4.165).

Die Länge der Hautinzision reicht von zwei Querfingern hinter dem Mastoid/Hinterkante des M. sternocleidomastoideus bis zu zwei Querfinger über den Larynx auf die Gegenseite

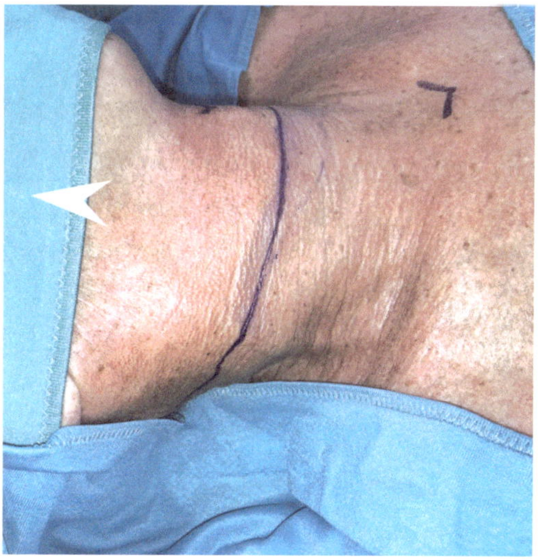

Abb. 4.165 Zuerst wird mit den Fingern die Haut gefaltet, um die Hautspannungslinien besser erkennen zu können. Danach wird die Hautinzision mit Punkten markiert und dann diese miteinander verbunden

- **Wichtig:** Die Exposition ist entscheidend für die Dauer und Sorgfältigkeit der Operation. Denn je kleiner der Hautschnitt, umso schwieriger sind die Landmarken darstellbar und umso größer ist die Gefahr von Komplikationen.
- **Wichtig:** Das Blutstillen und die erschwerten Bedingungen Landmarken darzustellen, führt einerseits zur Ermüdung, aber auch zu einer signifikanten Verlängerung der OP-Zeit. Es ist auch offensichtlich, dass dadurch auch die Sorgfältigkeit der Lymphknotendissektion leidet.

Der Hautschnitt mit der monopolaren Kaustik erfolgt unter Spannung und Gegenspannung mit gelegten Tupfern. Zuerst mit der „Cut"-Funktion (= gelber Knopf).

- **Wichtig:** Nur mit der Spitze des Schwertes der monopolaren Kaustik wird die Haut berührt. Die Spitze darf niemals in die Haut versenkt werden, da man dadurch die Kontrolle verliert und Blutungen in der Tiefe setzen kann (◘ Abb. 4.166).
- **Wichtig**: Der N. auricularis magnus zieht kaudal in Richtung zum Erb'schen Punkt und zum Austritt des N. accessorius aus dem M. sternocleidomastoideus. Der N. auricularis magnus verläuft 1,5 cm oberhalb des N. accessorius. Danach wird, streng am Platysma haltend, der kaudale Hautlappen bis zur Klavikula abgehoben.
- **Wichtig:** Auch hier ist es wichtig, die V. jugularis externa in ihrem gesamten Verlauf zu erhalten, falls diese Vene als Anschlussgefäß für eine mögliche mikrovaskuläre Anastomose verwendet werden muss.
- Mit Hilfe eines scharfen 2-oder 3-Zinker-Haken werden die Hautlappen weggehalten und mit zwei Ethibond-2-0-Fäden an der Abdeckung angenäht.
- **Wichtig:** Immer einen gelegten Tupfer unterhalb der Ethibond-Fäden legen, um keine Druckstellen zu erzeugen (◘ Abb. 4.167, 4.168, 4.169).
- **Wichtig:** Die Durchtrennung des Muskels muss immer unter Sicht durchgeführt werden: Der Muskel wird mit der Klemme angehoben, damit man einerseits die Branchen des Ligasure und andererseits das Gefäßbündel mit der V. jugularis interna und Carotis communis im Blick hat (◘ Abb. 4.170, 4.171, 4.172, 4.173, 4.174, 4.175, 4.176, 4.177, 4.178, 4.179, 4.180, 4.181, 4.182, 4.183, 4.184, 4.185, 4.186, 4.187, 4.188, 4.189, 4.190, 4.191).
- **Wichtig:** Der X. Hirnnerv, der N. vagus, tritt lateral der Olive durch die Schädelbasis (Foramen jugulare) und zieht gemeinsam mit Carotis communis und V. jugularis interna in der Vagina carotica nach kaudal in die Brust-, und Bauchhöhle. Er führt sowohl somatosensible als auch viszeromotorische Fasern. Sein „Herumschweifen", das Vagabundieren, hat ihm den Namen Vagus gegeben (◘ Abb. 4.192).

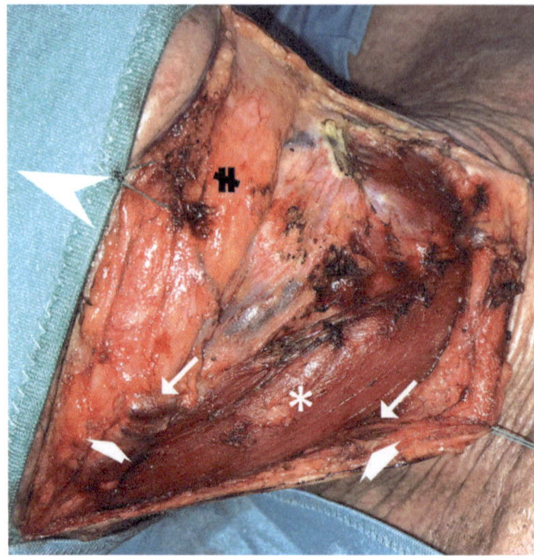

◘ **Abb. 4.166** Sobald man die Haut mit der Cut durchtrennt hat, nimmt man die „Koagulations"-Funktion (= blauer Knopf) und stellt das Platysma (#) dar. Nach Durchtrennung des Platysmas wird der Hautlappen mit scharfen 2- oder 3-Zinker-Haken retrahiert. Mit der monopolaren Kaustik wird immer unter Retraktion der Hautplatysmalappen abgehoben. Zuerst Darstellen und danach Durchtrennen der V. jugularis externa (Pfeil) und des N. auricularis magnus (Pfeilkopf). M. sternocleidomastoideus (*)

Inspektion der Resektionsstelle ob eine Blutungsquelle gesichtet werden kann

Spülung des OP-Gebietes mit Aqua bidestillata, ein Valsalva auf 25 mmHg kann bei der Suche nach Blutungen behilflich sein.

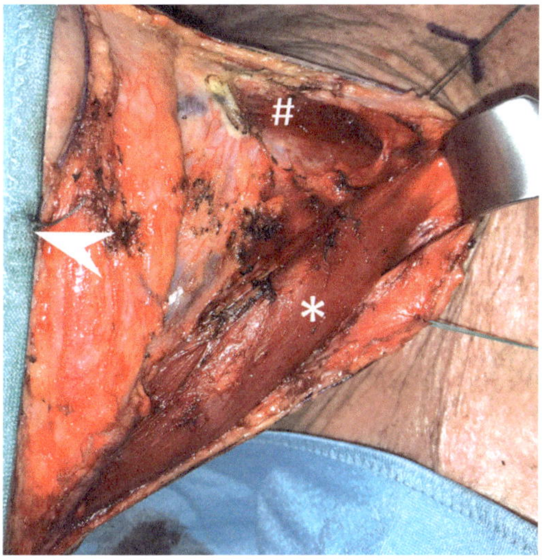

■ **Abb. 4.167** Die Faszie, die auf dem M. sternocleidomastoideus liegt, wird mit Fuchsig-Klemmen gefasst und nach oben gezogen. Wieder, unter Zug, wird mit der monopolaren Kaustik die Faszie abgehoben und die Vorderkante des M. sternocleidomastoideus Richtung Mastoid dargestellt. Die einzelnen Gefäßperforatoren werden sorgfältig mit der bipolaren Kaustik verödet oder mit einem Mini-Gefäßclip geclippt. Darstellen des M. omohyoideus (#). Somit kommt der gesamte M. sternocleidomastoideus (*) zur Ansicht

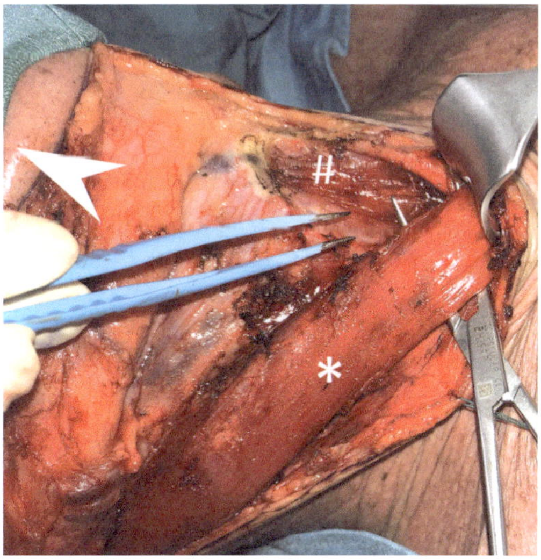

■ **Abb. 4.168** Mit der Fuchsig-Klemme wird vorsichtig der M. sternocleidomastoideus unterminiert. Man erkennt wieder gut den M. omohyoideus (#)

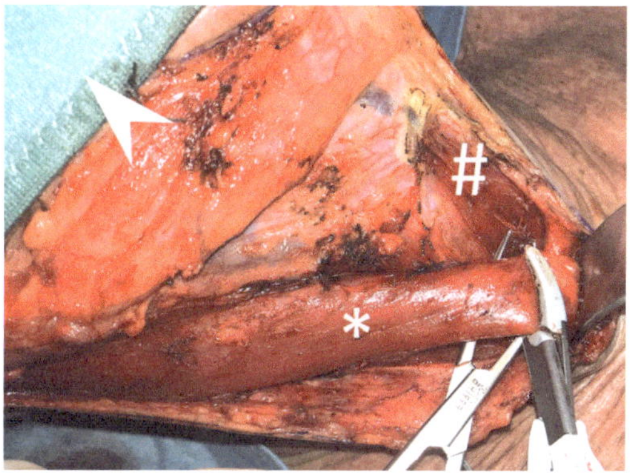

■ **Abb. 4.169** Mit dem Ligasure wird der M. sternocleidomastoideus an seinem Ursprung, der Klavikula, durchtrennt

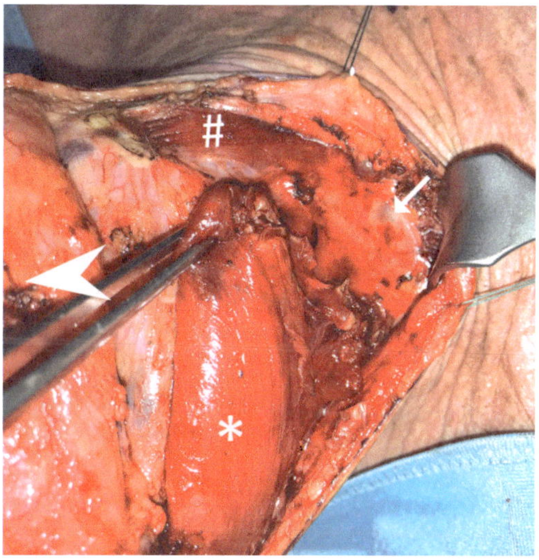

■ **Abb. 4.170** Hier der durchtrennte M. sternocleidomastoideus (*). Darunter schimmert die Gefäßscheide mit der V. jugularis interna und Carotis communis durch (Pfeil)

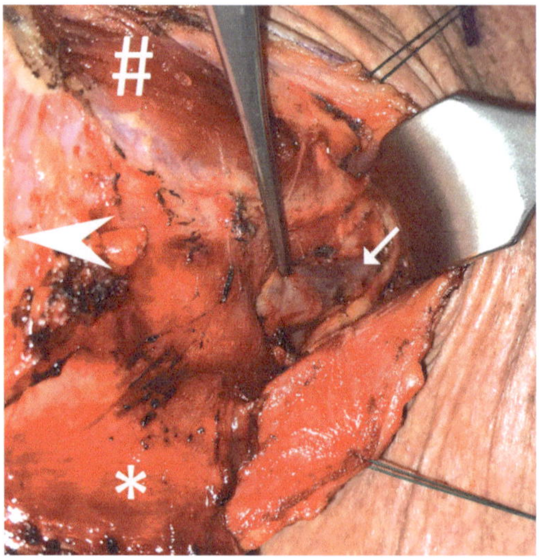

Abb. 4.171 In dieser Abbildung erkennt man neben dem durchtrennten M. sternocleidomastoideus (*) den M. omohyoideus (#) und die V. jugularis interna (Pfeil)

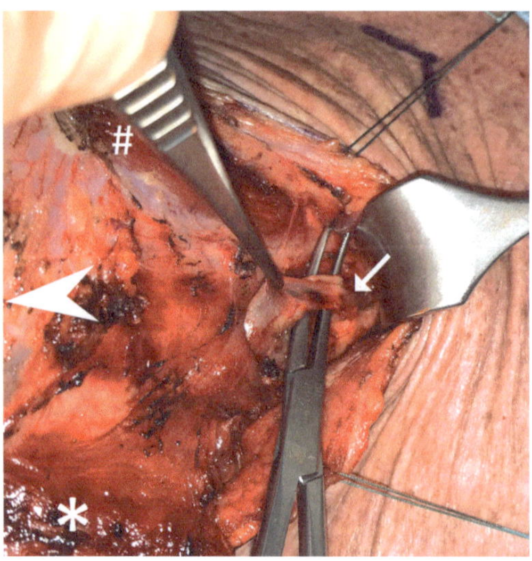

Abb. 4.172 Die V. jugularis interna wird vorsichtig mit der Gefäßpinzette gefasst, angehoben und mit der Fuchsig-Klemme unterminiert. Wieder der durchtrennte M. sternocleidomastoideus (*) und M. omohyoideus (#). In den folgenden Abbildungen sind beide Muskel ebenfalls zur besseren Orientierung markiert

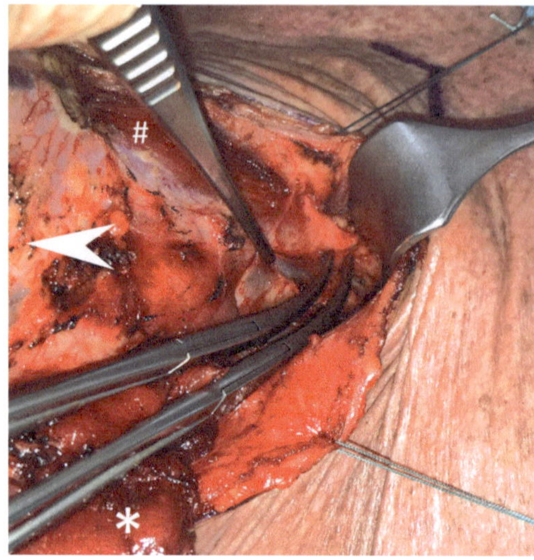

Abb. 4.173 Vorsichtig wird eine zweite Fuchsig-Klemme gesetzt, wenige Millimeter oberhalb der ersten Klemme

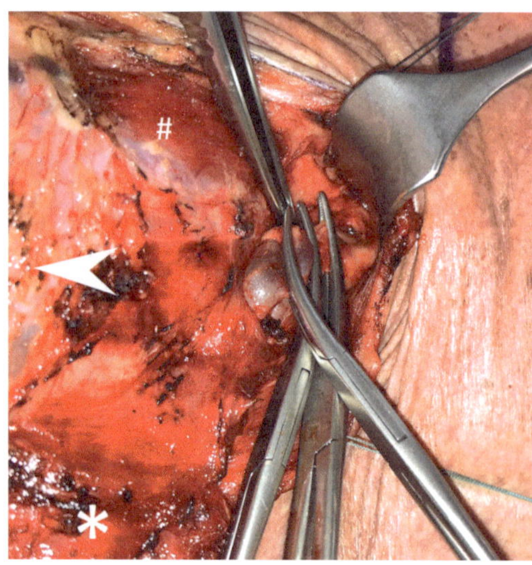

Abb. 4.174 Abschließend wird die dritte Fuchsig-Klemme, ebenfalls wenige Millimeter kranial der zweiten, gesetzt

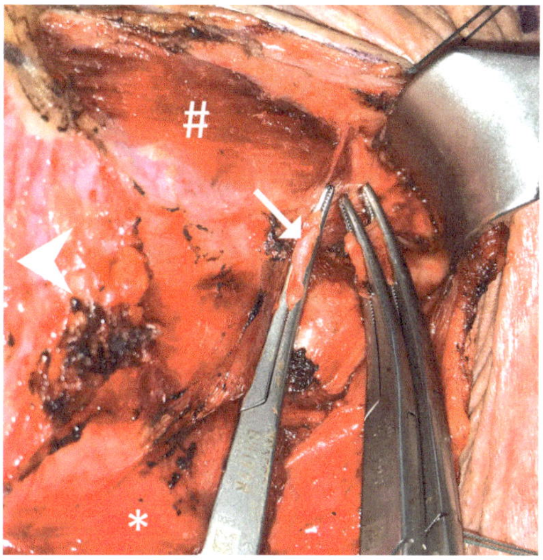

Abb. 4.175 Zwischen der zweiten und dritten Fuchsig-Klemme wird die V. jugularis interna (Pfeil) mit der Schere durchtrennt

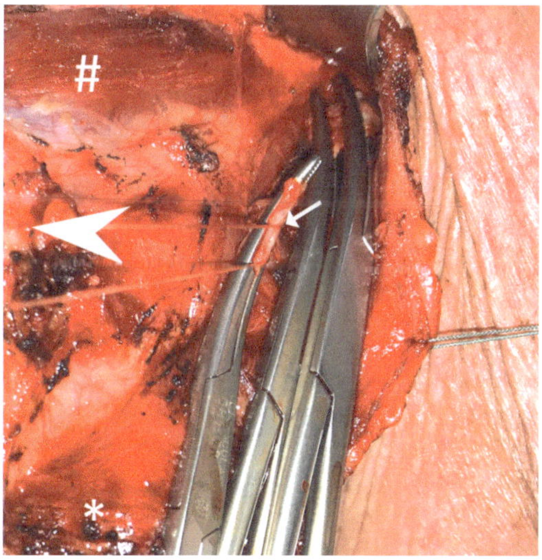

Abb. 4.176 Der kraniale Stumpf der V. jugularis interna wird mit Vicryl 2-0 ligiert. Der kraniale Anteil der V. jugularis interna wird nach oben geschlagen

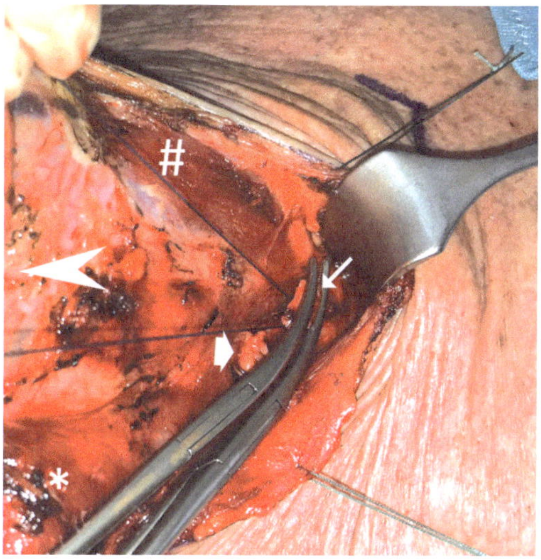

Abb. 4.177 Danach wird zwischen der ersten und zweiten Fuchsig-Klemme eine Ligatur (Pfeilkopf) mit Ethibond 2-0 eingefädelt und geknüpft. Das kraniale Ende der V. jugularis interna erkennt man in der Tiefe (Pfeil)

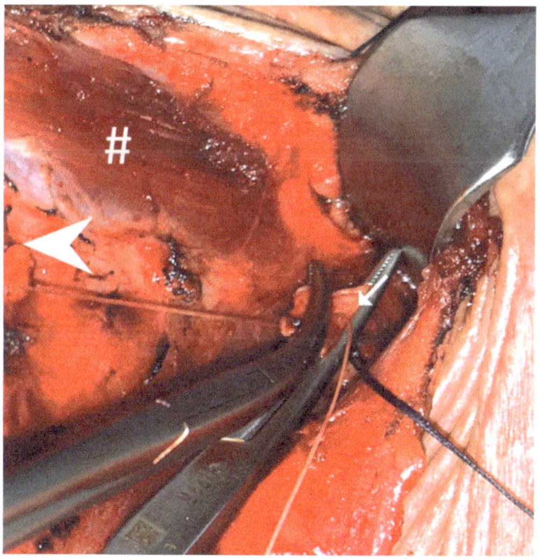

Abb. 4.178 Danach wird eine Vicryl 2-0 Umstechungsnaht …

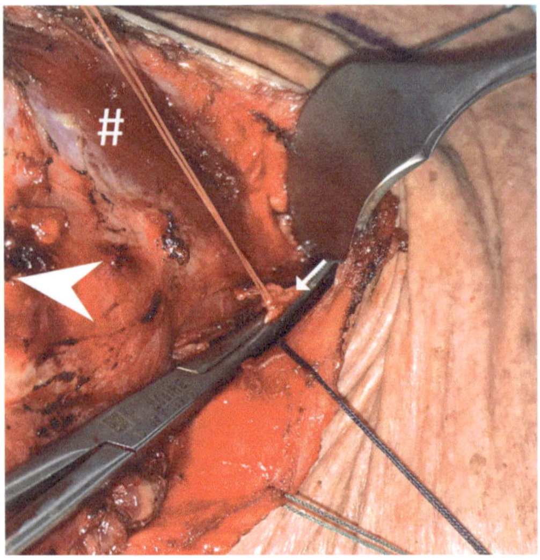

Abb. 4.179 … vor der zweiten Klemme gesetzt

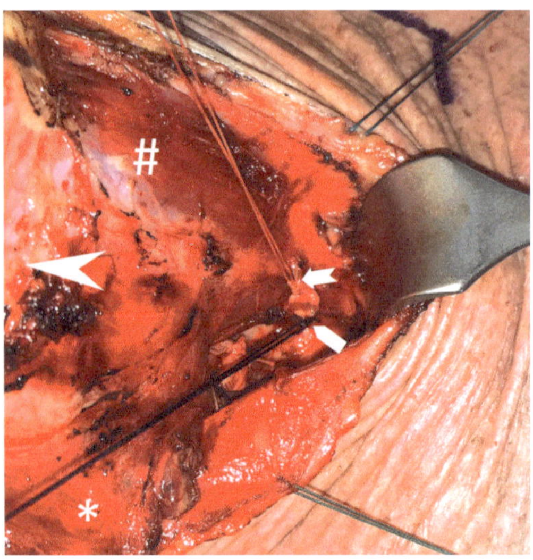

Abb. 4.180 Abschließend wird die Ethibond-Ligatur (Blockpfeil) …

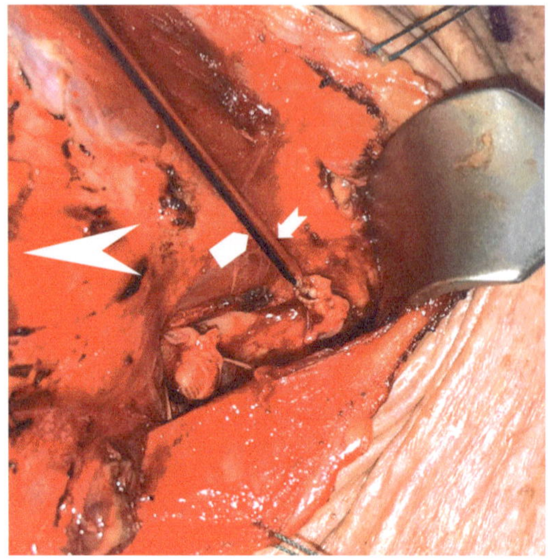

Abb. 4.181 … mit der Vicryl-2-0-Umstechung (Fahnenpfeil) verknüpft

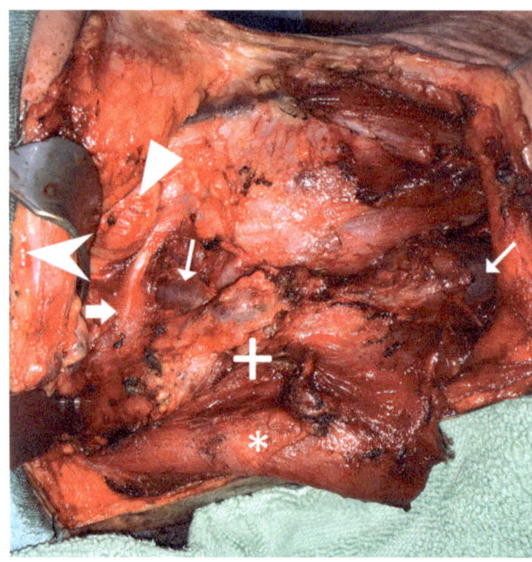

Abb. 4.182 Nun Übergang nach kranial: Darstellen des Hinterbauches des M. digastricus (dicker Pfeil). Man erkennt die Gld. submandibularis (Dreieck), die Vena jugularis interna kaudal und kranial (Pfeil), den M. sternocleidomastoideus (*) und die Tumormasse (+)

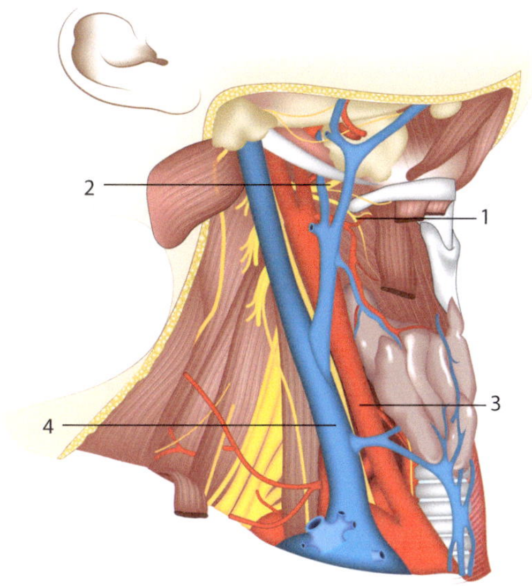

■ **Abb. 4.183** Ventral der V. jugularis interna zweigt die Ansa cervicalis profunda (1) vom N. hypoglossus (2) ab, zieht parallel zur A. carotis communis (3) und V. jugularis (4) nach kaudal und versorgt die infrahyoidale Muskulatur. Die Ansa cervicalis profunda dient sehr oft als Landmarke zur Auffindung des N. hypoglossus, indem diese auf der Carotis communis identifiziert und nach kranial, bis zum N. hypoglossus, disseziert werden kann. Speziell im Zuge der Neck-Dissection bei Schilddrüsenkarzinomen, bei der von kaudal nach kranial präpariert wird, kann dieser Hinweis hilfreich sein. Das Neuromonitoring ist sehr nützlich bei der Identifikation der Ansa cervicalis profunda, wodurch die muskuläre Kontraktion sichtbar ist, und auch der N. hypoglossus lässt sich durch Stimulation gut lokalisieren. Die Kontraktion des Zungengrunds ist sichtbar und spürbar

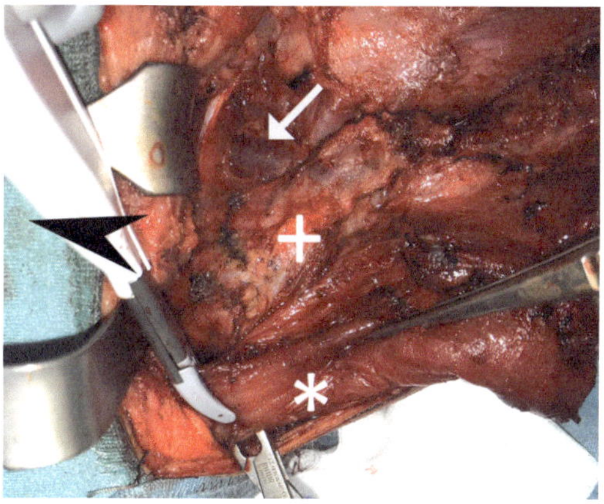

■ **Abb. 4.184** Darstellen des M. sternocleidomastoideus (*) Ansatzes am Mastoid. Der Muskel wird nach kaudal gezogen, mit Hilfe der Fuchsig Klemme abgehoben und unter Sicht mit dem Ligasure vom Mastoid durchtrennt. Vena jugularis interna (Pfeil). Tumormasse (+)

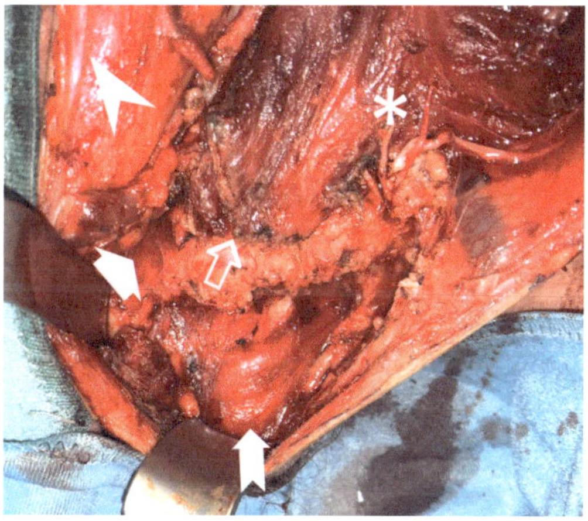

■ **Abb. 4.185** Nach Durchtrennung des Ansatzes des M. sternocleidomastoideus (*) (leerer Pfeil) erkennt man sehr gut das Mastoid (Pfeilkopf) und den M. trapezius (Fahnenpfeil)

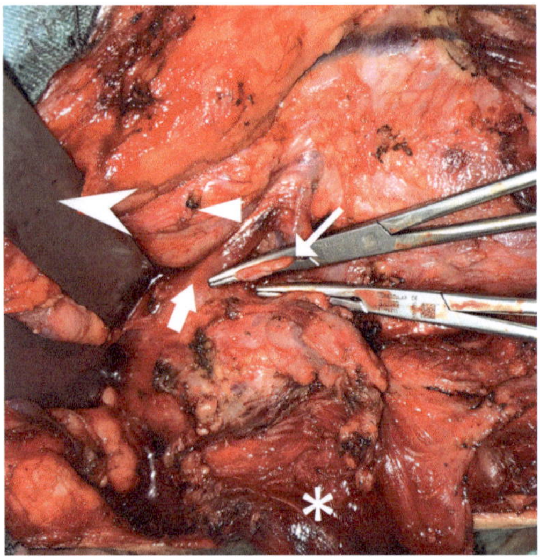

Abb. 4.186 Die V. jugularis interna (Pfeil) wird kranial vorsichtig mit der Klemme unterminiert, geklemmt und durchtrennt. Zur Orientierung erkennt man den durchtrennten M. sternocleidomastoideus (*), die Gld. submandibularis (Dreieck) und den M. digastricus (dicker Pfeil)

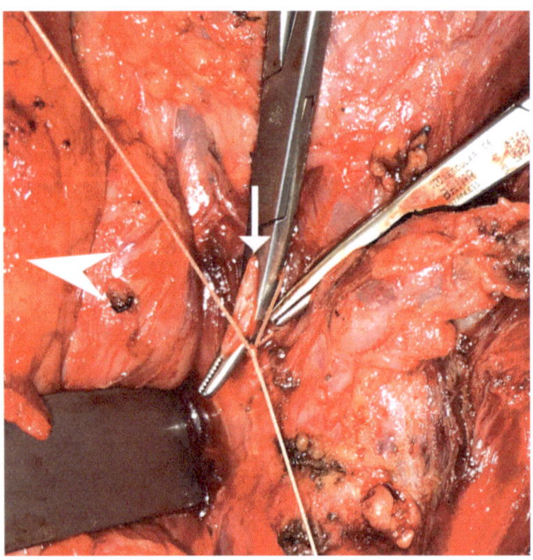

Abb. 4.187 Zuerst wird das kraniale (Pfeil) …

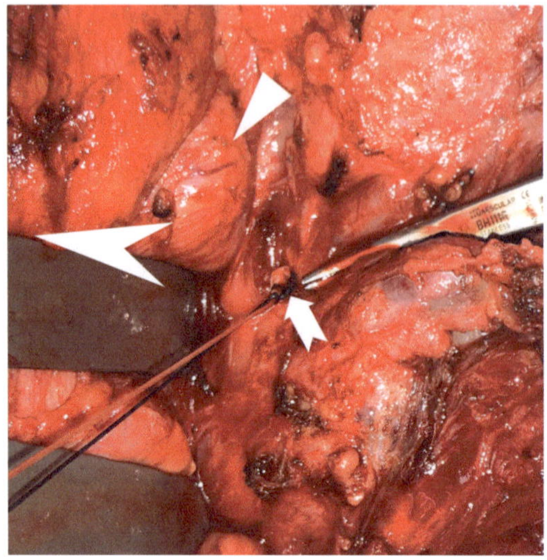

Abb. 4.188 … und danach das kaudale Ende (Fahnenpfeil) der V. jugularis interna mit einem Vicryl 2-0 ligiert. Gld. submandibularis (Dreieck)

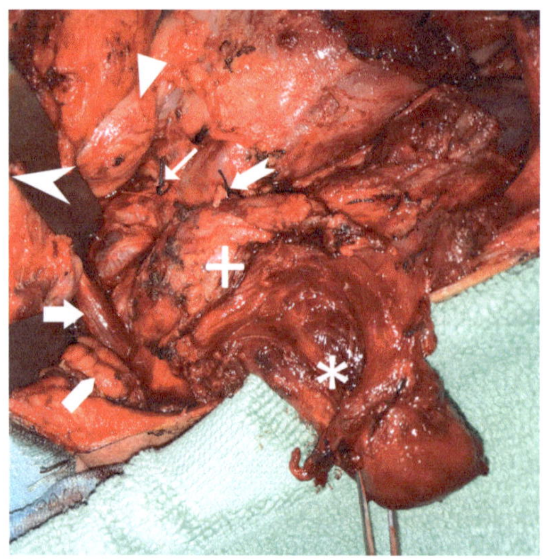

Abb. 4.189 Das Neck-Dissection-Präparat wird nun von medial nach lateral entwickelt: Zuerst wird der Hinterbauch des M. digastricus (dicker Pfeil) freipräpariert und danach erfolgt die Darstellung der Gld. submandibularis (Dreieck), des kaudalen Pols der Gld. parotis (Blockpfeil), des kranialen (Pfeil) und kaudalen (Fahnenpfeil) Endes der V. jugularis interna, des M. sternocleidomastoideus (*) und der Tumormasse (+)

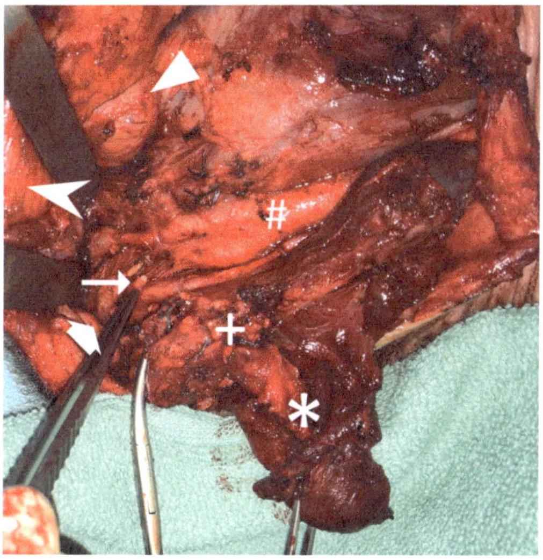

◘ Abb. 4.190 Der N. accessorius (Pfeil) wird dargestellt und durchtrennt. Wieder erkennt man, neben der Carotis communis (#), die Gld. submandibularis (Dreieck), den M. sternocleidomastoideus (*) und die Tumormasse (+). In der Tiefe (Pfeilkopf) kann man den M. splenius capitis und M. levator scapulae erahnen

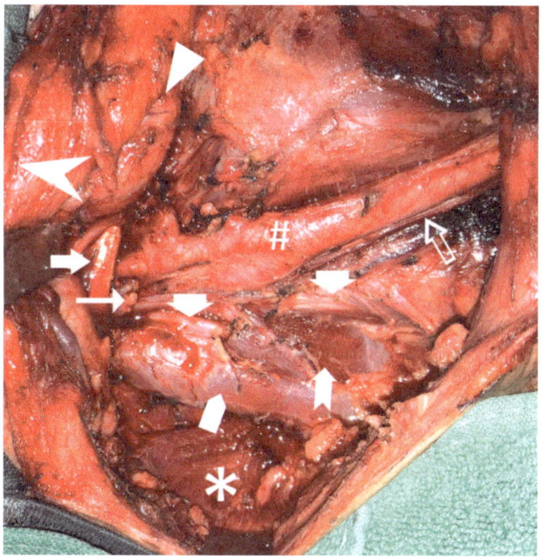

◘ Abb. 4.191 Weitere Präparation von medial nach lateral. Hierbei wird das Neck-Dissection-Präparat nach lateral gezogen, und unter Darstellung und Schonung der Äste des Plexus cervicalis Äste reseziert. Komplettierte Neck-Dissection auf der rechten Seite: Gld. submandibularis (Dreieck), M. digastricus (Pfeilspitze), durchtrennter N. accessorius (Pfeil), Carotis communis (#), N. vagus (leerer Pfeil), M. splenius capitis (Blockpfeil) und M. levator scapulae (Fahnenpfeil), M. trapezius (*), Plexus-cervicalis-Äste (Pfeilkopf)

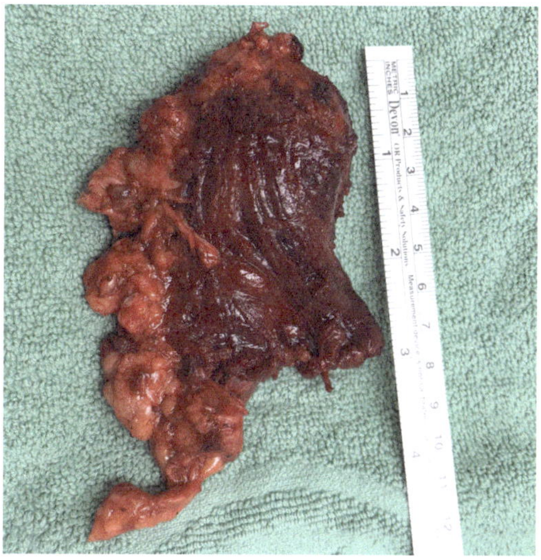

◘ Abb. 4.192 RND mit M. sternocleidomastoideus im Vordergrund und dem Fettgewebspürzel

Setzen einer Redon- oder Jackson-Prett-Drainage N°10: Mit einem Zehner-Skalpell wird innerhalb einer Hautspannungslinie ein kleiner Schnitt gesetzt, mit einer Fuchsig-Klemme ein Tunnel durch den M. sternocleidomastoideus präpariert, die Drainage wird gefasst und durch die Haut gezogen.

Setzen einer Tabaksbeutelnaht mit Ethibond 2-0. Applikation von z. B. 3 g DryField © (= Maisstärke zur Blutstillung).

Zweischichtiger Wundverschluss mit Vicryl 3-0 als Subkutannaht und Vicryl 4-0 rapid als Intrakutannaht.

Ein schmaler Streifen von Betaisodona-Gel wird genau über den Hautschnitt aufgetragen.

Über den schmalen Betaisodona-Streifen werden Steristrips geklebt.

Hautpflaster und Druck-Wickelverband.

4.2.6 Hautresektion und modifizierte radikale Neck-Dissection

Wie bereits im Abschnitt der radikalen Neck-Dissection (► Abschn. 4.2.5) erwähnt, werden die einzelnen operativen Schritte im angehenden Abschnitt eingehend erklärt, aber noch wichtiger an dieser Operation ist die Patientenaufklärung. Jeder Chirurg sollte sehr ausführlich alle Vor- und Nachteile, insbesondere das kosmetische Outcome, besprechen. Die radikale Neck-Dissection ist nicht nur ein massiver onkologischer, sondern auch durch die Resektion des M. sternocleidomastoideus ein kosmetisch mutilierender Eingriff. Der kosmetische Aspekt mag anfangs nicht von größter Wichtigkeit zu sein, wirkt sich aber im späteren Leben deutlich auf die Lebensqualität aus. Vor allem bei Patienten, bei denen auch ein großer Teil der Haut mit entfernt werden muss, sollte ein rekonstruktiver Plan vorhanden sein. Da die Ausdehnung des Defektes bei diesen Patienten oft schwer abschätzbar ist, muss der Patient über mehrere rekonstruktive Optionen aufgeklärt werden.

- **Wichtig:** In allen Abbildungen markiert der Pfeilkopf die Position des Kopfes und zeigt zur Nasenspitze. Dies dient zur besseren Orientierung.

Bei diesem Patienten wurde eine ausgedehnte Lymphknotenmetastase, welche auch teilweise die Haut infiltriert hat, diagnostiziert. Deshalb wird neben der radikalen Neck-Dissection auch die Haut entfernt und somit eine erweiterte radikale Neck-Dissection durchgeführt (◘ Abb. 4.193).

Der Hautschnitt mit der monopolaren Kaustik erfolgt unter Spannung und Gegenspannung mit gelegten Tupfern.

- **Wichtig:** Nur mit der Spitze des Schwertes der monopolaren Kaustik wird die Haut berührt. Die Spitze darf niemals in die Haut versenkt werden, da man dadurch die Kontrolle verliert und Blutungen in der Tiefe setzen kann (◘ Abb. 4.194, 4.195).
- Weitere Präparation wie bei RND beschrieben (◘ Abb. 4.196, 4.197, 4.198).

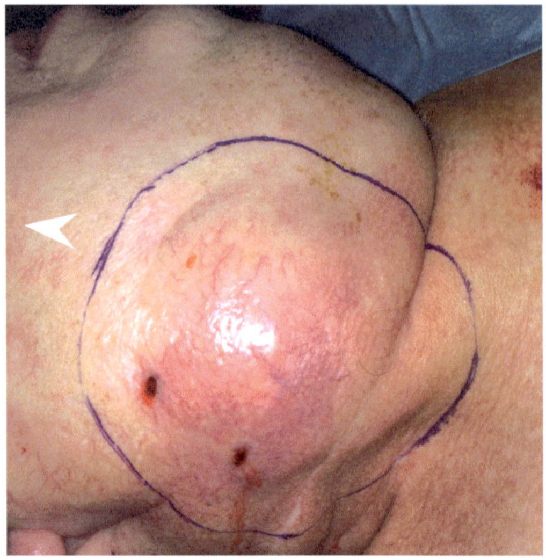

◘ **Abb. 4.193** Die Hautinzision wird in einem Abstand von 25 mm von der Hautinfiltration eingezeichnet

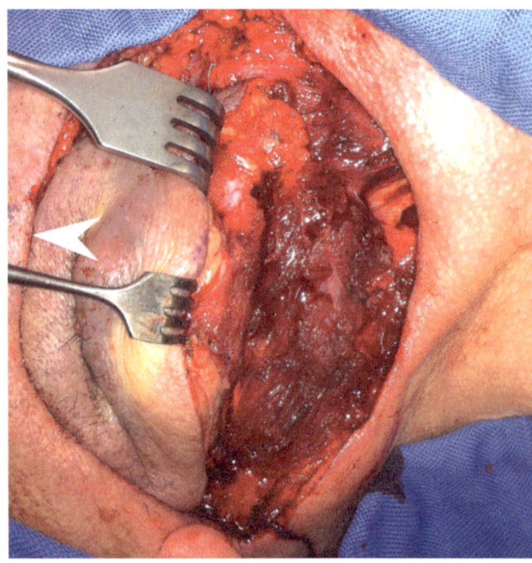

◘ **Abb. 4.194** Nach Darstellung des Platysmas und Durchtrennen desselben wird das gesamte Präparat mit scharfen 2- oder 3-Zinker-Haken nach kranial retrahiert. Darstellen des M. sternocleidomastoideus und der Klavikula

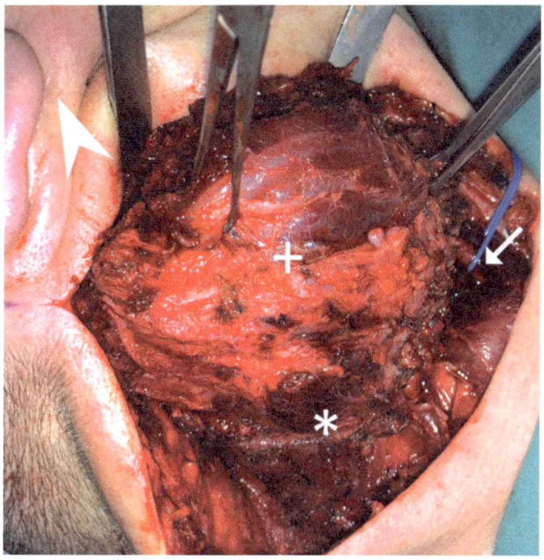

Abb. 4.195 Kranial der Metastase (+) wird ebenfalls ein Hautplatysmalappen, soweit möglich, angelegt. Danach wird kaudal der M. sternocleidomastoideus (*) streng unter Sicht am klavikulären Ursprung durchtrennt. Die Vena jugularis interna wird zirkulär freipräpariert und mit Gefäßschlingen angeschlungen. Carotis communis (Pfeil)

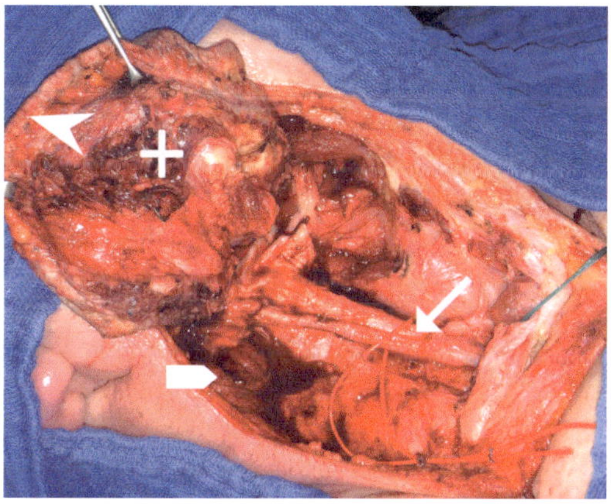

Abb. 4.196 Das Neck-Dissection-Präparat (+) wird mit einer Ellis-Klemme gefasst und nach ventral gezogen. Man erkennt sehr gut die Carotis communis (Pfeil). Bei diesem Patienten waren unglücklicherweise die Vene jugularis interna und der N. accessorius infiltriert und somit wurden beide Strukturen reseziert. Dorsal des N. accessorius erkennt man die Vorderkante des M. trapezius (Blockpfeil)

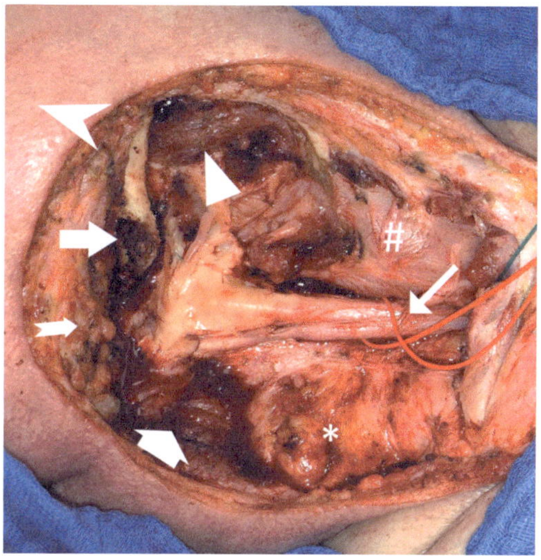

Abb. 4.197 Hier die RND mit Hautresektat komplettiert. Man erkennt den kaudalen Parotis-Pol (Fahnenpfeil), den Larynx (#), das interstitielle laterale Fettgewebe (*), den M. mylohyoideus (Dreieck) und die bereits vom Tumor angegriffene Mandibula-Unterkante (dicker Pfeil). Dieser Teil der Mandibula wird nach der Neck-Dissection mit einer oszillierenden Knochensäge entfernt

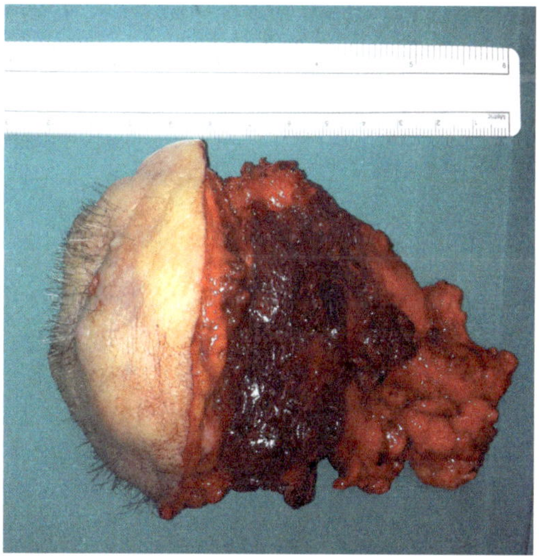

Abb. 4.198 Das Präparat nach der ausgedehnten Resektion

4

4.2.7 Interstitielle Läsionen

Die Entfernung von interstitiellen Läsionen, wie Lipomen, Metastasen oder, wie in diesem Abschnitt, sehr seltenen metastasierenden pleomorphen Adenomen wird, wie noduläre Läsionen, durch eine Landmarken orientierte Neck-Dissection durchgeführt. Das charakteristische an interstitiellen Läsionen ist es, dass diese sich nicht an große Blut-, oder Lymphgefäßbahnen halten, sondern unkontrolliert zwischen den einzelnen Halsorganen ausbreiten. Daher gilt hier umso mehr: Die Identifizierung einzelner Landmarken ist entscheidend, um einerseits eine vollständige, aber vor allem eine saubere Resektion durchführen zu können, ohne dabei eine Zellaussaat zu verursachen. Leider ist bei interstitiellen Läsionen, benigner oder maligner Art, das Rezidivrisiko aufgrund von Pseudokapseln weitaus größer als bei umschriebenen, nodulären oder zystischen Läsionen.

In Lokal-, oder in Vollnarkose möglich. Dies ist je nach Größe der Raumforderung gemeinsam mit dem Patienten zu entscheiden.

Nicht eine kleine OP-Fläche offen lassen, sondern großflächig waschen und abdecken.

Der Hals wird so weit wie möglich überstreckt, der Einsatz von Nackenrollen unterhalb der Schultern kann manchmal die Überstreckung und somit die Exposition erleichtern.

- **Wichtig:** In allen Abbildungen markiert der Pfeilkopf die Position des Kopfes und zeigt zur Nasenspitze. Dies dient zur besseren Orientierung.

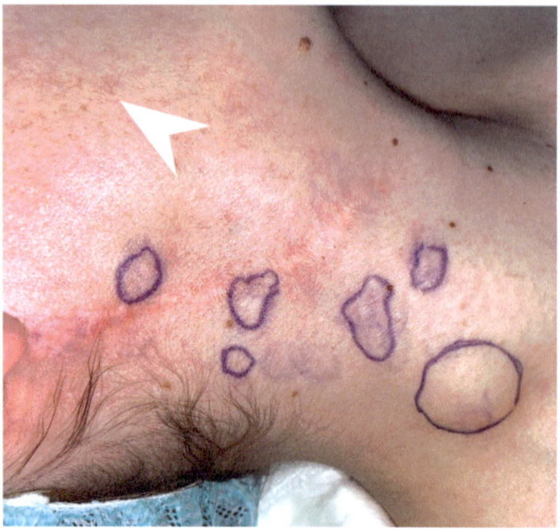

Abb. 4.199 Läsionen weisen eine teigige Konsistenz auf und können oft nach einer Überstreckung verschwinden. Hier muss man in gerader Kopfposition die Raumforderung markieren und danach den Patienten lagern. Ebenfalls ist es hilfreich, den Kieferwinkel mit einem Blaustift zu markieren

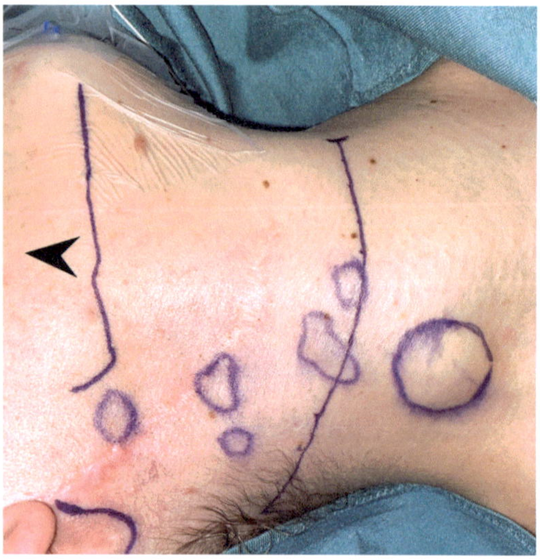

Abb. 4.200 Einkreisen der Raumforderung und Einzeichnen der Hautinzision auf einer Hautspannungslinie

Tasten und Lokalisation der Raumforderung (Abb. 4.199, 4.200).

Länge des Hautschnittes richtet sich nach der Größe der Raumforderung

Hautschnitt mit der monopolaren Kaustik innerhalb einer Hautspannungslinie und Durchtrennen des Platysmas.

- **Wichtig:** Hier streng in der Subkutanschicht, genauer gesagt zwischen Haut und der Raumforderung, bleiben und dabei unbedingt darauf achten, nicht die Haut zu durchtrennen oder die Pseudokapsel zu verletzten. Damit soll eine mögliche Aussaat von Tumorzellen verhindert werden.

Anlage eines kranialen und kaudalen Hautplatysmalappens (Abb. 4.201).

- **Wichtig:** Immer einen gelegten Tupfer unterhalb der Ethibond-Fäden legen, um keine Druckstellen zu erzeugen (Abb. 4.202).
- **Wichtig:** Mit der bipolaren Kaustik immer wenige Millimeter Resektionsabstand halten, um die Kapsel nicht zu eröffnen! (Abb. 4.203, 4.204)

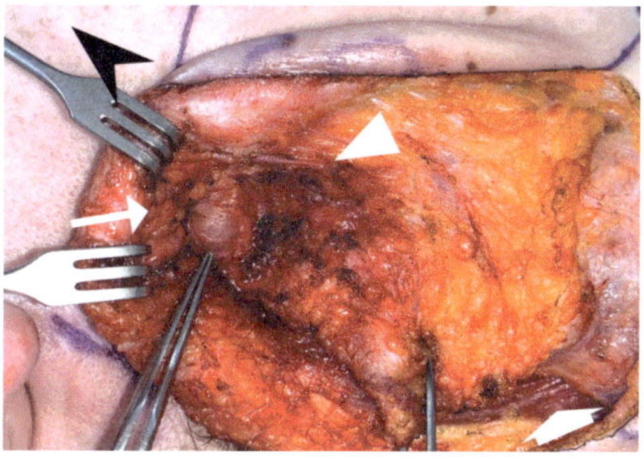

◘ **Abb. 4.201** Mit Hilfe eines scharfen 2-oder 3-Zinker-Hakens werden die Hautlappen weggehalten oder mit zwei Ethibond-2-0-Fäden an der Abdeckung angenäht. Man erkennt eine kugelige Raumforderung (Pinzettenspitze) am kaudalen Pol der Gld. parotis (Pfeil), welche am Hinterbauch des M. digastricus (Dreieck) und Vorderrand des M. sternocleidomastoideus (Blockpfeil) anliegt

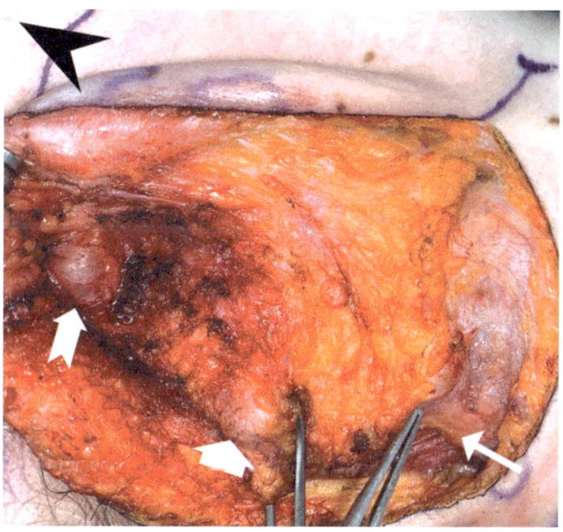

◘ **Abb. 4.202** Mit der bipolaren Kaustik vorsichtige zirkuläre Dissektion an der Raumforderung (Fahnenpfeil) und Eingehen in die Tiefe. Man erkennt in dieser Abbildung, dass sich die einzelnen Adenome (Pinzettenspitze) innerhalb des Bindegewebes, zwischen der Lamina superficialis (Pfeilkopf) und Lamina pretrachealis (Pfeil) der Fascia cervicalis, ausgebreitet haben. Umso sorgfältiger und achtsamer muss man hier operieren, um ja nicht die einzelnen Adenomknoten zu eröffnen!

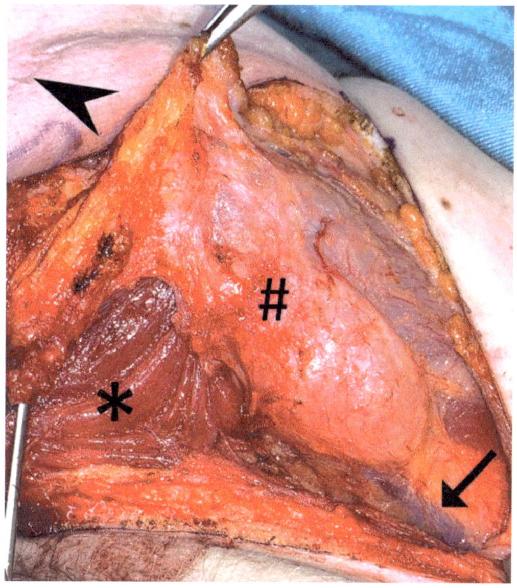

◘ **Abb. 4.203** Von streng lateral und kaudal, und unter ständiger Sicht, wird das gesamte Neck-Dissection-Präparat (#) nach kranio-medial entwickelt. Man erkennt die V. jugularis externa (Pfeil) und den M. sternocleidomastoideus (*)

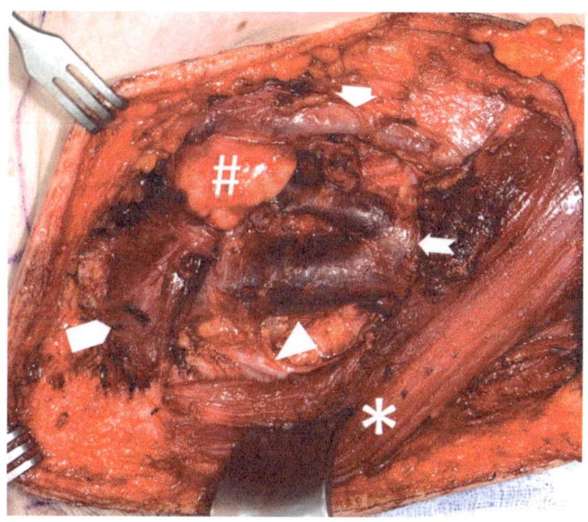

◘ **Abb. 4.204** Darstellen der Gld. submandibularis (#), des M. sternocleidomastoideus (*) und der Gefäßscheide mit der Carotis communis und V. jugularis interna (Fahnenpfeil) und V. facialis (Pfeilspitze). Erkennbar sind lateral der N. accessorius (Dreieck) und der Hinterbauch des M. digastricus (Blockpfeil)

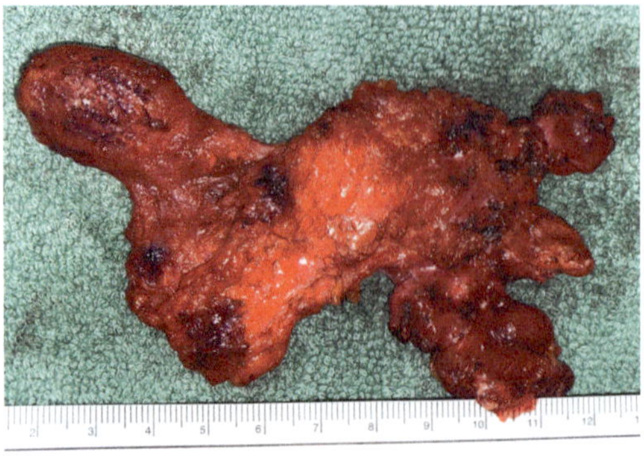

■ **Abb. 4.205** Nach Entfernung der Raumforderung erkennt man die einzelnen Tumortropfen. Inspektion des Halses, ob eine Blutungsquelle gesichtet werden kann. Spülung des OP-Gebietes mit Aqua bidestillata und ein Valsalva auf 25 mmHg kann bei der Suche nach Blutungen behilflich sein

- **Wichtig:** Ob intensive Spülungen mit Aqua bidestillata eine Prävention eines Rezidivs bei Zellaussaat darstellen oder nicht, ist wissenschaftlich nicht belegt. Dennoch hilft eine Spülung, mögliche Zellen aus dem OP-Gebiet zu entfernen und mögliche Blutungsquellen zu identifizieren (■ Abb. 4.205).

Setzen einer Redon- oder Jackson-Prett-Drainage N°10: Mit einem Zehner-Skalpell wird innerhalb einer Hautspannungslinie ein kleiner Schnitt gesetzt, mit einer Fuchsig-Klemme ein Tunnel durch den M. sternocleidomastoideus präpariert, die Drainage wird gefasst und durch die Haut gezogen.

Setzen einer Tabaksbeutelnaht mit Ethibond 2-0. Applikation von z. B. 3 g DryField © (= Maisstärke zur Blutstillung)

Zweischichtiger Wundverschluss mit Vicryl 3-0 als Subkutannaht und Vicryl 4-0 rapid als Intrakutannaht.

Ein schmaler Streifen von Betaisodona-Gel wird genau über den Hautschnitt aufgetragen.

Über den schmalen Betaisodona-Streifen werden Steristrips geklebt.

Hautpflaster.

4.2.8 Muskuläre Läsionen

Die Entfernung von muskulären Läsionen wird wie bei interstitiellen Läsionen durch eine Landmarken-orientierte Resektion durchgeführt. Das charakteristische an muskulären Läsionen ist es, dass sie sich, wie die interstitiellen Läsionen, nicht an große Blut-, oder Lymphgefäßbahnen halten, sondern unkontrolliert ausbreiten. Daher gilt hier umso mehr: Die Identifizierung einzelner Landmarken ist entscheidend, um einerseits eine vollständige und vor allem saubere Resektion durchführen zu können, ohne eine Zellaussaat zu verursachen. Leider ist bei muskulären Läsionen aufgrund von zumeist fehlender Kapsel das Rezidivrisiko weitaus höher als bei umschriebenen, nodulären oder zystischen Läsionen.

In Lokal-, oder in Vollnarkose möglich. Dies ist je nach Größe und Lage der Raumforderung zu entscheiden.

Nicht eine kleine OP-Fläche offen lassen, sondern großflächig waschen und abdecken.

- **Wichtig:** In allen Abbildungen markiert der Pfeilkopf die Position des Kopfes und zeigt zur Nasenspitze. Dies dient zur besseren Orientierung.

Der Hals wird so weit wie möglich überstreckt, der Einsatz von Nackenrollen unterhalb der Schultern kann manchmal die Überstreckung und somit die Exposition erleichtern.

Tasten und Lokalisation der Raumforderung (■ Abb. 4.206).

Die Länge des Hautschnittes richtet sich nach der Größe der Raumforderung (■ Abb. 4.207).

- **Wichtig:** Immer einen gelegten Tupfer unterhalb der Ethibond-Fäden legen, um keine Druckstellen zu erzeugen (■ Abb. 4.208).
- **Wichtig:** Durch immer wiederkehrende Palpation kann man während der Resektion den Abstand zur Raumforderung kontrollieren. Man darf auch den Verlauf des N. accessorius, welcher von medial und vom oberen Drittel nach kaudal in das mittlere Drittel des M. sternocleidomastoideus zieht, nicht außer Acht lassen.

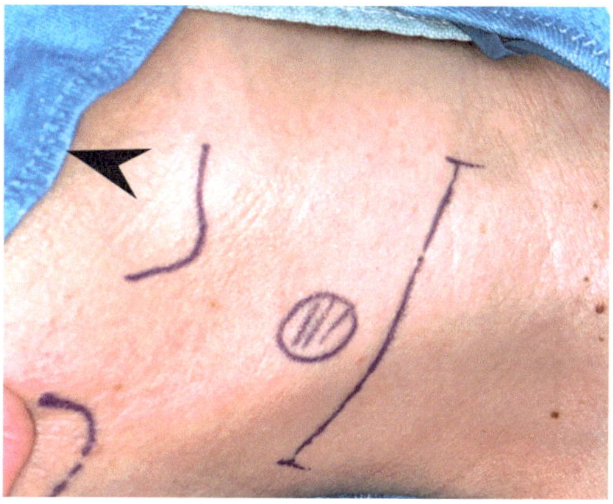

Abb. 4.206 Läsionen können teigig sein und sind oft schwer tastbar nach der Überstreckung des Halses. Hier muss man in gerader Position die Raumforderung markieren und danach den Patienten entsprechend lagern. Ebenfalls ist es hilfreich, den Kieferwinkel und das Mastoid mit einem Blaustift zu markieren. Einkreisen der Raumforderung und Einzeichnen der Hautinzision auf einer Hautspannungslinie

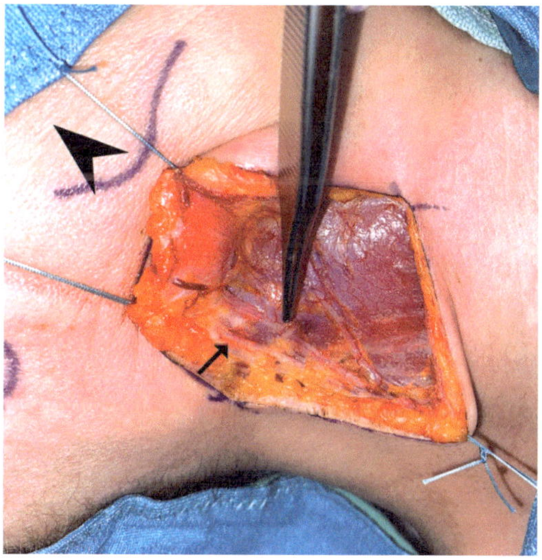

Abb. 4.207 Hautschnitt mit der monopolaren Kaustik innerhalb einer Hautspannungslinie und Durchtrennen des Platysmas. Auf dieser Abbildung zeigt die Pinzettenspitze genau auf die intramuskläre Läsion. Etwas lateral davon erkennt man den N. auricularis magnus (Pfeil). Dieser sollte, wenn es die Resektion nicht behindert, nicht durchtrennt werden. Es erfolgt die Anlage eines kranialen und kaudalen Hautplatysmalappens, und mit Hilfe eines scharfen 2-oder 3-Zinker-Hakens werden die Hautlappen weggehalten oder mit zwei Ethibond-2-0-Fäden an die Abdeckung angenäht

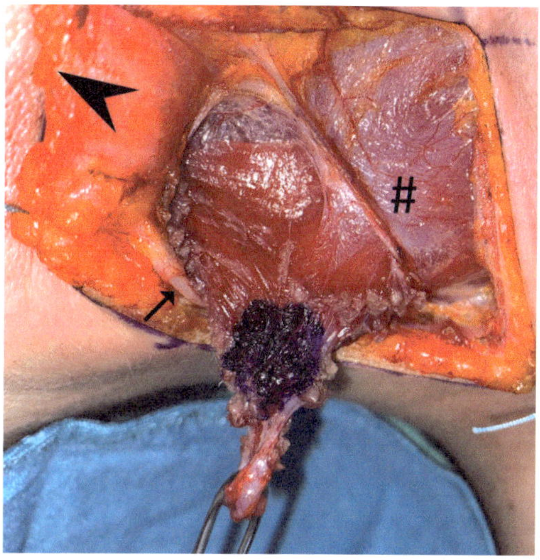

Abb. 4.208 Der M. sternocleidomastoideus (#) wird vorsichtig mit der Ellis-Klemme gefasst und mit der bipolaren Kaustik wird zirkulär die Raumforderung reseziert. Der N. auricularis magnus (Pfeil) wird nicht durchtrennt. Zur besseren Darstellung der intramuskulären Raumforderung wurde der Tumor mit einem Blaustift markiert

Mit der bipolaren Kaustik immer wenige Millimeter Resektionsabstand halten, um die Pseudokapsel nicht zu eröffnen! (Abb. 4.208)

Setzen einer Redon- oder Jackson-Prett-Drainage N° 10: Mit einem Zehner-Skalpell wird innerhalb einer Hautspannungslinie ein kleiner Schnitt gesetzt, mit einer Fuchsig-Klemme ein Tunnel durch den M. sternocleidomastoideus präpariert, die Drainage wird gefasst und durch die Haut gezogen (Abb. 4.209, 4.210, 4.211).

Setzen einer Tabaksbeutelnaht mit Ethibond 2-0. Applikation von z. B. 3 g DryField © (= Maisstärke zur Blutstillung)

2-schichtiger Wundverschluss mit Vicryl 3-0 als Subkutannaht und Vicryl 4-0 rapid als Intrakutannaht.

Ein schmaler Streifen von Betaisodona-Gel wird genau über den Hautschnitt aufgetragen.

Über den schmalen Betaisodona-Streifen werden Steristrips geklebt.

Hautpflaster.

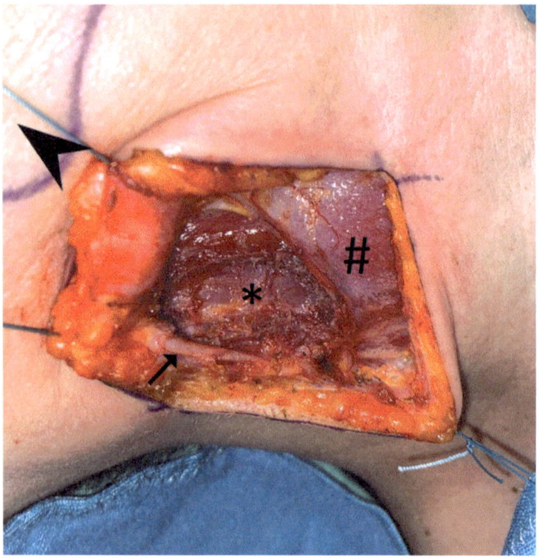

■ **Abb. 4.209** Der M. sternocleidomastoideus (#) nach Entfernung der Läsion. Man erkennt deutlich den Defekt (*), aber durch die blutleere Resektion konnte immer ein sehr guter Überblick über die Tiefe und Ausdehnung der Dissektion bewahrt werden. Kranial erkennt man den kontinuierlichen Verlauf des N. auricularis magnus (Pfeil)

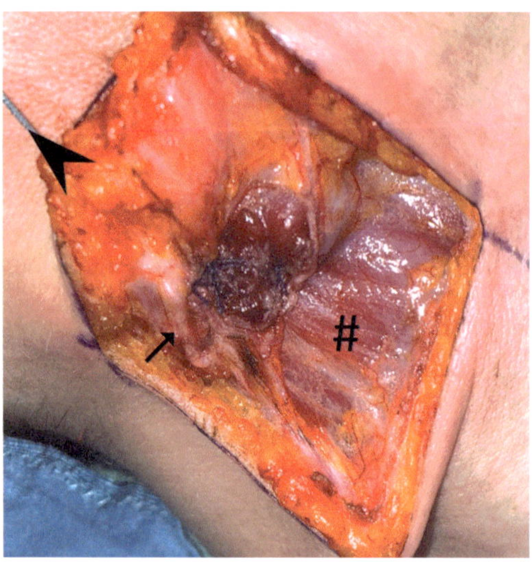

■ **Abb. 4.210** Mit Vicryl 3-0 werden verlaufende Matratzennähte gesetzt, um den Defekt im M. sternocleidomastoideus (#) wiederherzustellen

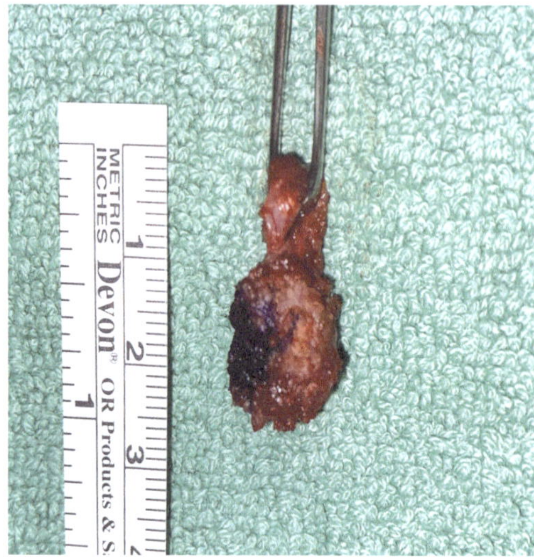

■ **Abb. 4.211** Nach Entfernung der Raumforderung Inspektion des Halses, ob eine Blutungsquelle gesichtet werden kann. Spülung des OP-Gebietes mit Aqua bidestillata, ein Valsalva auf 25 mmHg kann bei der Suche nach Blutungen behilflich sein

4.2.9 Knöcherne Läsionen (Eagle Syndrom, Processus stylomastoideus)

Plötzlich eintretende und stechende Schmerzen im Bereich des Zungengrundes und des Zungenrandes können aufgrund eines verlängerten Processus styloideus oder durch die verknöcherte Sehne des M. stylopharyngeus oder stylohyoideus der auf den N. glossopharyngeus drückt (■ Abb. 4.212).

Nur in Vollnarkose möglich.

Nicht eine kleine OP-Fläche offenlassen, sondern großflächig Waschen und Abdecken

- **Wichtig**: in allen Abbildungen markiert der Pfeilkopf die Position des Kopfes und zeigt zur Nasenspitze. Dies dient zur besseren Orientierung

Der Hals wird soweit möglich überstreckt, der Einsatz von Nackenrollen unterhalb der

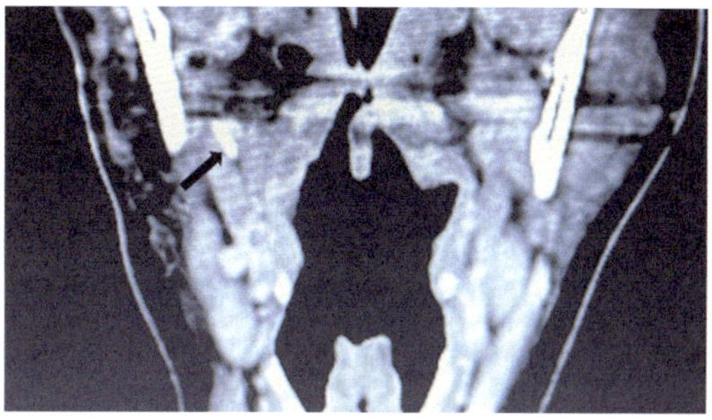

Abb. 4.212 Bei Durchführung eines Hals CT erkennt man sehr gut, dass die betroffene rechte Seite einen deutlich verlängerten Processus styloideus (Pfeil), als im Vergleich zur gesunden Gegenseite aufweist. Die Durchtrennung mit anschließender Kürzung des betroffenen Processus styloideus wird durch eine Landmarken orientierte Resektion durchgeführt

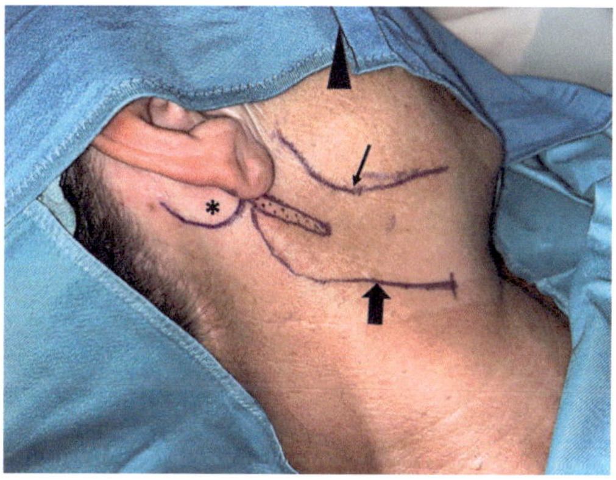

Abb. 4.213 Zur Orientierung empfiehlt es sich die Mandibula (Pfeil), das Mastoid (*), den Hautschnitt (dicker Pfeil) und den erwarteten Verlauf des Processus styloideus (gepunktete Fläche) zu markieren

Schultern kann manchmal die Überstreckung und somit die Exposition erleichtern (Abb. 4.213, 4.214)

- **Wichtig**: immer einen gelegten Tupfer unterhalb der Ethibond Fäden legen, um keine Druckstellen zu erzeugen (Abb. 4.215, 4.216, 4.217)
- **Wichtig**: immer wieder durch Palpation den Processus styloideus selbst und seinen Verlauf ertasten! (Abb. 4.218, 4.219)

Nach Entfernung der Raumforderung, Inspektion des Halses, ob eine Blutungsquelle gesichtet werden kann. Spülung des OP-Gebietes mit Aqua bidestillata und ein Valsalva auf 25mmHg kann bei der Suche nach Blutungen behilflich sein.

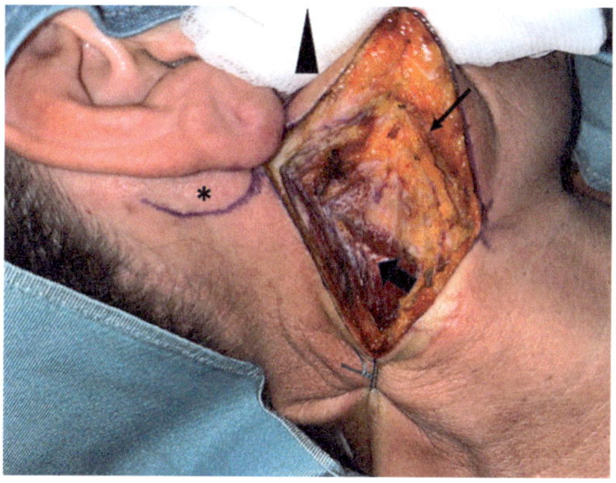

Abb. 4.214 Hautschnitt mit der Monopolaren Kaustik innerhalb einer Hautspannungslinie und Durchtrennen des Platysmas (Pfeil). Es erfolgt die Anlage eines kranialen und kaudalen Hautplatysmalappens und mit Hilfe eines scharfen 2-oder 3 Zinker-Hakens werden die Hautlappen weggehalten oder mit 2 Ethibond 2-0 Fäden an die Abdeckung angenäht. Nach der Präparation in die Tiefe und Darstellung der Vorderkante des M. sternocleidomastoideus, zeigt der dicke Pfeil zeigt auf die Sehne des M. sternocleidomastoideus und der * auf das Mastoid

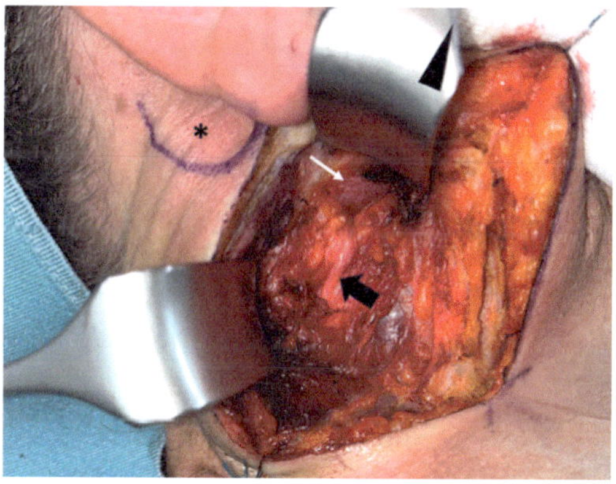

Abb. 4.215 Der M. sternocleidomastoideus wird mit einem Langenbeck Retraktor nach lateral gezogen und der N. accessorius (Pfeil) dargestellt und nach kranial freipräpariert. Auf ca. 1 Uhr erkennt man teilweise den hinteren Bauch des M. digastricus (Pfeil)

Setzen einer Redon oder Jackson-Prett Drainage N°10: mit einem 10-er Skalpell wird innerhalb einer Hautspannungslinie ein kleiner Schnitt gesetzt, mit einer Fuchsig Klemme ein Tunnel durch den M. sternocleidomastoideus präpariert, die Drainage wird gefasst und durch die Haut gezogen. Setzen einer

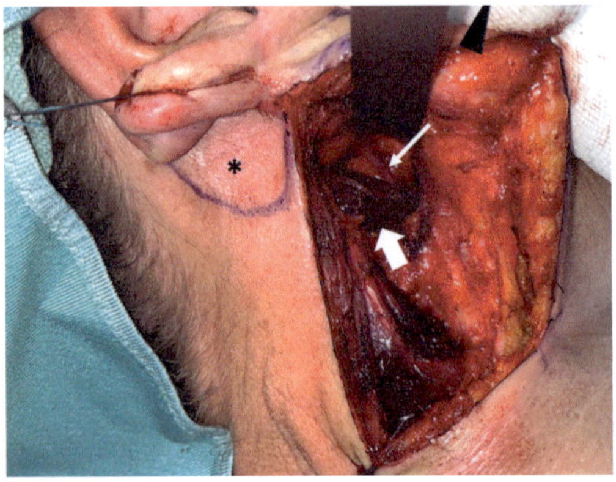

Abb. 4.216 Der hintere Bauch des M. digastricus (dicker Pfeil) wird nun freigelegt und man erkennt kranial des Muskels die V. jugularis interna (Pfeil) und dahinter pulsiert die A. carotis interna. Der * markiert das Mastoid

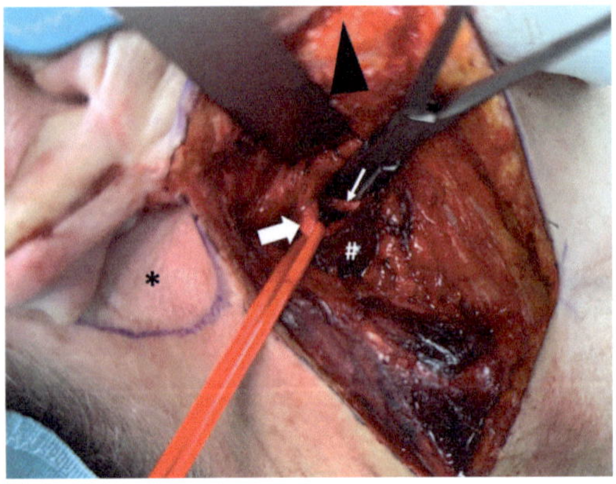

Abb. 4.217 Vorsichtig wird nun das Gefäßbündel freigelegt und mit ´vessel loops´ angeschlungen. Sehr vorsichtig werden die Gefäße (dicker Pfeil) nach lateral gezogen um ein freies Sichtfeld auf die Mm. stylopharyngeus et hyloideus zu erlagen. Der dünne Pfeil zeigt bereits auf den Processus styloideus. Hinterer Bauch des M. digastricus (#) und Mastoid (*)

Tabaksbeutelnaht mit Ethibond 2-0. Applikation von z.B. 3g DryField © (=Maisstärke zur Blutstillung).

2-schichtiger Wundverschluss mit Vicryl 3-0 als Subkutannaht und Vicryl 4-0 rapid als Intrakutannaht.

Ein schmaler Streifen von Betaisodona Gel wird genau über den Hautschnitt aufgetragen.

Über den schmalen Betaisodona Streifen werden Steristrips geklebt.

Hautpflaster.

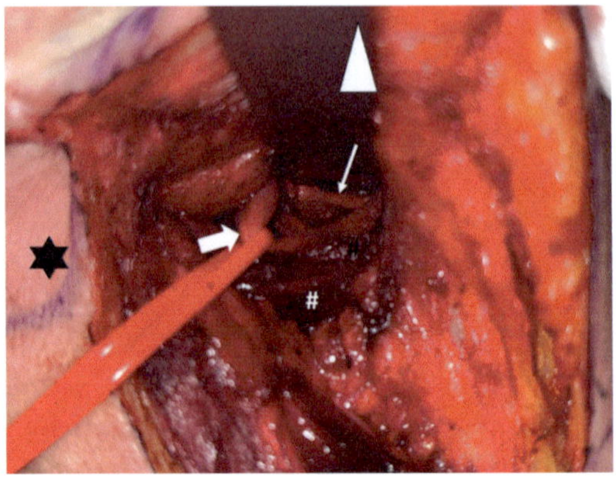

Abb. 4.218 Nun erkennt man den völlig freipräparierten Processus styloideus (Pfeil). Mit einer Knochenschere lässt sich dieser sehr leicht und vor allem kontrolliert durchtrennen und mit der bipolaren Kaustik herauslösen. M. digastricus (#) und Mastoid (*)

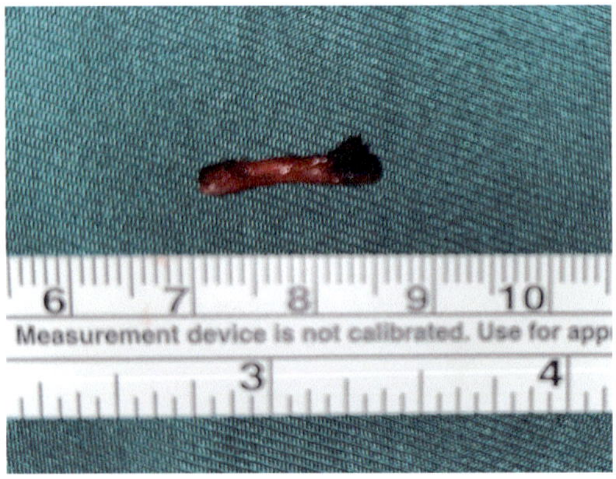

Abb. 4.219 Der durchtrennte Teil des Processus styloideus misst 15 mm

4.2.10 Axilläre Lymphknoten-Dissektion Level I–III

Die axilläre Dissektion wird vor allem bei Metastase durchgeführt. Die Lymphknoten der Axilla, des lateralen Torso und des Brustbereiches werden in Abhängigkeit ihrer Lage zum M. pectoralis minor in Level I, II und III eingeteilt. Level-I-Lymphknoten befinden sich lateral, Level II unterhalb und Level III medial des M. pectoralis minor. Je nach histologischer Diagnose und Lage von suspekten Lymphknoten werden die einzelnen Lymphknotenregionen ausgeräumt. Wie immer in der Chirurgie, kommt es auf die exakte Kennt-

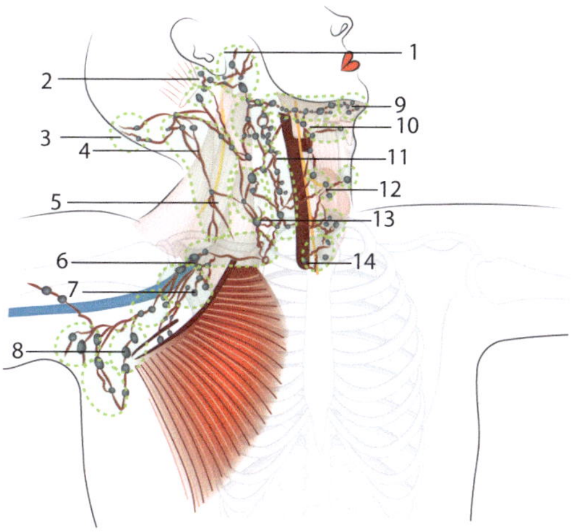

Abb. 4.220 Wie bereits in ► Kap. 1 Anatomie erwähnt, zählen wir bis zu 150 Lymphknoten pro Halsseite und ungefähr 10–15 Lymphknoten in der Axilla, die an Größe und Lage variieren können. Die anatomischen Lagebezeichnungen der Hals- und axillären Lymphknoten sind präaurikuläre/parotideale (1), postaurikuläre (2), occipitale (3), tiefe/posteriore (4), supraklavikuläre (5), infraklavikuläre (6), interpectorale (7), axillo-pectorale und subscapulare (8), submentale (9), submandibuläre (10), jugularis-interna (11), jugularis anterior (12), juguläre (13) und subjuguläre (14)

nis der Anatomie und somit auf die einzelnen Landmarken an (Abb. 4.220, 4.221).

Er hat drei Unterteilungen, die Pars clavicularis, acromialis und spinalis. Dementsprechend befinden sich die Ursprünge an der Klavikula, Akromion und Spina scapulae, und der Ansatz ist an der Tuberositas deltoidea os humeri lokalisiert. M. deltoideus wird vom N. axillaris aus dem Fasciculus posterior plexus brachialis (C5–C6) innerviert. Die Pars acromialis ist für die Abduktion und, gemeinsam mit der Pars clavicularis, auch für die Anteversion des Armes zuständig. Wirken aber Pars acromialis und spinalis, so entsteht eine Retroversion des Armes. Die Pars clavicularis ist für die Innenrotation und die Pars spinalis für die Außenrotation des herabhängenden Armes zuständig. Der M. biceps brachii, der sogenannte zweiköpfige Muskel, ist der stärkste Supinator des Unterarmes und hat ein Caput breve und ein Caput longum. Der Ursprung liegt am Tuberculum supraglenoidale (= Caput longum) und Processus coracoideus (= Caput breve), wobei die gemeinsame Sehne des Muskels an der Tuberositas radii ansetzt. Der M. biceps brachii wird vom N. musculocutaneus aus dem Plexus brachialis (C5–C7) innerviert. Der M. serratus anterior wird durch den N. thoracicus longus aus dem Plexus brachialis (C5–C7) innerviert. Der Muskel besteht aus drei Teilen, der Pars superior, intermedia und inferior, und bildet die mediale Achselhöhlenwand. Die Pars superior entspringt von der 1.–2. Rippe, setzt am Angulus scapulae an und hebt die Schulter. Die Pars intermedia entspringt an der 2.–3. Rippe, zieht zur medialen Kante der Scapula und zieht ebenfalls, wie die Pars superior, das Schulterblatt nach kranial. Die Pars inferior hat ihren Ursprung an der 4.–9. Rippe und setzt am Angulus inferior scapulae an. Die Pars inferior zieht den Angulus nach lateral und hebt dadurch den Arm. Der M. serratus anterior fixiert die Scapula am Rumpf und ist für die Anteversion des Armes verantwortlich. Zusätzliche ist der M. serratus anterior ein Atemhilfsmuskel bei der Inspiration.

Nur in Vollnarkose möglich.

Nicht eine kleine OP-Fläche offen lassen, sondern großflächiges waschen und abdecken der Axilla und des lateralen Torso.

- **Wichtig:** In allen Abbildungen markiert der Pfeilkopf die Position des Kopfes und zeigt zur Nasenspitze. Dies dient zur besseren Orientierung.

Zur axillären Lymphknoten-Dissektion wird der Arm des Patienten seitlich und nach oben zur optimalen Exposition der Axilla und des lateralen Torso gelagert. Dabei ist zu achten, dass der Arm nicht überstreckt wird, um etwaige Schäden im Bereich der Schulter zu vermeiden.

Die Axilla sollte rasiert werden.

Nach Lagerung werden der Arm und die Brust gewaschen und steril abgedeckt. Der Arm kann bis zum Ellbogen vorbereitet werden. Es ist nicht notwendig, den Oberkörper des Patienten mit einer aufblasbaren Rolle seitlich zu lagern (Abb. 4.222).

Hautschnitt mit der monopolaren Kaustik und Präparation des kranialen und kaudalen Hautlappens.

Mit Hilfe eines scharfen 2-oder 3-Zinker-Hakens werden die Hautlappen weggehalten

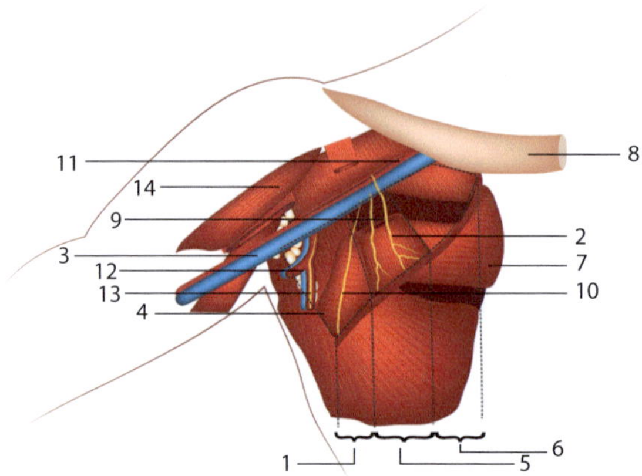

Abb. 4.221 Bei der Lymphknoten-Dissektion der Axilla hat sich die Level-Einteilung nach Berg international durchgesetzt. Vereinfacht orientieren sich die Level nach der Lage des M. pectoralis minor. Level I (1) liegt lateral des M. pectoralis minor (2), kaudal der V. axillaris (3) und medial der Vorderkante des M. latissimus dorsi (4). Level II (5) entspricht der Fläche des M. pectoralis minor und Level III (6) liegt lateral des M. pectoralis minor und reicht nach kranial bis zur Klavikula. Der M. pectoralis major (7), ein großer fächerförmiger Muskel, entspringt an der Klavikula (8) (Pars clavicularis), am Sternum und an der 2.–6. Rippe (Pars sternocostalis) und an der Aponeurose des M. rectus abdominis (Pars abdominalis). Die Muskelfasern verlaufen fächerförmig zum Ansatz an der Crista tuberculi os humeri. Zwischen M. pectoralis major und minor liegt die Fascia pectoralis. Die Pars claviculare, der M. deltoideus und die Klavikula bilden die Fossa infraclaviculare, die als Durchtrittsstelle für die V. cephalica dient. Die Funktion des M. pectoralis major besteht darin, den Arm nach ventral zu heben, zu adduzieren und nach innen zu rotieren. Die A. thoracoacromialis, ein Ast aus der A. subclavia, stellt die arterielle Versorgung dar und der venöse Abfluss erfolgt über die Venae pectorales und V. subclavia. Der M. pectoralis minor liegt direkt unterhalb des M. pectoralis major und entspringt als dreieckiger, dünner Muskel an der ventralen Oberfläche der 3.–5. Rippe und an den Aponeurosen der Intercostalräume. Die sehr flache M.-pectoralis-minor-Sehne setzt an der kranialen Fläche des Processus coracoideus scapulae an. Die Innervation und die arterielle und venöse Versorgung ist dieselbe wie beim M. pectoralis major. Die Funktion des M. pectoralis minor liegt darin, die Scapula nach kaudoventral zu ziehen. Die N. pectoralis lateralis et medialis (9) entspringen jeweils vom Fasciculus lateralis et medialis aus dem Plexus brachialis (C5–C7) und versorgen motorisch die Mm. pectoralis minor et major. Der N. pectoralis lateralis (10) über die A. (11) und V. axillaris (3) nach kaudal, um dann gemeinsam mit dem N. pectoralis medialis (9) die Fascia clavipectoralis zu durchbohren. Beide geben zuerst Fasern an den M. pectoralis minor ab, um schließlich in den M. pectoralis major einzutreten. Der M. subscapularis entspringt an der Fossa subscapularis os scapulae und setzt am Tuberculum minus os humeri an. Innerviert wird der M. subscapularis durch die Nn. subscapulares aus dem Plexus brachialis (C5–C7) und ist der wichtigste Innenrotator des Oberarmes. Zusätzlich spannt der Muskel die Schultergelenkskapsel. Die Fortsetzung der A. subclavia vom lateralen Rand der 1. Rippe ist die A. axillaris. Die Arterie verläuft in der Tiefe der Achselhöhle gemeinsam mit dem Plexus brachialis nach kaudal, um ab dem kaudalen Rand der M.-teres-major-Sehne als A. brachialis bezeichnet zu werden. Als Begleitvene ist die V. axillaris zu nennen, die auch, wie die A. axillaris, die Fortsetzung der V. subclavia darstellt. Die V. axillaris wird ab der M.-teres-major-Sehne als V. brachialis bezeichnet. Die A. und V. thoracodorsalis (13) verlaufen gemeinsam mit dem N. thoracodorsalis zwischen der seitlichen Brustwand und dem M. latissimus dorsi. Die V. thoracodorsalis mündet in die V. axillaris. Die A. thoracodorsalis ist ein Abgang der A. subscapularis und versorgt den M. latissimus dorsi. Der N. thoracodorsalis (14) ist ein motorischer Nerv aus dem posterioren Faszikel des Plexus brachialis (C6–C8). Gemeinsam mit der A. und V. thoracodorsalis verläuft dieser an der Axillahinterwand Richtung M. latissimus dorsi und gibt Fasern ab, um motorisch den M. teres major und schließlich den M. latissimus dorsi zu versorgen. Der größte Muskel des Menschen ist der M. latissimus dorsi (4). Er entspringt als Pars vertebralis vom 7. Brustwirbeldornfortsatz bis zum 5. Lendenwirbeldornfortsatz, als Pars iliaca vom Os sacrum und schließlich als Pars costalis von der 9.–12. Rippe. Die Muskelfasern ziehen konkav zum Ansatz an der Crista tuberculi minoris os humeri. Gemeinsam mit dem M. teres minor bildet der M. latissimus dorsi die hintere Achselfalte. Der M. latissimus dorsi wird durch den N. thoracodorsalis aus dem Plexus brachialis (C6–C8) innerviert. Die Funktion des Muskels besteht darin, den Arm zu adduzieren und nach innen zu rotieren. Der M. deltoideus (15) ist ein dreieckiger Muskel, welcher teilweise den M. biceps brachii bedeckt

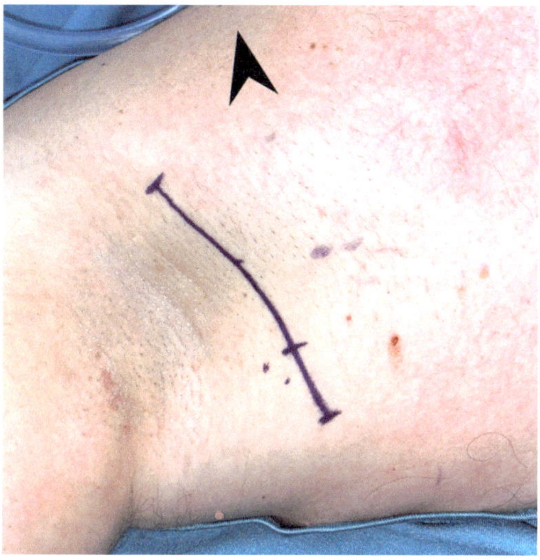

■ **Abb. 4.222** Mit einem Marker wird der Hautschnitt an der kaudalen Haargrenze der Axilla, entlang einer Hautspannungslinie, eingezeichnet

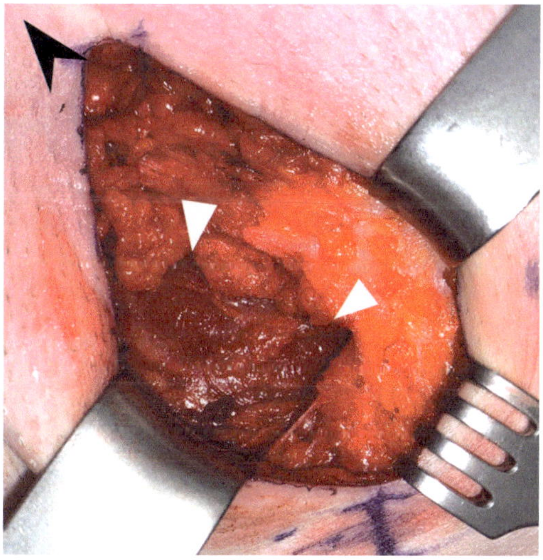

■ **Abb. 4.223** Eingehen in die Tiefe und Darstellung der Vorderkante des M. latissimus dorsi (Pfeilkopf)

oder mit zwei Ethibond-2-0-Fäden an der Abdeckung angenäht (■ Abb. 4.223).

- **Wichtig:** Immer einen gelegten Tupfer unterhalb der Ethibond-Fäden legen, um keine Druckstellen zu erzeugen (■ Abb. 4.224).

Das Fettbindegewebe mit einer Ellis-Klemme gefasst und nach kaudal gezogen (■ Abb. 4.225, 4.226, 4.227).

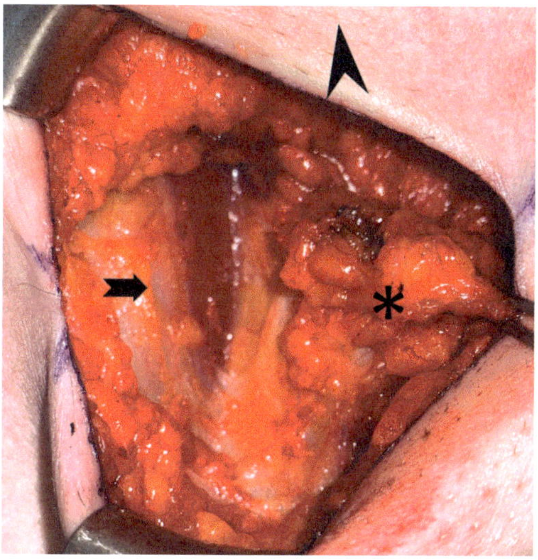

■ **Abb. 4.224** Entlang der Vorderkante des M. latissimus dorsi erfolgt die Präparation des Fettbindegewebes (*) nach kranial. Darstellung der V. axillaris (Fahnenpfeil), die als kraniale Landmarke der Level-I-Dissektion dient. Die V. axillaris wird vorsichtig medial und kaudal vom Fettbindegewebe befreit

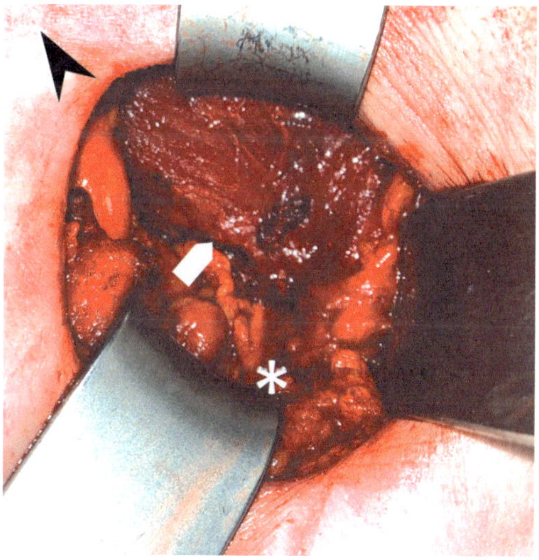

■ **Abb. 4.225** Weitere Präparation nach medial. Hierbei werden das subkutane Fettgewebe (*) und die Fascia claviculopectoralis durchtrennt und der laterale Rand des M. pectoralis major (Blockpfeil) dargestellt

- **Wichtig:** Bei der Präparation der M. pectoralis major und M. pectoralis minor muss an den N. pectoralis lateralis gedacht werden. Dieser verläuft im Spatium intermusculare des M. pectoralis major et minor (■ Abb. 4.228, 4.229, 4.230).

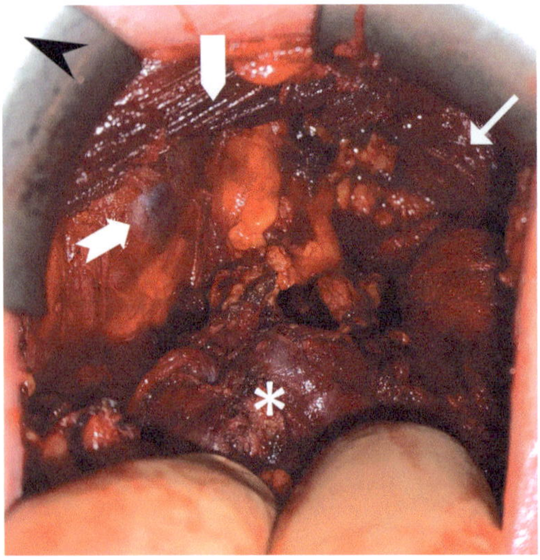

Abb. 4.226 Das axilläre Dissektionspräparat (*) wird nach lateral gezogen. Die Vorderkante des M. pectoralis major (Blockpfeil) wird nach kaudal freipräpariert und der M. serratus anterior (Pfeil) dargestellt. Lateral erkennt man die A. axillaris (Fahnenpfeil) sehr gut

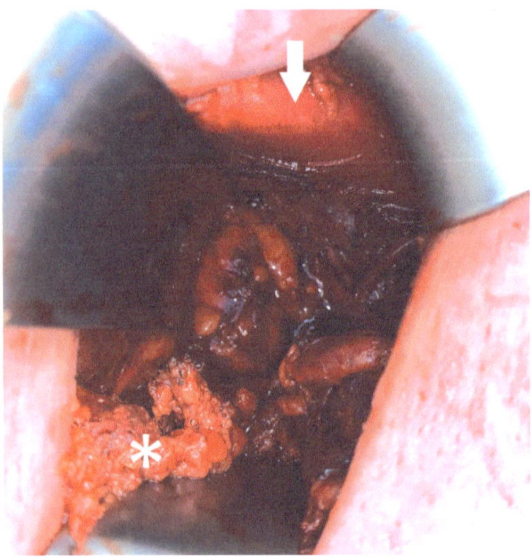

Abb. 4.227 Danach wird der M. pectoralis minor (dicker Pfeil) dargestellt und unterminiert. Mit dem Langenbeck-Retraktor wird dieser nach medial gezogen, um einen guten Überblick über Level II und III zu erhalten. Nun wird mit der monopolaren Kaustik das Fettbindegewebe (*) von medial nach lateral herauspräpariert: Das Fettbindegewebe wird mit der Ellis-Klemme gefasst, und unter ständigem Zug nach kaudolateral kann die Dissektion von Level II und III komplettiert werden

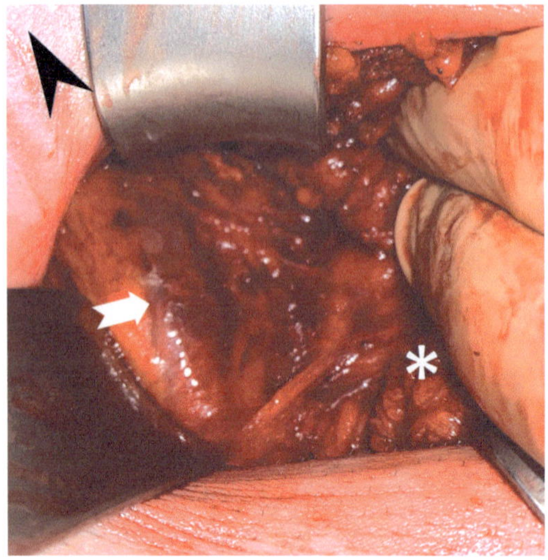

Abb. 4.228 Der nächste Präparationsschritt wird von kranial nach kaudal ausgeführt: kaudal der V. axillaris (Fahnenpfeil) werden kleinste Äste gekautert und die Arteria, Vena und Nervus thoracodorsalis identifiziert und geschont. Dieses thoracodorsale Bündel wird, soweit es onkologisch vertretbar ist, nicht durchtrennt

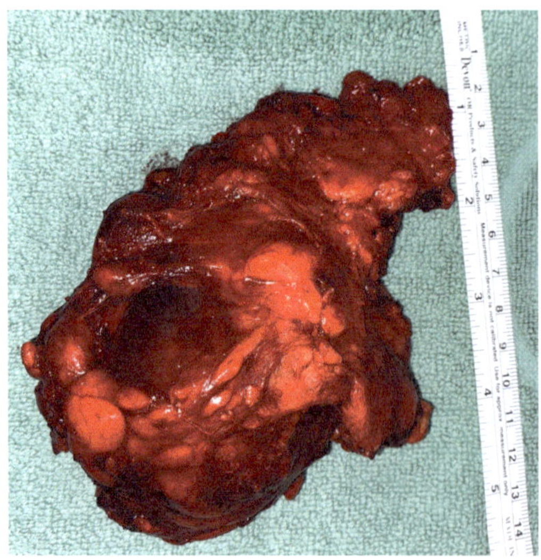

Abb. 4.229 Das Axilläre Dissektat: Verbinden der einzelnen Resektionen von kaudal nach kranial und von medial nach lateral. Entfernen und Abmessen des Präparates

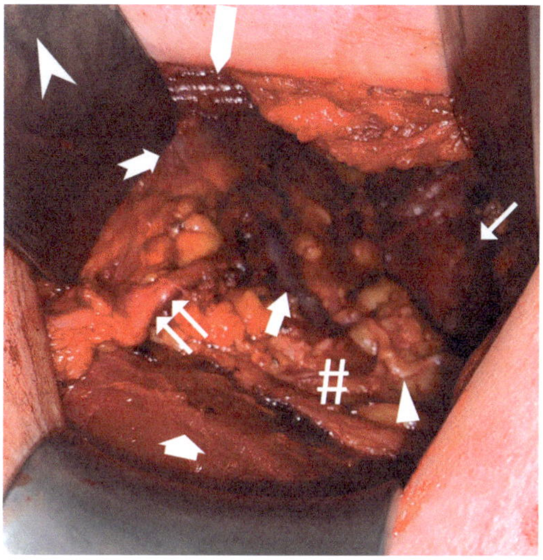

■ **Abb. 4.230** Spülung des OP-Gebietes mit Aqua bidestillata und genaue Inspektion der ausgeräumten Achselhöhle, insbesondere des Spatium intermusculare zwischen Mm. pectoralis major (Blockpfeil) et minor. In der Tiefe werden der M. subscapularis (#), M. latissimus dorsi (Pfeilkopf) und die einzelnen Finger des M. serratus anterior (Pfeil) identifiziert. Ebenfalls erkennt man sehr gut die A. axillaris (Fahnenpfeil), den N. thoracodorsalis (Doppelpfeil), N. thoracicus longus (Dreieck) und die V. thoracodorsalis (dicker Pfeil)

- **Wichtig:** Wird der N. thoracicus longus geschädigt, kann der Arm nicht mehr über die Horizontale gehoben werden und die Scapula steht dann flügelartig ab (= Scapula alata).

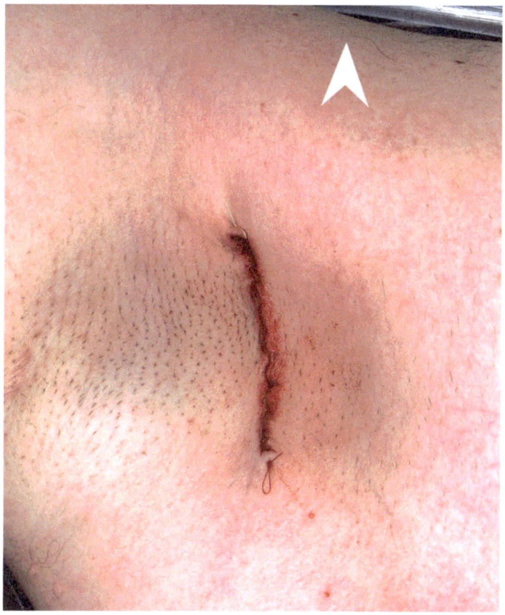

■ **Abb. 4.231** 2-schichtiger Wundverschluss mit Vicryl 3-0 als Subkutannaht und Vicryl 4-0 rapid als Intrakutannaht. Ein schmaler Streifen von Betaisodona-Gel wird über den Hautschnitt aufgetragen und Steristrips geklebt

Spülung des OP-Gebietes mit Aqua bidestillata, Valsalva auf 25 mmHg kann bei der Suche nach Blutungen behilflich sein. Setzen einer Redon-Drainage innerhalb einer Hautspannungslinie (■ Abb. 4.231).

Hautpflaster und elastischer Arm-Kompressionsverband.

Serviceteil

B. M. Erovic, M. Hermann, *Halslymphknotenentfernung – Neck-Dissection*,
https://doi.org/10.1007/978-3-662-62566-8

Stichwortverzeichnis

MIX
Papier aus verantwortungsvollen Quellen
Paper from responsible sources
FSC® C105338

If you have any concerns about our products,
you can contact us on
ProductSafety@springernature.com

In case Publisher is established outside the EU,
the EU authorized representative is:
Springer Nature Customer Service Center GmbH
Europaplatz 3, 69115 Heidelberg, Germany

Printed by Libri Plureos GmbH
in Hamburg, Germany